Bircher-Benner Diätbücher

Handbuch für Hautkranke und Hautempfindliche

Diätanleitungen
zur Verhütung und Therapie
mit Rezeptteil,
eingehende Ratschläge
und ausgearbeiteter Kurplan
aus einem ärztlichen Zentrum
modernster Heilkunst

Dr. med. Andres Bircher
und Mitarbeitende des
Bircher-Benner Zentrums
Lilli Bircher, Pascal Bircher
Anne-Cécile Bircher

EDITION BIRCHER-BENNER
CH-8784 BRAUNWALD

Bircher-Benner Diätbücher

1. Handbuch für Multiple Sklerose-Kranke und andere neurodegenerative Leiden
2. Handbuch für Leber- und Gallenkranke
3. Handbuch für die Familie und das gesunde Kind
4. Handbuch für Frischsäfte, Rohkost und Früchtespeisen
5. Handbuch zur Steigerung der Abwehrkräfte und gegen Infektionskrankheiten
6. Handbuch für Bergsteiger und für den Sport
7. Handbuch für Diabetiker
8. Handbuch zur Verhütung und unterstützenden Therapie der Lungenkrankheiten
9. Essensfreude ohne Kochsalz
10. Handbuch für Rheuma- und Arthritiskranke
11. Handbuch für Männer mit Prostataleiden
12. Handbuch für Nieren- und Blasenkranke
13. Handbuch für Venenleiden
14. Handbuch für Magen- und Darmkranke
15. Handbuch für die Ernährung in Schwangerschaft und Stillzeit
16. Handbuch für Frauenleiden und die Wechseljahre
17. Handbuch zur Verhütung und begleitenden Therapie der Krebskrankheit
18. Handbuch für Kopfschmerzen und Migräne
19. Handbuch für Bluthochdruck, Herz- und Arteriosklerosekranke
20. Handbuch zur Überwindung von Angst und Depression
21. Handbuch für Hautkranke und Hautempfindliche
22. Handbuch für Stresskranke
23. Handbuch für Allergiekranke
24. Handbuch zur Verhütung von Demenz und Alzheimerkrankheit
25. Handbuch zur inneren Behandlung der Augenkrankheiten
26. Handbuch Gesund und schlank, zur Heilung von Gewichtsproblemen, Adipositas und Untergewicht

Die Ergebnisse weltweiter Forschung sind in diesen Handbüchern ebenso berücksichtigt, wie die über 100-jährige Entwicklung ärztlicher Kunst und Erfahrung in der bekannten Bircher-Benner Klinik. Der Leser spürt auf Schritt und Tritt die hilfreiche Art des kundigen Arztes.

15., völlig neu bearbeitete Auflage 2021

info@bircher-benner.com www.bircher-benner.com

Buchbestellungen: edition@bircher-benner.com

Printed in Germany

Die Ratschläge in diesem Buch sind von den Autoren und vom Verlag sorgfältig erwogen und geprüft, dennoch kann keine Garantie übernommen werden. Eine Haftung der Autoren bzw. des Verlages für Personen-, Sach- und Vermögensschäden ist ausgeschlossen.

Einbandentwurf: Eberl & Kœsel Studio GmbH & Co. KG, Altusried-Krugzell
Gesamtherstellung: Eberl & Koesel GmbH & Co. KG, Altusried-Krugzell

Inhalt

Vorwort

Eine schöne Haut zu haben ist nicht nur eine Frage der Ästhetik. Sie ist in erster Linie eine Frage der Gesundheit. Ein Mensch in voller Gesundheit bewahrt bis ins hohe Alter seine ihm von der Natur gegebene harmonische Form, ohne abnormen Fettansatz, ohne schlaffes, gedunsenes Gewebe, ohne knotige Ablagerungen unter der Haut, landläufig als „Zellulitis" bezeichnet und ohne Krampfadern. Die Muskeln bleiben elastisch, die Haltung aufrecht, der Gang fliessend, leicht und frei und die Haut bleibt warm und wohldurchblutet.

Was äusserlich sichtbar wird, geschieht auch im Innern. Die Haut ist der Spiegel der Gesundheit. Die Haut ist unser sichtbarstes Organ. Unser Leben zeichnet sich in ihr ab. Sie ist ein Spiegel der Gesundheit. Das Leben, unsere Traumen, unser Gemüt, Angst, Härte, Zorn oder Freundlichkeit gravieren sich in sie ein wie ein Buch des Lebens, in tausend Runzeln und Fältchen und geben dem Antlitz Charakter und Individualität. Ist die Haut frisch und rosig durchblutet, so strahlt sie Leben und Freundlichkeit aus. Ist sie blass, Blutarmut, Schwäche und Erschöpfung. Ist sie gelb, so zeigt sie, dass unser Stoffwechsel, unsere Leber überlastet und krank ist. Ist ihre Farbe grau, so widerspiegelt sie Vergiftung und Verbitterung. Ist sie unrein, so zeigt sie Krankheit an, ein kranker Darm, ein kranker Stoffwechsel, ein krankes Immunsystem.

Nicht viele Hautkrankheiten sind vererbt, wenn auch einige. Die Neurodermitis, die Psoriasis kommen teils familiär gehäuft vor. Viel wurde nach einer genetischen Ursache geforscht. Dabei stösst die moderne Genetik immer mehr auf eine Vererbung erworbener Eigenschaften, das heisst einer Vererbung der Expressivität der Gene, ohne dass die Sequenz der Basenpaare der Gene verändert wurde. Epidemiologische Studien konnten eine beeindruckende Korrelation zwischen der Ernährung von Eltern und dem Auftreten von Diabetes oder kardiovaskulären Erkrankungen bei den Nachfahren enthüllen. Neuere Studien zeigen Beispiele für epigenetische Vererbung in verschiedenen Modellorganismen, allerdings sind die zugrunde liegenden molekularen Mechanismen noch kaum bekannt. Die genetische Veranlagung eines Menschen bestimmt, wie gut Fremdstoffe Barrieren wie die Haut durchdringen können, wie das Immunsystem auf Reize aus der Umwelt reagiert, und welche Folgen sich daraus ergeben. Anders als im Falle mancher Erbkrankheiten liegt allergischen Erkrankungen nicht ein einzelnes verändertes Gen zugrunde. Vielmehr kommt dabei ein komplexes Zusammenspiel verschiedener genetischer Faktoren in unterschiedlichen Bereichen der Erbsubstanz und in verschiedenen Genen zum Tragen. Die Neurodermitis gleicht klinisch der Krätzmilbenkrankheit, nur dass man keine Milben findet. Die Psoriasis gleicht einer Pilzinfektion, nur dass man keine Pilze findet. Dies sind Hinweise auf eine epigenetische Vererbung dieser Krankheiten.

Bei der Neurodermitis spricht man von Atopie (griechisch ατοπία, *atopía*, ‚Ortlosigkeit'). In der Medizin beschreibt Atopie eine Neigung zu Überempfindlichkeitsreaktionen, nämlich auf den Kontakt mit ansonst harmlosen Substanzen aus der Umwelt allergisch zu reagieren. Die epigenetische Vererbung der Atopie steht heute im Zentrum des Interessens moderner genetischer Forschung.

Bei der Psoriasis ist die Krankheit tiefer eingedrungen. Hier sind Autoimmunreaktionen aktiv, Reaktionen des Immunsystems gegen Strukturen der Haut. Die Immunzellen, die Lymphozyten werden im Knochenmark gebildet und wandern in die Riesenfläche der Darmschleimhaut aus. Im Darm findet der innigste Kontakt zwischen Fremdsubstanzen und körpereigenem Gewebe statt. Dort lernen die Lymphozyten als dendritische Zellen Fremd und Eigen zu unterscheiden. Nur 10 % der Lymphozyten erreichen die volle Immunkompetenz und wandern in den Körper aus, um dort überall ihre Arbeit zu verrichten. Die anderen werden eliminiert. Ist das Milieu im Darm krank, durch intestinale Fehlbesiedelung mit beschädigter Schleimhautbarriere, so entstehen Autoimmunkrankheiten. Diese entstehen durch eine, bezogen auf unser biologisches System, falsche Ernährung. Dann gelangen inkompetente Lymphozyten in den Körper und reagieren gegen körpereigenes Gewebe. Dies ist eine ganz wichtige Teilursache der Psoriasis. Als weitere Teilursache erweist sich, neben der epigenetischen Vererbung, die Belastung mit Schwermetallen und anderen Toxinen.

Gross ist das Leid der Patienten mit Neurodermitis und nicht viel geringer derjenigen mit Schuppenflechte. Die Enttäuschung über die bloss Symptome unterdrückenden Therapien haben die Patienten hinter sich und haben erlebt, dass diese die Krankheit nur chronisch werden lassen. Beide Krankheiten können geheilt werden durch konsequentes Angehen der Ursachen: durch eine konsequente Entgiftung, durch eine nach allergologischer Austestung individuell auf den Patienten abgestimmte Heildiät aus vegetabiler Frischkost und neue Lebensordnung. Die Homöopathie allein kann diese Krankheiten nicht heilen, doch kann die auf den Patienten individuell und präzise abgestimmte Arznei, in schrittweise aufsteigender Potenz, die epigenetische Erbkomponente der Neurodermitis und der Psoriasis allmählich löschen. Auch bei den anderen Hautkrankheiten ist die Ernährungs- und Lebensweise von grosser Bedeutung.

Nicht Symptomunterdrückung, sondern die Therapie der Ursachen ist für die Heilung der Hautkrankheiten entscheidend, sie ist ein Weg, der grosses Verständnis des Patienten und seines Arztes verlangt, ein gemeinsamer Weg, der sich lohnt.

Die Patienten, die während über 100 Jahren an der berühmten Bircher-Benner Klinik in Zürich, heute medizinisches Zentrum in Braunwald, durch unsere vegetabile Frischkostdiät, durch neue Lebensordnung und unsere sorgsame seelische Betreuung, geheilt worden sind, waren unsere grössten Lehrmeister. Dem Kranken und seinen Angehörigen gibt dieses Buch alles nötige Wissen und praktische Anleitung in die Hand, um seine Hautkrankheit erfolgreich und dauerhaft zu heilen. Dem behandelnden Arzt ist dieses Buch eine bedeutende Hilfe bei der Anleitung und Führung seiner Patienten.

Dr. med. Andres Bircher

Die Haut, der Spiegel der Gesundheit

Dieses Buch ist für Patienten geschrieben, welche sich nicht mit den allgemein üblichen symptomunterdrückenden Therapien ihrer Hautkrankheit begnügen, die eine Therapie suchen, welche die Ursachen angeht und ihre Krankheit von Grund auf und dauerhaft heilt. Oft kann die sichtbare Veränderung der Haut durch unterdrückende Therapien vorübergehend zum Verschwinden gebracht werden, doch erscheint diese mit Sicherheit wieder und es werden immer stärkere Mittel nötig, um sie zu unterdrücken, bis schlussendlich nichts mehr wirkt. Die Hartnäckigkeit mancher Ekzeme, der Neurodermitis und Schuppenflechte bedeutet für die Betroffenen grosses Leid, das sie oft an den Rand der Verzweiflung bringt.

Die menschliche Haut ist ein komplexes, sensibles Organ, das viele Aufgaben erfüllt, auch im Innern unseres Körpers. Man wird besser verstehen, wie wichtig es ist, einen Weg zu wählen, der zu echter Heilung führt, indem er die Ursachen angeht.

Die Haut eines Gesunden ist ein sammetweiches Gebilde, durchpulst mit Lebendigkeit und durchzogen von einem reichen, feinen Netzwerk wichtiger Gebilde. Sie ist sehr viel mehr als nur eine schützende Decke für die Organe und den Lebensbetrieb im Inneren des Körpers. Sie ist dazu geschaffen und dafür ausgestattet, dem Körper seine intensive Wechselbeziehung mit der äusseren Welt zu ermöglichen. Sie ist eine Grenzzone, in der sich wichtige Lebensvorgänge abspielen. Sie ist ein Beispiel für die Grundwahrheit, dass Leben nur dort gedeihen, bestehen und sich erhalten kann, wo es genau geformt, gegliedert, begrenzt ist und mit der Umwelt im Austausch steht.

Zur Erfüllung dieser Aufgabe ist die Haut durchsetzt mit unzähligen mikroskopisch kleinen Empfindungskörperchen, deren Anordnung wohl gegliedert ist und die alle durch feine, sensible Nervenfasern mit dem zentralen Nervensystem verbunden sind. Sie nehmen alle Reize der Aussenwelt wahr: Berührung, Druck, Wärme, Kälte, Lichtstrahlung, Verletzung. Melden deren Stärke, Art, Zuträglichkeit oder Gefahr ins zentrale Nervensystem und in unser Bewusstsein.

In dieses feine Netzwerk ist ein Zweites hineingewirkt, das der Schweissdrüsen. Jede Schweissdrüse ist umsponnen von Kapillaren. Die Schweissdrüsen regulieren den Wasser- und Wärmehaushalt des Körpers, entsprechend Impulsen, die vom zentralen Nervensystem gegeben werden.

Ein drittes Netzwerk, das in dieses Ganze hineinwirkt, ist dasjenige der Talgdrüsen. Diese winzigen Drüsen sorgen für die Geschmeidigkeit und den Glanz der Haut, indem sie diese zart einfetten und vor dem Austrocknen schützen. Auch sie sind von Blutkapillaren umsponnen und mit dem vegetativen Nervensystem verbunden.

Trifft Sonnenlicht auf uns ein, so sortiert die Haut das Spektrum der Strahlung. Nützliche Spektren lässt sie eindringen, damit die „Stoffwechsellaboratorien“ der Zellen lebensnotwendige Stoffe, Pigmente, Vitamin D3 und weitere noch nicht bekannte Stoffe und Vitamine bilden, die mit dem Blut ins Innere gelangen. In dieser Weise ist die Haut auch an der Ernährung beteiligt.

Eine gesunde Haut bildet vielerlei Schutz- und Abwehrstoffe gegen Krankheitskeime, die versuchen in den Körper einzudringen. Ihr Säuremantel enthält eine Bakterienflora mit schützenden Bakterien, welche die Ansiedlung krankmachender Keime verhindern.

Die Haut ist auch ein bedeutendes Ausscheidungs- und Entgiftungsorgan. Ist der Stoffwechsel überlastet, so lagern sich Salze, Säuren, Giftstoffe, Brom, Arsen, degenerativ veränderte Eiweisse (Amyloide), Zucker und Wasser in die Haut ein. Dadurch verändert sich ihre Farbe, leidet die Durchblutung, sie wird unrein und krank. Bei zu salziger Nahrung wird die Kopfhaut empfindlich, neigt zu Haarausfall und nässenden Ekzemen. Die Haut wird fettig durch vermehrte Talgsekretion und welk mit schmutzig wirkender Verfärbung.

Die Haut ist intensiv innerviert durch das vegetative Nervensystem, ihre Gefässe reagieren auf Emotionen, so dass wir erröten oder blass werden. Sie kann Wasser einlagern und anschwellen oder blass und blutarm werden. Eine graue Hautfarbe ist ein Zeichen von Stoffwechselvergiftung. Eine samtene, rosige Haut ein Zeichen von Gesundheit. Bei Blutarmut ist sie blass. Bei Intoxikation durch viel tierische Nahrung erweitern sich in den Wangen die Kapillaren (Kuprose). Fehlt es ihr an Straffheit und Spannung, so dass abgehobene Hautfalten nur langsam verstreifen, so mangelt es dem Organismus an Feuchtigkeit. Sind erweiterte Venen und Krampfadern sichtbar, so zeigt dies, dass die Bindegewebe durch Fehlernährung mit Stoffwechselschlacken angefüllt sind, welche die Venenklappen zerstört haben, so dass diese undicht geworden sind, so dass der höhere Druck der tiefen Venen in die Oberflächenvenen zurückstaut. In dieser Situation bildet sich gleichzeitig die Arteriosklerose. Ist die Haut gelblich verfärbt, so besteht ein Leberschaden mit Erhöhung des Bilirubins. Bilden sich knotige Veränderung unter der Haut, landläufig „Zellulitis“ genannt, so ist dies durch eine Verschlackung der zarten Bindegewebe verursacht und weist auf eine bedeutende Stoffwechselschuld hin. Die Haut ist von ganz feinen Muskeln durchzogen, welche teils an den Haarwurzeln ansetzen. Sie bewirken Bewegungen in der Haut, wie etwa eine „Gänsehaut“ oder ein „Haarsträuben“. Ist die Haut trocken und schuppig, so kann eine Unterfunktion der Schilddrüse vorliegen, bilden sich blasse Streifen, eine Überfunktion der Nebenniere.

Am ganzen Körper ist die gesunde Haut von einem Säuremantel überdeckt, der vor Infektionen schützt. Wo er fehlt, sind wir infektanfällig. Die modisch gewordenen Basenbäder neutralisieren diesen Säuremantel teilweise und schädigen ihn. Sie sind ein Unsinn.

Der erfahrene Arzt, der mit wachsamem Auge tastend die Haut seines Patienten untersucht, erhält einen tiefen Eindruck von der Bedeutung all dieser Zusammenhänge und den vielfältigen Aufgaben, welche die Haut zu erfüllen hat. Manche inneren Krankheiten kann er an Veränderungen der Haut erkennen, bevor weitere Untersuchungen sie bestätigen, so besonders Entzündungen des Herzbeutels (Perikarditis), hormonelle Störungen der Schilddrüse oder der Nebennieren, Störungen der Blutdruckregulation, des Stoffwechsels (Diabetes), Leberleiden, Nierenschäden, Ernährungsmängel, Störungen im Magen-Darm-Trakt, Arteriosklerose, rheumatische Leiden, innere und äussere Vergiftungen und Nebenwirkungen von Medikamenten, Herzschwäche, Blutarmut oder Plethora u.v.a.

An der Haut kann der erfahrene Arzt Krankheiten schon im Frühstadium erkennen, wenn die Regulationsvorgänge des Organismus überfordert sind und zu versagen beginnen. Oft kann er die Giftwirkungen der Darmfäulnis, den Einfluss verborgener Infektionsherde und die Folgen eines Genussmittelmissbrauchs an der Haut erkennen.

Chronische Infektionen, die sich in einem abwehrschwachen Körper eingenistet haben, nehmen die Haut in Mitleidenschaft. Überfordern Bakteriengifte und Stoffwechselschlacken die Leber und die Nieren, so übernimmt die Haut zum Teil deren Ausscheidungsfunktion.

Es gibt kein Organ, keine noch so unscheinbare Veränderung eines Organs, auch nicht der Haut, welche für sich allein und vom übrigen Körper losgelöst betrachtet werden darf.

So gibt es keine reine Hautkrankheit. Immer muss der Hintergrund beachtet werden und die innere Störung, die dafür verantwortlich ist, gesucht werden, wenn eine echte, dauerhafte Heilung erreicht werden soll.

Oft besagt das Auftreten von Hauterscheinungen, dass auf der Haut ein innerer Kampf gegen Krankheit ausgetragen wird. Dann entledigt sich das Blut über die Ausscheidungsfähigkeit der Haut eines Ballastes schädlicher Stoffe und beugt dadurch einer ernsteren inneren Krankheit vor. Nicht selten treten innere Krankheiten in dem Moment auf, wo die Entlastungsmöglichkeiten durch die Haut erschöpft sind und ganz besonders, wenn man versucht hat, diese durch symptomunterdrückende Behandlungen zu beseitigen.

Bisweilen wechselt das „Kampffeld" ab, indem ein Hautausschlag spontan verschwindet und an seiner Stelle eine innere Krankheit auftritt oder umgekehrt. Grundsätzlich bedeutet ein „nach innen Schlagen" einer Krankheit, dass der Weg in die Krankheit hineinführt. Darum müssen unterdrückende Therapien vermieden werden, denn sie chronifizieren den Krankheitsprozess. Jede Schwächung des Funktionsvermögens des Hautorgans, auch wenn noch nicht einmal eine Hauterscheinung vorhanden ist, bedeutet eine empfindliche Beeinträchtigung der Vorgänge im Innern.

Viele Menschen kleiden sich zu stark und zu dicht, schliessen die Haut gegen Licht, Luft, Wärme und Kälte ab. Sie vermeiden es, deren Funktion anzuregen, durch die Anwendung von Kälte, durch kaltes Wasser, durch Schwitzen, durch mechanische Reize. Dadurch verliert die Haut immer mehr ihre Regulationsfähigkeit und geht auch im inneren Organismus Regulationsfähigkeit verloren. Jedes Organ, dessen Funktion nicht regelmässig geübt wird, verkümmert und wird schwach. So wird die Haut zum Ort des geringsten Widerstandes und selbst anfällig für viele Erkrankungen und zu einer Krankheitsursache für innere Organe.

Mäuse mit Mangel an Vitamin C erkranken an Läusen, auch wenn sie ganz rein gehalten werden. Nicht die Läuse sind an der Erkrankung schuld, sondern die Fehlernährung mit Vitamin-C-Mangel, welche die Abwehrkraft der Mäuse schwächt. Würde man bloss Mittel gegen Läuse einreiben, so würde das für kurze Zeit helfen, doch bliebe ihre Abwehrschwäche bestehen, so dass die Mäuse ohne Lausmittel nicht mehr ausgekommen.

Unser Körper verfügt über viele Abwehrmöglichkeiten, doch ist eine geschwächte Lebenskraft und Regulationsfähigkeit die Grundvoraussetzung für das Aufkommen von Hautkrankheiten, ob nun Krankheitserreger daran beteiligt sind oder nicht.

Nachdem früher bei Hautkrankheiten die Suche nach Krankheitserregern im Vordergrund stand, erkennt man heute besser die gestörte innere Reaktionslage des Organismus. Neben Kontaktallergien sind allergische Phänomene des Gesamtorganismus immer häufiger geworden. Die Neigung des Organismus, auf schwache, normale Reize übermässig zu reagieren, nennt man Atopie und ordnet sie dem Phänomen der Allergie zu. Bei tief eingedrungenen chronischen Hautkrankheiten stehen meist Autoimmunphänomene im Vordergrund. Sie werden heute meist nicht gegen deren Ursache, sondern rein symptomatisch behandelt, durch Immunsuppression.

Allergische Fehlreaktionen beruhen auf einer vererbten oder neu erworbenen Anlage, die sich allmählich auf ständig wiederkehrende Reize und auf dem Boden von Störungen des körperlichen und seelischen Gleichgewichts entwickeln. Vererbte Komponenten beruhen nicht auf einer genetischen Mutation, sondern auf Veränderungen der Genaktivität, durch chemische Bindungen an die Gene. So werden sie epigenetisch auf die Nachkommen vererbt. Unterdrückende Behandlungen chronifizieren allergische Phänomene, bewirken epigenetische Veränderungen, so dass die Krankheit bei Nachkommen in Erscheinung tritt.

Bei allen allergischen Reaktionen wird Histamin freigesetzt. Histamin bildet der Körper aus der Aminosäure Histidin. Histamin wird in besonderen weissen Blutkörperchen, den Mastzellen, gespeichert, den basophilen Granulozyten sowie in Histamin speichernden Zellen der Schleimhäute, der Bronchien und des Magen-Darm-Trakts. In all diesen Zellen wird Histamin an Heparin gebunden und in feinen Bläschen (Vesikeln) gespeichert. Aus diesen Vesikeln wird Histamin freigesetzt, durch Immunglobulin E-vermittelte allergische Reaktionen („Soforttyp", Typ I) oder bei einem Endotoxin-bedingten Schock durch Komplementfaktoren, aber auch durch Gewebshormone und Arzneien, wie Opiate und Muskelrelaxantien, durch Plasmaexpander und Röntgenkontrastmittel. Ein weiterer wichtiger Speicherort für Histamin sind die so genannten ECL-Zellen der Magenschleimhaut. ECL-Zellen sind neuroendokrine Zellen der Magenschleimhaut, die Histamin produzieren und dadurch die Magensäureproduktion anregen. Aus ihnen wird Histamin freigesetzt durch gewisse Hormone, durch Gewebshormone wie Gastrin und Nervenübertragungsstoffe, wie Acetylcholin und PACAP (pituitary adenylate cyclase activating polypeptide).

Auch im Gehirn und Rückenmark und in der Hirnflüssigkeit (Liquor cerebrospinalis) können bedeutende Konzentrationen an Histamin nachgewiesen werden und zwar ganz besonders im Hypothalamuskern, der für die hormonellen Regulationen verantwortlich ist. Innerhalb des Zentralnervensystems wirkt das Histamin auch als Nervenübertragungsstoff (Neurotransmitter). Die Freisetzung des Histamins wird durch Acetylcholin, Noradrenalin und durch das Histamin selbst gehemmt.

Wir sehen, dass die Wirkungen des Histamins im menschlichen Organismus vielfältig sind. Ganz besondere bedeutend ist seine Beteiligung an Abwehrreaktionen. Auf molekularer Ebene vermittelt Histamin seine Funktionen über eine Aktivierung von vier bekannten Histamin-Rezeptoren: H1, H2, H3 und H4.

Histamin beteiligt sich an der Abwehr von Fremdstoffen, an allergischen Reaktionen und am Asthma bronchiale. Bei Entzündungen und Verbrennungen wirkt es als Mediator (Vermittlersubstanz) und erzeugt Juckreiz und Schmerz und es kontrahiert die glatten Muskelfasern in den Wänden der kleinen Bronchien, so dass beim Asthmatiker die Atemnot entsteht. Es erhöht die Durchlässigkeit der Gefässwände der Kapillaren, so dass stark juckende Quaddeln entstehen, die man wegen der Ähnlichkeit mit einer Reaktion auf Brennnesseln „Nesselsucht“ nennt (Urticaria). Dabei werden auch weitere Entzündungsmediatoren und ein Transkriptionsfaktor NF-κB freigesetzt[1]. Zudem setzt Histamin das Nebennierenhormon Adrenalin frei. Diese Wirkungen werden besonders über H1-Rezeptoren vermittelt.

Histamin wirkt auf verschiedene, an der Abwehr körperfremder Stoff beteiligte weisse Blutkörperchen, wie zum Beispiel die eosinophilen Granulozyten und die T-Zellen, indem es diese herbeiruft (Chemotaxis). Dafür werden vor allem H4-Rezeptoren verantwortlich gemacht[2].

Anders als beim Menschen spielt Histamin bei Hunden und Katzen bei der Entstehung von Juckreiz nur eine untergeordnete Rolle.

Im Magen-Darm-Trakt ist Histamin an der Regulation der Produktion der Magensäure beteiligt, indem es die H2-Rezeptoren anregt, und beeinflusst die Peristaltik des Magens, indem es dessen glatte Muskulatur stimuliert.

An den Blutgefässen gibt es H1-Rezeptoren. Histamin verengt die grossen Gefässe (> 80 µm) und erweitert die kleinen Blutgefässe. Dadurch wird die Haut rot durchblutet[3]. Am Herzen steigert Histamin über H2-Rezeptoren die Schlagkraft und die Herzfrequenz (positiv inotrope und chronotrope Wirkung).

Im Gehirn aktiviert Histamin H1-Rezeptoren, löst Erbrechen aus und stört den Schlaf. Bei Tieren soll es antidepressiv und krampflösend wirken und den Appetit vermindern. Auch beeinflusst es die Körpertemperatur, den Blutdruck und die Schmerzempfindung[4]. Über H3-Rezeptoren beeinflusst es die Freisetzung verschiedener Neurotransmitter (Übermittlersubstanzen des Gehirns), wie Noradrenalin, Serotonin, Cholin, Dopamin und Glutamin.

Das Histamin führt eindrücklich vor Augen, wie sehr das biologische System als Ganzes reagiert. Man war begeistert, als man die ersten Antihistaminika zur Unterdrückung des Juckreizes entdeckte, doch zeigte sich bald, dass auch diese Medikamente bloss unterdrückend wirken und keinen Beitrag zur Heilung der Neurodermitis und Ekzeme leisten, da deren Wirkung nicht an die Ursachen geht.

Als es gelang, Cortisol durch die Substanz Cortison künstlich herzustellen, war die Begeisterung gross. Endlich konnte man bei Krisen Hautausschläge zuverlässig unterdrücken, doch zeigte sich bald, dass auch diese Corticosteroide zur Heilung keinen Beitrag leisteten.

Die überempfindliche allergische Reaktionslage ist auch bei grosser Heftigkeit kein Zeichen von Stärke. Sie ist das Resultat geschwächter Immunabwehr und Lebenskraft, ein Zeichen einer heftigen Entgleisung der immunologischen Reaktion. Der Körper wehrt sich auf Fremdstoffe, aber in überreizter Art und mit falschem Resultat.

Die allergische Reaktionslage entsteht immer durch eine Fehlbesiedelung des Milieus im Darm. Die Immunzellen werden im Knochenmark gebildet und wandern in die Darmschleimhaut aus. Der Darm ist das grösste innere Organ des Menschen. Er wird bis zu acht Meter lang und misst nur wenige Zentimeter im Durchmesser. Millionen von Zotten, das sind blattförmige Erhebungen, im Innern der vielfach gewundenen Röhre ergeben eine Oberfläche von 400 bis 500 Quadratmetern. Die Darmschleimhaut ist dicht durchsetzt von Lymphzellnestern (Payersche Plaques). Dort gehen die Lymphozyten zur Schule und lernen Fremd und Eigen, Schädliches von Nützlichem zu unterscheiden. Dies ist eine ganz schwierige Aufgabe, denn 90 % der Lymphozyten bestehen diese Schulung nicht und werden wieder eliminiert. Die anderen 10 % erreichen die notwendige Immunkompetenz und wandern in die Lymphknoten und den ganzen Körper aus, wo sie ihre Aufgabe erfüllen.

Voraussetzung für das Erreichen voller Immunkompetenz ist ein gesundes intestinales Milieu mit gut aufgebauter, gesunder Darmflora. Hierfür wiederum ist die Voraussetzung eine Ernährung mit hohem Gehalt an lebendiger pflanzlicher (Rohkost) und möglichst wenig tierischer Nahrung. Das Milieu im Darm ist dann leicht sauer, der Stuhl weich und hell. Die allgemein übliche Fehlernährung mit viel tierischem Eiweiss, Fett, Weissmehl, Zucker, Kaffee und Alkohol bewirkt ein alkalisches Milieu mit Überwucherung durch Toxin bildende anaerobe Bakterien. Die gesunde Darmschleimhaut ist von einer dichten Schleimschicht bedeckt, welche durchsetzt ist mit Ig-A-Antikörpern. Sie sind sozusagen der Katalog, an welchem sich die Lymphozyten orientieren, der ihnen sagt, welche Substanzen erfahrungsgemäss toleriert werden müssen. In einem kranken Darm wird die Schleimhautbarriere undicht. Dann bilden die Lymphozyten zuerst Ig-G-Antikörper gegen immer mehr Nahrungsmittel, als Zeichen von Unverträglichkeit. Nimmt die Schleimhaut noch mehr Schaden, so wird sie undicht (Leaky gut syndrome). Dann dringen Allergene durch die Schleimhaut hindurch, gegen welche die Lymphozyten Ig-E-Antikörper bilden, die allergische Reaktionen auslösen. Der Zustand der Darmschleimhaut bestimmt den Zustand der Schleimhäute der Atemwege in der Nase, in den Nebenhöhlen, im Rachen und in den Bronchien und die Reaktionslage in der Haut. So bewirkt ein krankes Milieu im Darm allergische Reaktionen in der Haut, Juckreiz, Ekzeme, Urticaria und auch eine Bereitschaft für andere Hautkrankheiten und Infektionen. Bei der Neurodermitis und der Schuppenflechte (Psoriasis) sind Autoimmunphänomene bedeutend, noch stärker beim Lupus erythematodes und der Sklerodermie.

In einem kranken Milieu im Darm ist diese Schleimschicht beschädigt, gibt es Entzündungsherde und erreichen die Lymphozyten keine volle Immunkompetenz. Wird die Immunkompetenz unvollständig und unscharf, so reagieren Lymphozyten gegen körpereigenes Gewebe.

Oft beginnt die allergische Reaktionslage mit einer Infektion oder einer Überanstrengung, die alle verfügbaren Abwehrkräfte verbrauchte, während die Ernährung allzu reich an Eiweissen und zu arm an Vitalstoffen und Schutzstoffen war. Die Unverträglichkeiten im Darm beginnen in der Regel mit Reaktionen gegen tierische Eiweisse. Diese sind unseren menschlichen Proteinen so ähnlich, dass das enterale Immunsystem derart gefordert ist, dass nach jeder tierischen Mahlzeit ein massiver Anstieg der weissen Blutkörperchen im Blut entsteht, eine Verdauungsleukozytose. Diese findet bei vegetabiler Frischkost nicht statt. Hinzu kommt das Problem der industriellen Verarbeitung der Milch vor der Herstellung der Milchprodukte. Bei der Ankunft in der Fabrik wird die Milch sogleich homogenisiert. Dazu wird sie unter fünffachen Atmosphärendruck gesetzt und über eine heisse Platte gespritzt, mit dem Zweck, die räumliche Struktur aller grossen Moleküle zu verkrüppeln, damit die Globuline und die Lipide nicht mehr aufschwemmen. Diese verkrüppelten Makromoleküle nehmen die Immunzellen des Darmes als „verdächtig“ wahr. Zuerst bilden sie IgG-4-Antikörper, wenn das Problem sich verschärft Ig-E-Antikörper. Weizenproteine sind denjenigen der Milch ähnlich, so dass Kreuzreaktionen entstehen und das Immunsystem bald auch gegen Weizen reagiert und bald auch gegen Pilze und Backhefe. Im IgG-4-Bereich entstehen mit der Zeit Reaktionen gegen ganze Gruppen von Nahrungsmitteln, schliesslich auch gegen die Kernchen von Kiwi und Erdbeeren usw. Die Schleimbarriere wird undicht („Leaky gut syndrom"). Im Darm entstehen Entzündungsreaktionen.

Manch andere Ursachen können eine allergische Reaktionslage bewirken: die Wurzel des allergischen Geschehens entsteht durch Eiweisse, besonders tierische (Fisch, Fleisch, Eier, Milchprodukte). Aber auch hormonelle Störungen, Herdinfektionen, Drüsentuberkulose, Darmparasiten können Allergien begünstigen. Trinkt man Wein zu den Mahlzeiten, gelangen Nahrungseiweisse durch die Darmwand hindurch ins Blut, wogegen das Immunsystem reagiert. Starke Gewürze wie Chili, Pfeffer, Paprika, Ingwer und Curry begünstigen ebenfalls das Entstehen von Allergien. Ist die Leber durch die allgemein verbreitete Fehlernährung überlastet, begünstigt auch dies das Entstehen von Allergien. Bei chronischer Konstipation, Blähungen, Darmfäulnis und Gärung im Darm entstehen Eiweissspaltprodukte, die allergische Reaktionen und Entzündungen auslösen können, auch in der Haut.

Allergie entsteht durch die allgemein verbreitete Fehlernährung mit viel Fleisch, tierischen Fetten, Milchprodukten, Eiern, Weissmehl, Zucker, Alkohol, Kaffee und auf dem Boden der Verschlackung der Zwischenzellsubstanz (Matrix) durch degenerative Eiweisse (Amyloide), organische Säuren und andere oxydativ wirkende Substanzen, welche der Stoffwechsel nicht zu bewältigen vermag. Auch kann eine allergische Reaktionslage beim Kinde schon vor der Geburt entstehen, wenn die Mutter sich in der Schwangerschaft in dieser Weise ernährt.

Die Interzellularsubstanz durchdringt alle Gewebe. Es gibt keine direkte Verbindung zwischen den Blutkapillaren und den Zellen. Jede Substanz, welche aus dem Blut zu den Zellen gelangen soll, wird durch ein komplexes molekulares Netzwerk aus Eiweiss-Zuckermolekülen (Proteoglykanen) gefiltert. Jede Substanz, welche die Zellen weitergeben sollen, muss durch die Zwischenzellsubstanz hindurch, durch die Lymphe drainiert und ins Blut gebracht werden. Die Zwischenzellsubstanz (Matrix) ist der Ort, wo alle degenerativen Krankheiten und die Allergien ihren Anfang nehmen. Durch die Fehlernährung entsteht eine zunehmende Verschlackung der Zwischenzellsubstanz. Es entstehen Entzündungsreaktionen, die Gewebe quellen auf, der Zellstoffwechsel verlangsamt sich und die Zellatmung wird beeinträchtigt.

So wie die Erkrankung hierin ihren Anfang nahm, so kann sie geheilt werden, durch eine Heildiät mit vegetabiler Frischkost und neue Lebensordnung. Die Heilung kann beschleunigt werden, durch eine IgG-4-Testung, die erlaubt, Nahrungsmittel mit hohen Werten anfangs aus der Diät wegzulassen.

Nicht alle Hautkrankheiten sind allergischer Natur und falls Allergie besteht, ist sie nicht die einzige Ursache. Eine Krankheit hat nie eine einzige Ursache, sondern immer einen ganzen Komplex von Ursachen, körperliche und seelische, die als Ganzes analysiert, verstanden und behoben werden müssen. Nur so ist eine dauerhafte Heilung möglich.

Der Aufbau der Haut

Die Haut ist mit etwa 1,8 m^2 Fläche nicht nur das grösste, sondern mit je nach Körpergrösse 3,5 bis 10 kg das schwerste Organ des Menschen. Wird das Fettgewebe mit eingerechnet, so kann sie sogar 20 kg erreichen. Sie schützt vor Hitze, vor dem Austrocknen, vor Licht, Verletzungen und Infektionen. Sie speichert Wasser und Fett und bildet Vitamin D.

Unter dem Mikroskop erkennt man drei Schichten: die Oberhaut (Epidermis), die Lederhaut (Dermis) und die Unterhaut (Subcutis).

Die Oberhaut (Epidermis)

Sie besteht aus einem mehrschichtigen, verhornenden Plattenepithel. Die äussere Hornschicht enthält abgestorbene Hornzellen (Stratum corneum) und bildet die äusserste Schutzbarriere. Darunter liegt die Keimschicht (Stratum germinativum). Die Keimschicht setzt sich zusammen aus der Basallzellschicht und der Stachelzellschicht. In der Basalzellschicht befinden sich Stammzellen, aus denen sich die verhornenden Keratozyten heranbilden. Sie wandern nach oben in die Stachelzellschicht hinein, wo sie durch die Bildung von Keratohyalin allmählich verhornen. Dabei flachen sie ab, verlieren ihren Zellkern und werden zu Hornzellen. In der Basalzellschicht der Oberhaut befinden sich ausserdem die pigmentbildenden Zellen, die sogenannten Melanozyten. Deren Farbstoff, das Melanin, wird auf die Zellen der Oberhaut verteilt und bestimmt so die Hautfarbe und die Bräunung. Die Stachelzellschicht enthält ausserdem Immunzellen (Langerhanssche Zellen).

Die Lederhaut (Dermis)

Sie befindet sich unterhalb der Epidermis und wird auch Corium genannt und ist eine Bindehautschicht, die äusserst dicht mit Kollagenfasern besetzt ist. Die Bindegewebsfasern sorgen für die besondere Elastizität und Festigkeit der Haut und können starke Druck- und Scherkräfte aushalten. Die Lederhaut ist vom Alterungsprozess besonders betroffen. Sie ist von einem dichten Netzwerk von Blut- und Lymphgefässen durchzogen und sie enthält die Anhangsgebilde der Haut, die Haarfollikel, die Talg- und Schweissdrüsen und die Nervenendigungen für die Sensibilität, welche ein Tasten, Druck und Vibrationen wahrnehmen und ins Bewusstsein leiten. Die Leder- und Oberhaut zusammen werden auch als Cutis bezeichnet.

Die Unterhaut (Subcutis)

Sie besteht aus lockerem Bindegewebe und Fettgewebe. Sie dient als Kälteschutz, Polsterung, Energiespeicher und ermöglicht, dass die Haut über der Bindegewebshülle der Muskulatur (Faszien) verschieblich ist.

An den Handflächen und Fusssohlen ist die Haut in feinen Rippen und Falten gestaltet *(Leistenhaut)* und besonders empfindsam. Am übrigen Körper ist sie gefeldert *(Felderhaut)*.

Die Innervation der Haut, das Wunder der Sensibilität

Die Haut ist ein hochspezialisiertes Sinnesorgan. Sie enthält Rezeptoren für Schmerz, Druck, Kälte und Wärme. Ohne diese Rezeptoren könnten wir keine Berührung empfinden.
Die Rezeptoren nehmen Empfindungen auf und leiten sie an das Gehirn weiter. Dort wird die Art der Empfindung und der genaue Ort identifiziert. Die Rezeptoren der Haut sind hochspezialisiert. Die Tastkörperchen haben Nervenenden zum Beispiel in den Haarfollikeln. Sobald die Haare nur ganz sanft berührt werden, registrieren sie diese Berührung. Freie Nervenendigungen nehmen Schmerzreize auf. Sie sind in einer grossen Dichte von $170/cm^2$ vorhanden.

Die Meissnerschen Tastkörperchen reagieren empfindlich auf Berührung. Besonders sind sie in den Fingerkuppen vorhanden, aber auch in der Zungenspitze. Mit den Meissnerkörperchen können wir die Oberfläche und die Ausdehnung von Gegenständen wahrnehmen. Besonders bei sehr kleinen Gegenständen ist das ganz wichtig. Besonders stark reagieren sie auf Druckveränderungen in der Haut, während sie gleichbleibenden Druck kaum wahrnehmen.

In der Oberhaut (Epidermis) befinden sich Merkel-Zellen. Dies sind Tastrezeptoren. Sie stehen sehr dicht zueinander. Druckimpulse mehrerer benachbarter Tastrezeptoren werden immer an eine gemeinsame Nervenfaser abgegeben. Darum reagieren die Merkelzellen, im Gegensatz zu den Meissnerkörperchen, eher auf einfachen und gleichbleibenden Druck.

Die Ruffinikörperchen sind Druckrezeptoren, die sich im tiefen Bereich der Lederhaut befinden. Sie messen die Spannung innerhalb des Gewebes, so besonders auf Druck. Besonders dicht stehen sie in den Handflächen. Ansonsten stehen sie weniger nahe beisammen. Sie reagieren auf schnelle Druckänderungen stärker als auf eine langsame Steigerung des Drucks.

Die Vater-Pacini-Körperchen sind Rezeptoren für Vibration. Sie befinden sich im Fettgewebe der Unterhaut, aber auch in inneren Organen, in Muskeln und in den Gelenken. Ihre Kapsel misst bis zu 4 mm und ist wie eine Zwiebel aufgebaut, in bis zu 60 Schichten, aus sehr flachen Epithelzellen, die je von einer Nervenendigung umgeben sind. Diese Rezeptoren nehmen einen zunehmenden Druckreiz nur am Anfang und am Ende wahr. Deshalb reagieren sie besonders empfindlich auf Vibration, bei der sich die Richtung und Geschwindigkeit des Drucks ständig ändert. Gleichbleibenden Druck nehmen sie gar nicht wahr. Das Vater-Pacini-Körperchen gewöhnt sich sehr schnell an Reize und wird bei andauernder Reizung schnell unempfindlich.

Überall im Körper und in der Haut befinden sich Thermorezeptoren. Ständig informieren sie das zentrale Nervensystem über die Temperaturverhältnisse des Körpers. Einzelne Rezeptoren sind auf Kälte, andere auf Wärme spezialisiert. Sie nehmen Temperaturen zwischen 10 und 45 Grad wahr. Kältere oder wärmere Reize werden als Schmerz wahrgenommen.

Die Schmerzrezeptoren sind wie die Thermorezeptoren spezialisierte freie Nervenendigungen. Sie stehen je nach der Region sehr dicht, bis zu 200 Rezeptoren/cm^2. Sie nehmen mechanische, thermische (unter 10 und über 45 Grad) und chemische Reize wahr. Daher können alle Vorgänge, die zu einer Schädigung von Gewebe führen, Schmerzen auslösen.

Das Zusammenspiel und die Koordination all dieser Wahrnehmungen werden über sensible Nervenfasern zum Thalamuskern des Gehirns geleitet und analysiert. Dies ist ein Wunder der Schöpfung.

Cutiviscerale Reflexe und Dermatome

Ein Dermatom ist derjenige Hautbezirk, der von einem einzelnen Rückenmarksnerven (Spinalnerven) versorgt wird.

Während der Segmentierung des Embryos entstehen im Rumpfbereich aus dem der Körperachse nahe gelegenen mittleren Keimblatt (Mesoderm), seitlich des Neuralrohes zunächst die Urwirbel (Somiten). Aus deren hinteren, seitlichen Anteil bildet sich die Haut. Diese Anlage wird bereits als Dermatom bezeichnet. Dieser segmentalen Herkunft der einzelnen Hautgebiete zufolge, gibt es auch eine segmentale Zuordnung jedes Hautbezirks zur entsprechenden Nervenwurzel des Rückenmarks (Spinalnerv).

Beim Erwachsenen bleibt diese segmentale Zuordnung der Hautbezirke zu den Rückenmarksnerven erhalten. Die Zellen zu den Nervenfasern, welche diese Dermatome versorgen, liegen in den Spinalganglien vor dem Eingang in das Rückenmark. Allerdings gibt es eine gewisse Überlappung der Hautgebiete der einzelnen Spinalnerven, so dass bei einem vollständigen Ausfall eines Spinalnerven kein vollständiger Ausfall der Sensibilität im zugehörigen Dermatom auftritt. Für Schmerz- und Temperaturreize ist die Überlappung weniger ausgeprägt als für Berührungsreize. Wegen der Überlappung kommt es erst nach Ausfall zweier benachbarter Spinalsegmente zu einem merklichen Sensibilitätsausfall.

Übertragener Schmerz

Von den inneren Organen aus gehen ebenfalls sensible Nerven zu den Spinalnerven. Das Gehirn kann diese weniger exakt zuordnen als die Hautbezirke. Darum werden Reize aus inneren Organen oft nicht oder nicht nur im Organ selbst empfunden, sondern im Hautbezirk (Dermatom) der vom selben Spinalnerven versorgt wird wie das leidende Organ. Bei der Erkrankung eines inneren Organs kann deshalb im entsprechenden Dermatom der Haut eine Überempfindlichkeit gegenüber äusseren Reizen entstehen. Dann wird oft im entsprechenden Dermatom Schmerz empfunden. Man nennt dies „übertragener Schmerz". Hautareale (Dermatome), die bestimmten Organen zugeordnet werden, nennt man Headsche Zonen. Auch in der Muskulatur können auf dieselbe Weise übertragene Schmerzen entstehen, wie zum Beispiel in der Brustmuskulatur bei Angina pectoris.

So kommt es, dass zum Beispiel Herzschmerzen vorwiegend links in der mittleren Halswirbelsäule und dem linken Arm empfunden werden, Gallenkoliken in der mittleren Brust rechts und im rechten Schlüsselbein, und Nierenschmerzen hinten im Übergang von der Brustwirbel- zur Lendenwirbelsäule empfunden werden.

Dieses Reflexgeschehen nennt man auch viszerocutaner Reflex. Wie dieser Reflex entsteht ist nicht genau bekannt. Schmerzen innerer Organe werden über das vegetative Nervensystem weitergeleitet und man vermutet, dass diese im Rückenmark mit den entsprechenden somatischen Nerven der Dermatome in Verbindung gebracht werden. Das Gehirn kann die eintreffenden Signale nicht mehr richtig zuordnen, weshalb Schmerzen innerer Organe als „übertragener Schmerz" dem entsprechenden Darmatom zugeordnet werden.

Die Atmung der Haut (Perspiration)

Die Haut gibt wie die Lungen Kohlendioxyd ab und nimmt Sauerstoff auf. Physikalisch beruht die Hautatmung auf Diffusion. Die Haut nimmt Sauerstoff auf und gibt ihn an das dichte Kapillarnetz der Unterhaut ab. Die Hautatmung leistet einen Beitrag von knapp einem Hundertstel an die gesamte Atmung des Menschen, ist aber für die Beschaffenheit und Gesundheit der Haut besonders wichtig.

Schweissdrüsen (Glandula sudorifera)

Der Drüsenkörper der ekkrinen Schweissdrüsen (Glandula sudorifera) liegt in der Lederhaut (Dermis). Der Körper enthält 2 bis 4 Millionen *ekkrine Schweissdrüsen*, besonders viele an den Fusssohlen (600/cm^2), den Handflächen und der Stirn. Sie sind von einer dicken Basalmembran umgeben und sind 0,4 mm gross. („Ekkrin" bedeutet, dass die Drüse nach aussen ausscheidet). Ihr säuerliches, wässriges Sekret wird durch Poren an der Oberhaut ausgeschieden. Der Schweiss dient vor allem der Thermoregulation, der Kühlung durch Verdunsten. Die Schweissdrüsen sorgen aber auch für die Geschmeidigkeit der Haut und für den notwendigen Säuregehalt der Hautoberfläche. Sie können auch harnpflichtige Substanzen ausscheiden, besonders bei Nierenversagen. Der Schweiss enthält auch Fettsäuren und urinpflichtige Substanzen, wie Harnsäure, Harnstoff und Kochsalz. Der Schweiss enthält die Substanz Darmecidin mit antibakterieller Wirkung.

In besonderen Regionen, unter den Achselhöhlen, den Brustwarzen, im Genital- und im Intimbereich, sowie an den Füssen, sind die Schweissdrüsen als Duftdrüsen ausgestattet (*Apokrine Schweissdrüsen*, Glandulae suderiferae apocrinae). Sie sind grösser, mit 3–4 mm Durchmesser und liegen im Unterhautgewebe (Subcutis). Sie münden in die Haarfollikel hinein. Erst in der Pubertät werden sie funktionstüchtig. Sie geben ihr Sekret besonders durch emotionale Reize ab, bei Angst, Erregung und Wut.

Beide Drüsenarten werden durch den Nervus sympathicus innerviert, jedoch mit verschiedenem Überträgerstoff (Neurotransmitter), die ekkrinen Drüsen durch Acetylcholin, die apokrinen Drüsen durch Adrenalin).

Die apokrinen Schweissdrüsen erzeugen Phreromone. Dies sind Botenstoffe zur Informationsübertragung zwischen Individuen derselben Art, also zwischen Menschen. Zudem geben sie weitere Substanzen in den Haarbalg ab, die erst zusammen mit dem Talg und der Einwirkung der gesunden Bakterienflora der Haut, zu verschiedenen Geruchsstoffen umgewandelt werden. Daraus entsteht der natürliche, je nach der Region verschiedene Körpergeruch des Menschen. Dieses beeinflusst das Sozial- und Sexualverhalten des Menschen und erleichtert dem Neugeborenen Kinde das Auffinden der Brustdrüse.

Die Talgdrüsen (Glandula sebacea)

Die Talgdrüsen liegen im oberen Teil der Lederhaut (Dermis) und besonders in der Felderhaut. Ihr Ausführungsgang bringt den Talg (Sebum) mit den nötigen Fettstoffen (Lipiden) auf die Haut. Der Ausführungsgang der meisten Talgdrüsen bringt den Talg in den Haarbalg hinein, von wo aus er sich über die Haut verteilt. Daneben gibt es in besonderen Regionen der Haut frei auf die Haut hinausführende Talgdrüsen, besonders in den Lippen, den Öffnungen der Nase und der Ohren, in den Lidern der Augen, den Brustwarzen und in der Intimregion.

Der Talg bewirkt, dass die Hautoberfläche und die Haare das Wasser abstossen und dass sie geschmeidig und glänzend sind. Er schützt die Haut und schafft vor allem das für die Gesundheit der Haut notwendige saure Milieu der Hautoberfläche, das für die Pflege der gesunden Bakterienflora der Haut notwendig ist. Die gesunden Bakterien bekämpfen die unzähligen krankmachenden Bakterien und Pilze. Darum ist der Säuremantel für die Gesunderhaltung der Haut entscheidend und sind basische Bäder schädlich.

Nach Eduard Zeis nennt man kleine, einzeln stehende Talgdrüsen am Augenlid Zeis-Drüsen. Am Rande der Augenlider gibt es verzweigte Talgdrüsen, die Meibomschen Drüsen. Freie Talgdrüsen in der Mundschleimhaut nennt man Fordyce-Drüsen und im Bereich der Klitoris und der Eichel Tyson-Drüsen.

Der Talg wird in den Drüsenzellen (Sebozyten) gebildet. Wenn diese voll sind, platzen sie und geben den Talg in den Ausführungsgang ab. Er besteht aus Fettsäuren, Triglyceriden, Wachs, Squalen und Cholesterin. Die Wand der Talgdrüsen besitzt eine Keimschicht, die immer wieder neue Drüsenzellen bildet. Wenn sie platzen, werden sie selbst Bestandteil des Talgs. Wenn der Talg durch den Ausführungsgang geschoben wird, reisst er am Rand Hornzellen mit sich, so dass diese auch zu Bestandteilen des Talgs werden.
Die Ernährung beeinflusst die Qualität des Talgs sehr stark. Ist er durch Fehlernährung minderwertig, so wird er trocken und träge und staut sich auf, so dass Mitesser (Komedonen), Akne und Talgzysten (Atheromen oder Grützbeutel) entstehen.

Die Flora der Haut

Die Hautflora umfasst alle Mikroorganismen, Bakterien und Pilze, die auf der Haut leben. Die Hautflora ist ein Teil des Mikrobioms des Menschen. Dies bedeutet, dass die Mikroben der Haut mit dem Menschen in Symbiose leben. Ist die Zusammensetzung der Mikroben in einem gesunden Gleichgewicht, so bekämpfen sie krankmachende Erreger wirksam und schützen vor Hautinfektionen. Die Mikroben der Hautflora sind Nutzniesser des Zusammenlebens (Kommensale), ernähren sich von Abfallstoffen und vom Nahrungsüberschuss des Menschen, entziehen ihm aber keine lebensnotwendigen Substanzen[5]. Die Mikroben der Hautflora verteidigen ihr Revier, so dass sich krankmachende Erreger nicht ansiedeln können. Zudem bilden sie Stoffwechselprodukte, die sich für die Haut günstig auswirken. Ein Grossteil der gesunden Mikroben der Haut befindet sich in den Haarfollikeln. Ist diese Flora nicht im gesunden Gleichgewicht, so entsteht Akne oder Follikulitis.

Je nach der Körperregion setzt sich die Hautflora ganz unterschiedlich zusammen. In einer Studie fand man 182 Bakterienarten aus acht Stämmen, zu 90 % Aerobier, wobei nur vier Arten bei allen Probanden nachgewiesen werden konnten[6].

Man unterscheidet eine residente von einer transienten Hautflora.

Die residente Flora oder auch Standortflora

ist Teil der physiologischen Beschaffenheit der Haut. Die Mikroben befinden sich in der Hornschicht und in den Ausführungsgängen der Talgdrüsen und Haarfollikel. Sie verteidigen sich gegen fremde Eindringlinge (Kolonisationsresistenz). Durch ihre Stoffwechselprodukte halten sie die normale Funktion der Haut aufrecht und hemmen das Wachstum von Fremdlingen. Bei Verletzungen oder Wundheit der Haut können aber auch diese Keime Infektionen verursachen. Diese Standortflora besteht aus verschiedenen Staphylokokken (aber nicht Staphylokokkus aureus), die besonders feuchte Hautregionen mit wenig Talg besiedeln, so in Hautfalten (intertriginöse Bezirke), an den Händen und Füssen. In talgreichen Gebieten gibt es mehrere Arten von Corynebakterien. Sie spalten die von den Talgdrüsen gebildeten Fette und Fettsäuren und sind dadurch für das saure Milieu der Haut mitverantwortlich, das vor Infektionen schützt. Die Arten Brevibakter und Dermabakter verursachen den individuellen Körpergeruch. Bei Kindern findet man Mikrokokken. Weitere Bakterienarten sind nicht krank machende Mykobakterien, Sarcinia-Arten, Propionibakterien, Enterokokken und Acinetobakterien. An den Füssen enthält die Flora verschiedene Pilzarten, während überall sonst Malassezia-Hefepilze vorherrschen. Sie gehören zur normalen Hautflora.

Bildet die Haut zu viel und minderwertigen Talg, so verstopfen die Ausführungsgänge und wird die Hautflora minderwertig. Dann entzündet sich die Haut und entsteht die seborrhoische Dermatitis mit Juckreiz und Schuppenbildung.

In den Haarfollikeln finden sich besonders hohe Keimzahlen überwiegend lipophiler Bakterienarten. 20 % der Hautflora ist in tiefen Abschnitten der Haarfollikel angesiedelt. Nahe der Oberfläche gibt es viele Staphylokokken, Malassezia-Hefepilze und Corynebakterien, in der Tiefe lipophile anaerobe Propionibakterien. Die tiefen Bakterien können zum Glück durch keine Hautdesinfektion eliminiert werden. Nach 24 bis 72 Stunden besiedeln sie die Hautflora wieder.

In den Haarfollikeln leben Haarbalgmilben (Dermodex folliculorum). Sie werden von der Mutter auf das Kind und zwischen Personen weitergegeben und besiedeln auch Hunde und Katzen. Sie erscheinen auf der Hautoberfläche und fressen Fett, Bakterien und Resten von Cremen und Schminke und kehren nach zwei Wochen wieder in den Haarbalg zurück, wo sie sich paaren und Eier legen, um sich zu vermehren. Die neuen Milben gelangen mit dem Haarwachstum wieder auf die Hautoberfläche. Sie sind wichtig für das Mikrobengleichgewicht der Haut.

Die transiente Keimbesiedlung

Dies sind Mikroorganismen, die nur vorübergehend bestimmte Regionen besiedeln. Darunter können auch krankmachende Keime sein. Sie können aus der Umgebung herkommen oder aus eigenem Nasenschleim oder dem Darm usw. Als transiente Flora findet man an feuchten Stellen der Haut Staphylokokkus aureus, Escherichia coli, Klebsiella, Pseudomonas und Enterobakteriaceen. An anderen Orten findet man aerobe Gram positive Sporenbildner. Eine hygienische Händedesinfektion kann die transiente Flora so weit reduzieren, dass eine Übertragung und Verbreitung unterbleibt[7]. Die Feuchtigkeit, der Säuregehalt und die Sauerstoffversorgung der Haut sind nicht überall gleich. Dies beeinflusst auch die transiente Keimbesiedlung.

Manche Bakterien haben sich auf den Abbau des Keratins der Hornschicht spezialisiert (Dermatophyten, Trichophyten). Für andere ist das Nährstoffangebot auf der Hautoberfläche sehr eingeschränkt, so dass sie nicht gedeihen können. Auch verhindert das ständige Wachstum und die Abschilferung der am stärksten besiedelten Hornschichten (Stratum disjunctum und Stratum corneum) eine Mikrobeninvasion.

Der Säureschutzmantel der Haut

Seit 1882 ist bekannt, dass die Hautoberfläche sauer ist. Der pH-Wert liegt unter 5 und variiert je nach Alter, Geschlecht und dem Hautareal, sowie der Verwendung von Duschmitteln und Kosmetika. Der Säuremantel hemmt das Wachstum krankmachender Keime, so zum Beispiel von Propionibakterium acnes, während die gesunde Flora, wie zum Beispiel Staphylokokkus epidermidis, im sauren Milieu besser gedeiht. Hinzu kommt, dass der Säuregehalt Enzyme aktiviert, welche die Hautbarriere stabilisieren. So ist der Säuremantel der Haut von entscheidender Bedeutung für die gesamte Homöostase der Haut.

Feuchtigkeit und Trockenheit der Haut

Einige Feuchtigkeit dringt durch die Hautschichten hindurch (perspiratio insensibilis). Hinzu kommt diejenige des Schweisses. Die Epidermis ist relativ trocken, was vor Keimwachstum schützt. Aber an den feuchten Hautstellen (intertriginale Stellen der Hautfalten), wie den Achselhöhlen, den Zwischenräumen der Zehen und Finger, den Leistenbeugen und der Analfalte, ist die allgemeine Keimbesiedlung viel grösser. In den Schweissdrüsengängen siedeln sich Peptostreptokokken an. Diese verursachen nicht selten Schweissdrüsenabszesse. Intertriginale Haut (in Hautfalten) ist mit Bacteroidesarten besiedelt, die Pigment bilden (Bacteroides melaninogenicus) und mit Bacteroides asaccharolyticus und Clostridium perfringens, sowie mit Hefepilzen. An trockenen Hautstellen der Unterschenkel und Beugeseiten der Unterarme gibt es relativ wenig Bakterien (etwa 1000/cm^2).

Hautzonen mit besonders starkem Fettgehalt

Die Haut bildet freie Fettsäuren, aber auch lipophile Mikroorganismen, die auf ihr leben. Freie Fettsäuren wirken auf viele Bakterien bakterizid (abtötend). Jede Veränderung der Bedingungen des Milieus auf der Haut bewirkt eine Verschiebung der Keimdichten der einzelnen Arten. Bei einer seborrhoischen Dermatitis zum Beispiel sind lipophile Arten stark vermehrt und bei vermehrter Schweissbildung steigt die Keimzahl ganz allgemein stark an.

Die Stirn, die Nasolabialfalten, die Nase, der Nacken und die Schultern gehören zu den talgreichen Zonen. Diese enthalten viele lipophile Mikroorganismen. Dazu gehören Corynebakterien, Propionibakterien und der Hefepilz Malassezia furfur. Propionibakterien erzeugen die Enzyme Lezithinasen und dadurch freie Fettsäuren. In den talgreichen Zonen der Haut sind auch reichlich Koagulase-negative Staphylokokken und apathogene (nicht krankmachende) Mykobakterien vorhanden.

Das Immunsystem und die Haut

Die angeborene, unspezifische Immunantwort

Die Hornschicht ist eine mechanische Barriere. Zudem blockieren die Fettsäuren und Enzyme die Anlagerung von Bakterien oder Viren. Dringen Fremdstoffe oder Erreger dennoch ein, greift das angeborene Immunsystem diese innert Minuten an und nach wenigen Stunden sind sie vollständig zerstört. Dies ist mehr als eine erste Schutzreaktion. In der Regel ist dies allein schon wirksam genug, um den Grossteil der Infektionen zuverlässig abzuwehren. Von den weissen Blutkörperchen (Granulozyten) nehmen natürliche Killerzellen, dendritische Zellen, Monozyten, Makrophagen, die Erreger in sich auf und verdauen sie.

Diese Zellen zirkulieren im Blut und können sich wie Amöben durch die Gewebe hindurchbewegen. Dieses Auffressen nennt man Phagozytose. Die ersten alarmierten Zellen produzieren Lockstoffe (Zytokine) welche weitere Fresszellen herbeirufen. Die Granula (Bläschen) der Granulozyten enthalten aggressive Stoffe, welche Krankheitserreger unschädlich machen. Makrophagen sind Riesenfresszellen. Sie reifen aus Monozyten heran, welche die Blutbahn verlassen. Dann halten sie sich überall in den Geweben auf, um eingedrungene Erreger anzugreifen und aufzufressen. Auch beseitigen sie jegliche schädliche Substanzen und Abfallprodukte soweit ihnen dies möglich ist. Wenn ihnen die Zerstörung der Erreger nicht gelingt, so aktivieren sie das adaptive Immunsystem.

Die Killerzellen wurden 1975 entdeckt. Auch sie gehören zum angeborenen Immunsystem. Sie bilden eine der ersten Verteidigungslinien im Kampf gegen Infektionen und Krebs. Sie können infizierte Zellen vernichten, ohne zuerst mit dem Krankheitserreger selbst in Kontakt gewesen zu sein. Nahezu alle gesunden Zellen haben einen MHC-I-Komplex auf ihrer Oberfläche, der sie vor den Killerzellen schützt. Wird eine Zelle durch ein Virus oder ein Bakterium infiziert, geht der MHC-I-Komplex meist verloren. Dabei wird das zwischen Aktivierung und Hemmung fein ausbalancierte Rezeptorsystem der Zelle verschoben und die Zelle wird durch die Killerzelle zerstört.

Zusätzlich sind verschiedene Proteine des Blutplasmas an der Abwehr beteiligt. Das Komplementsystem besteht aus einer Gruppe von über 30 Plasmaproteinen mit ganz unterschiedlichen Eigenschaften. Ein Teil davon sind Enzyme, die Eiweisse auflösen (Proteasen). Sie binden sich an eindringende Mikroorganismen und beschädigen deren Zellwände, so dass diese zerstört werden. Zudem enthält das Komplementsystem Anaphylatoxine mit gefässerweiternder Wirkung, welche die Entzündungsreaktion anfachen. Viele weitere Komplementfaktoren können ausserdem Abwehrzellen zum Ort der Infektion heranlocken und Fresszellen aktivieren.

Die Zellen des Immunsystems bilden Botenstoffe, welche mit anderen weissen Blutkörperchen kommunizieren. Bis heute sind mehr als 35 Interleukine bekannt. Sie aktivieren die Vermehrung ganz unterschiedlicher Abwehrzellen. Krankheitserreger haben Merkmale, welche die Unterscheidung gegenüber körpereigenen Zellen erlauben. Bestandteile der Bakterienhülle oder Strukturmerkmale von Nukleinsäuren von Viren werden als fremd erkannt. Die Immunzellen haben auf ihrer Oberfläche eine Fülle von Membranrezeptoren (Pattern Recognition Receptors). Eine weit verbreitete Untergruppe dieser Rezeptoren, die „Toll-like-Receptors“, erkennen die Strukturen von fast allen Erregertypen und lösen Signale aus, welche Immunzellen zur Produktion von Zytokinen und anderen Abwehrstoffen anregen[8].

Das Komplementsystem unterstützt dieses Erkennen von Erregern, indem es lösliche Faktoren an alle fremdartigen Oberflächen bindet und auf diese Weise eingedrungene Erreger markiert (Obsonierung). Zudem aktiviert das angeborene Immunsystem so genannte „natürliche Antikörper“, die im Unterschied zu den Antikörpern, denjenigen der adaptiven Immunantwort, vorbeugend in grosser Menge gebildet werden. Diese Antikörper obsonieren ebenfalls eindringende Erreger, so dass diese besser erkannt werden können.

Man nimmt an, dass ca. 90 % aller Infektionen durch die angeborene Immunabwehr erfolgreich bekämpft werden. Welche Zellen und Faktoren der angeborenen Immunität aktiviert werden, hängt stark vom Ort der Infektion ab. Dringen Bakterien in die Haut ein, werden vor allem die Makrophagen aktiv. Sie fressen die Bakterien und setzen eine Fülle von Botenstoffen frei, welche den Einstrom weiterer Immunzellen auslösen. Zu diesen Botenstoffen gehört das Zytokin Tumornekrosefaktor-α (TNF-α). Dieser ruft eine Entzündungsreaktion im Gewebe hervor und aktiviert eine Vielzahl weiterer Immunzellen. Dazu gehören auch die innersten Zellen der Blutgefässe in der Haut (Endothelzellen), so dass die Gefässwände undicht werden und erlauben, dass zahlreiche Blutfaktoren ins Gewebe ausströmen können. So gelangen die unspezifischen „natürlichen“ Antikörper und Komplementfaktoren ins Gewebe und markieren die Erreger (Opsonierung), so dass die Fresszellen sie besser erkennen können.

Makrophagen und neutrophile Granulozyten (weisse Blutkörperchen) enthalten einen Eiweisskomplex, der Inflammosom genannt wird. Dieser wird durch Bakterien oder auch durch Harnsäurekristalle aktiviert. Dies stösst eine Reihe von Reaktionen an, die schlussendlich in den Fresszellen (Makrophagen) Interleukin-1β aktivieren, welches Entzündung anfacht. Dies ist ganz wichtig für die Bekämpfung von Bakterien. Im Falle der Aktivierung durch Harnsäure, löst dies einen Gichtanfall aus.

Jede Körperzelle verfügt über einen so genannten Haupthistokompatibilitätskomplex (MHC). Dieser ist sozusagen ein „Mitgliedsausweis“ der Zelle. Körperfremde oder erkrankte Zellen haben ihn nicht, so dass diese erkannt und vernichtet werden[9,10].

Zudem setzen die Makrophagen Chemokine frei. Dies sind Botenstoffe, die weitere weisse Blutkörperchen anlocken. Als erste treffen neutrophile Granulozyten ein. Auch sie sind potente Fresszellen. Dann wandern Monozyten ein, die sich in grosse Fresszellen (Makrophagen) umwandeln. Gelingt es trotz alldem Bakterien ins Gewebe einzudringen, so werden sie von Killerzellen (NK-Zellen) erkannt und vernichtet.

Eine besondere Rolle spielen dendritische Zellen. Auch sie fressen die Bakterien, präsentieren aber im Anschluss deren Bestandteile auf ihrer Zelloberfläche den Lymphzellen und ermöglichen so die Aktivierung von T-Lymphozyten, welche die spezifische Immunabwehr in Gang setzen.

Ein Sonderfall der angeborenen Immunität ist die Abwehr von Parasiten wie Krätzmilben, Würmern, an der im Wesentlichen Mastzellen sowie eosinophile und basophile Granulozyten beteiligt sind. Diese speichern in ihren Bläschen (Granula) zahlreiche toxische Substanzen. Auf ihrer Zelloberfläche finden sich Rezeptoren für Ig-E-Antikörper, welche sich an den Parasiten binden und ihn erkennbar machen (Opsonierung). Dadurch schütten die Fresszellen (Makrophagen) in unmittelbarer Nähe des Parasiten ihre toxischen Substanzen aus, die den Parasiten schädigen und zum Absterben bringen.

Bei Infektionen gerinnt auch immer Blut. Dabei werden aus den Blutplättchen Stoffe freigesetzt, welche ebenfalls Bakterien bekämpfen. Dies sind neben Beta-Lysin so genannte Akut-Phasenproteine. Ausserdem wird Laktoferrin ausgeschüttet, was einen künstlichen Eisenmangel erzeugt.

Die angeborene Immunität hat kein „immunologische Gedächtnis". Das bedeutet, dass sie durch die Abwehr eines Erregers nicht verändert wird und bei einem neuerlichen Kontakt genau gleich ablaufen wird.

Die erworbene, adaptive, spezifische Immunantwort

Diese adaptive Immunantwort ist erlernt. Die Antigene der Krankheitserreger werden durch dendritische Zellen zwei verschiedener Arten von Lymphozyten präsentiert. Die T-Lymphozyten lösen eine zelluläre Immunantwort aus, die B-Lymphozyten eine humorale Antwort, das heisst die Bildung von spezifischen Antikörpern gegen die Antigene des präsentierten Erregers. Nach der Infektion bleiben spezifische Antikörper und Gedächtniszellen erhalten, um bei erneutem Kontakt mit demselben Erreger innert kurzer Zeit eine angemessene Abwehrreaktion zu ermöglichen. Das adaptive Immunsystem arbeitet mit dem angeborenen System zusammen. Erst durch ein gut koordiniertes Zusammenspiel wird die komplexe Immunreaktion des Körpers möglich[11].

Die Zellen der spezifischen Immunabwehr

Granulozyten sind weisse Blutkörperchen mit Bläschen, die bei Färbung als Körnchen (Granula) erscheinen. 40–50 % der Granulozyten sind farblich neutrophil. Durch die Botenstoffe (Zytokine) werden sie vom Infektionsort aus aktiviert und wandern aus den Blutgefässen in das infizierte Gewebe ein. Ihre Granula enthalten Hydrolasen, Defensine, Myeloperoxidase und Eiweiss auflösende Enzyme (Proteasen) wie Elastase, Kollagenase, Neuraminidase und Cathepsin G. Diese Mischung von Enzymen macht es ihnen möglich, durch die Gewebe zu wandern und zu den Bakterien vorzudringen und diese durch Phagozytose zu vernichten. Granulozyten, deren Bläschen sich orange anfärben lassen, nennt man eosinophile Granulozyten. Beim Gesunden sind 3–5 % Granulozyten vorhanden. Sie erkennen chemische Entzündungsstoffe und können dadurch in den Entzündungsort hineinwandern (Chemotaxis). Eosinophile Granulozyten enthalten in ihren Bläschen basische Proteine, wie zum Beispiel das „Major Basic Protein". Werden sie durch IgE-Antikörper stimuliert, setzen sie diese frei. Eosinophile Granulozyten spielen eine wichtige Rolle bei der Abwehr von Parasiten. Dabei vermehren sie sich stark. Genau wie die IgE-Antikörper spielen sie bei Allergien eine wichtige Rolle. Bei allergischer Reaktionslage sind die eosinophilen Granulozyten im Blut und die IgE-Antikörper erhöht.

Daneben gibt es Granulozyten, deren Granula gross sind und sich durch basischen Farbstoff dunkelblau anfärben. Darum nennt man sie basophile Granulozyten. Ihre Bläschen enthalten Histamin und Heparin. Sind Allergene (Substanzen, welche allergische Reaktionen auslösen) an IgE-Antikörper gebunden, so setzen diese basophilen Granulozyten aus ihren Granula toxische Substanzen frei, wie Histamin und Heparin.

Im Blut befinden sich grosse Zellen mit einfachem, nicht gelapptem Zellkern. Man nennt sie Monozyten. Werden sie durch Entzündungsstoffe stimuliert, so wandeln sie sich in Riesenfresszellen (Makrophagen) um dringen ins infizierte Gewebe ein, um die Mikroben zu fressen (phagozytieren). Dann zerlegen sie die Mikroben und präsentieren deren Teile durch MHC-II-Moleküle an ihrer Oberfläche den dendritischen Zellen.

Genauso wie die Makrophagen, entwickeln sich die dendritischen Zellen aus den Monozyten des Blutes. Auch sie fressen Erreger, gehen in den nächsten Lymphknoten und stimulieren dort die adaptive Immunantwort, indem sie die Antigene des Erregers den T-Lymphozyten präsentieren. Eine einzige dendritische Zelle kann bis zu 3000 T-Zellen aktivieren. Das gesunde Funktionieren der dendritischen Zellen, ihre Fähigkeit Fremd und Eigen zu unterscheiden, ihre Immunkompetenz, ist entscheidend für die Immuntoleranz gegenüber körpereigenen Substanzen.

Die T-Lymphozyten sind nach dem Thymus, einem kleinen Organ, das hinter dem Brustbein liegt, benannt. Der Thymus ist nur in der Kindheit aktiv, bildet sich mit der Geschlechtsreife zurück. Die T-Helferzellen entstehen im Knochenmark und wandern in der Kindheit in den Thymus aus. Im Erwachsenenalter übernehmen unzählige Lymphzellansammlungen im Dünndarm, die so genannten Peyerschen Plaques, diese Funktion. Die Gesundheit des Milieus und der Bakterienflora im Darm ist im Erwachsenenalter für die Reifung der Immunkompetenz der T-Lymphozyten entscheidend. Reifen T-Lymphozyten mit mangelnder Immunkompetenz heran, so reagieren diese gegen körpereigenes Gewebe und entstehen Autoimmunkrankheiten.

Verschiedene Helferzellen werden nach den Eiweissen auf ihrer Oberfläche (mit CD = Cluster of differenciation) nummeriert. Die T-Helferzellen wurden so benannt, da sie die Immunreaktion koordinieren.

Jede T-Helferzelle hat an ihrer Oberfläche einen Rezeptor, mit welchem sie, nach dem Schlüssel-Schloss-Prinzip, ein Antigen erkennen kann, sofern dieses durch eine dendritische Zelle präsentiert wird. Dendritische Zellen, Makrophagen und B-Lymphozyten sind zur Präsentation von Antigenen fähig. Diese Präsentation bewirkt, dass die T-Helferzelle sich teilt und vermehrt. Dabei gibt sie Botenstoffe ab (Lymphokine).

Es gibt zwei Subtypen von Th-4-Helferzellen, Th-1 und Th-2. Die Th-1-Zellen verstärken die zelluläre Immunantwort, während die Th-2-Zellen die Produktion von Antikörpern stimulieren.

Zudem gibt es so genannte regulatorische T-Zellen. Neben dem CD-4-Rezeptor haben diese noch andere Proteine auf ihrer Oberfläche (CD-25, FoxP-3). Ihre Aufgabe ist es, die Immunantwort zu modulieren, das heisst, dafür zu sorgen, dass sie in vernünftigem Masse abläuft. Sie verhindern ein Überschiessen der Immunreaktion gegen harmlose Antigene und sorgen für die Immuntoleranz gegenüber körpereigenen Strukturen.

Es gibt zytotoxische T-Zellen. Auch sie können Antigene erkennen, die ihnen präsentiert werden. Zytotoxische T-Zellen richten sich gegen körpereigene Zellen, die von einem Krankheitserreger, zum Beispiel einem Virus befallen sind und melden dies dem Immunsystem. Dabei spielt der CD-8-Rezeptor eine Rolle. Wenn sich noch weitere Rezeptoren an die befallene Zelle geheftet haben, beginnt sich die zytotoxische Zelle zu vermehren. Zytotoxische T-Zellen schütten toxische Substanzen aus, welche die infizierten Zellen zerstören[12,13].

Die B-Lymphozyten sind nach der Bursa Fabrici benannt. Diese gibt es aber nur bei Vögeln, worin bei diesen B-Lymphozyten gebildet werden. Beim Menschen entstehen sie im Knochenmark. Wird einer B-Zelle ein Antigen präsentiert, so schütten T-Helferzellen Lymphokine aus, welche bewirken, dass sich die B-Zelle teilt und vermehrt. Dann wandeln sie sich teils in antikörperproduzierende Plasmazellen um, teils in Gedächtniszellen. B-Lymphozyten sind aber auch in der Lage, freie Antigene zu erkennen, ohne deren Präsentation und die Immunreaktion auszulösen.

Zusätzlich zu den Zellen gibt es im Blutplasma Bestandteile, welche Infektionserreger bekämpfen.

Die Antikörper

Die Plasmazellen, die aus den B-Lymphozyten entstehen, zirkulieren im Blut und produzieren die Antikörper, welche Antigene neutralisieren, welche den B-Lymphozyten präsentiert worden waren. Sie können sich gegen Bakterien, Viren, Bakterientoxine und gegen jegliche andere Fremdstoffe richten. Sie heften sich an die Substanz des Antigens und neutralisieren dieses.

Antikörper haben drei Funktionen

- Sie machen Antigene für Fresszellen besser sichtbar (Opsonierung)
- Sie bilden den Antigen-Antikörperkomplex, indem sie sich an das Antigen binden. Dadurch wird das Komplementsystem der angeborenen Immunität aktiviert, das ebenfalls das Antigen für Fresszellen besser erkenntlich macht und Lockstoffe (Chemotaxine) der Zellen des Immunsystems freisetzt, die Löcher in der Zellmembran des Erregers verursacht.
- Antikörper verkleben den Eindringling und bilden grosse Komplexe, so dass der Erreger inaktiviert wird.

Man unterscheidet drei Arten von Antikörpern

Die Ig-G-Antikörper
Sie sind am einfachsten gebaut. Ihre Eiweissmoleküle haben zwei schwere und zwei leichte Ketten. Die schweren Ketten verankern den Antigen-Antikörper-Komplex an die Oberfläche von Granulozyten. Die leichten Ketten, zusammen mit den schweren Ketten erlauben es dem Ig-G-Antikörper mehr als 100 Millionen verschiedene Antigene zu erkennen.

Die Ig-M-Antikörper
Sie sind grösser als Ig-G-Antikörper. Sie entstehen als früheste Immunantwort und dienen der Aktivierung des Komplementsystems. Deshalb gelten sie als Zeichen einer akut vorhandenen Infektion und gehen danach bald wieder zurück. Ig-M-Antikörper werden von B1-Zellen sezerniert, von CD20, CD27, CD43 und CD70 Lymphozyten.

Die Ig-A-Antikörper
Man findet sie vor allem in Schleimschichten und Flüssigkeiten, die Körperzellen aufliegen: dem Schleim der Darmschleimhaut, der Atemwege und des Urogenitalsystems. Gebildet werden sie

von Plasmazellen, welche unter der Schleimhautschicht (Epithel) liegen. Ig-A-Antikörper binden Mikroorganismen auf den Schleimhäuten und bilden eine Art Katalog dessen, was das Immunsystem kennt und tolerieren darf. Der hohe Anteil von Ig-A-Antikörpern in der Muttermilch ist ein wichtiger Schutzfaktor gegen Brech- bzw. Durchfallserkrankungen des Säuglings. Im Blut machen sie rund 15 % des Antikörpergehaltes aus. Die Funktion der Ig-A-Antikörper im Blut ist noch nicht ausreichend bekannt.

Die Reifung und Alterung des Immunsystems

Das Immunsystem des Neugeborenen und Säuglings ist unreif. Dafür ist es durch Ig-G-Antikörper der Mutter geschützt, die durch die Plazenta und über das Kolostrum übertragen werden, einem milchartigen Sekret der weiblichen Brustdrüsen, das vor und noch einige Tage nach der Geburt abgesondert wird. Die mütterlichen Antikörper werden aber innert weniger Wochen ausgeschieden. Darum ist der Säugling in den ersten 2 Lebensmonaten besonders anfällig für Infekte. Bald produziert sein Immunsystem Ig-M-Antikörper. Um den 6. Lebensmonat nimmt seine eigene Ig-G-Produktion stark zu. Doch ist das kindliche Immunsystem erst mit 9 Monaten reif. Die Verzögerung der Ig-G-Produktion ist durch die verzögerte Ausreifung der T-Zellen verursacht[14]. Impfungen und schon gar kombinierte Impfungen, vor dem 9. Lebensmonat, sind daher äusserst problematisch, da das kindliche Immunsystem gegen Impfviren ungenügend reagieren kann, so dass diese Hirnentzündungen und Epilepsie verursachen können.

Bis ins Jugendalter werden noch T-Lymphozyten im Thymus gebildet. Dann hat das Immunsystem die volle Reife erreicht und die Lymphozyten erlangen ihre Immunkompetenz im Dünndarm, wo sie durch den ständigen Kontakt mit Fremdsubstanzen geschult werden. 90 % werden wieder eliminiert, da sie dieses Ziel nicht erreichen. 10 % wandern in die Lymphknoten in den ganzen Körper aus und verrichten dort ihre Arbeit. Ungefähr ab dem 60. Lebensjahr verringert sich die Bildung von T- und B-Lymphozyten. Dies kann bei Grippeinfektionen problematisch werden, da dann niedrigere Antikörpertiter gebildet werden nach einer Infektion oder einer Impfung. Auch sind die Immunzellen weniger aktiv. Dadurch ist nicht nur die Infektabwehr, sondern auch die Krebsabwehr, bei älteren Menschen oft geschwächt. Dies ist aber sehr stark abhängig von der Ernährung. Eine rohkostreiche vegetabile Diät mit hohem Anteil an bioaktiven sekundären Pflanzenstoffen wirkt dieser Schwächung kräftig entgegen, so dass auch betagte Menschen Grippeepidemien problemlos überstehen können.

Die überschiessende Immunantwort

Als Allergie (altgriechisch ἡ ἀλλεργία, ‚die Fremdreaktion', aus ἄλλος állos, ‚anders', ‚fremd', ‚eigenartig' und τὸ ἔργον to érgon ‚das Werk', ‚die Arbeit', ‚die Reaktion') wird eine überschiessende, krankhafte Abwehrreaktion des Immunsystems auf bestimmte, normalerweise harmlose Umweltstoffe (Allergene), bezeichnet. Das Immunsystem kann die Fähigkeit verlieren, auf fremde Eiweisse angemessen zu reagieren. Dabei werden die basophilen und eosinophilen Zellen und die in den Schleimhäuten vorhandenen Mastzellen aktiviert, so dass sie u. a. Histamin ausschütten, so dass bei Kontakt mit dem Antigen eine akute allergische Entzündung entsteht. Geschieht dies in weitem Umfeld, so können schwerste Symptome entstehen, bis hin zum allergischen Schock. Allergie bedeutet Immunschwäche der regulatorischen T-Zellen, deren Aufgabe es ist, die Immunantwort zu modulieren, das heisst, dafür zu sorgen, dass sie in vernünftigem Mass abläuft. Die regulatorischen T-Zellen verhindern bei Gesundheit ein Überschiessen der Immunreaktion gegen harmlose Antigene und sorgen für die Immuntoleranz gegenüber körpereigenen Strukturen und Allergenen.

Man unterscheidet vier Arten allergischer Reaktion

Typ I: Soforttyp: rund 90 Prozent aller Allergien zählen zum Soforttyp, der so genannt wird, da die Reaktion nach dem Kontakt mit dem Allergen sehr schnell einsetzt. Hierzu gehören zum Beispiel Allergien gegen Pollen, Hausstaubmilben, Nahrungsmittel, Insektengifte sowie Tierhaare.

Typ II: zytotoxischer Allergietyp. Er tritt selten in Erscheinung, nur wenn das Immunsystem bereits Antikörper gegen bestimmte Bestandteile von Körperzellen gebildet hat. Die Abwehrreaktion setzt ein, sobald die Antikörper diese Zellstrukturen erkennen. Eine solche Reaktion vom zytotoxischen Typ würde zum Beispiel einsetzen, wenn eine Blutkonserve mit falscher Blutgruppe infundiert würde.

Typ III: Die Typ-III-Reaktion tritt in Erscheinung, wenn sich Komplexe aus Allergenen und Antikörpern bilden, die sich im Gewebe oder in Blutgefässen ablagern. Sie spielen bei rheumatoider Arthritis und anderen autoallergischen Krankheiten eine Rolle.

Typ IV: Diese Reaktion vom Spättyp ist häufig und tritt bei Kontaktallergien auf. Zwischen dem Kontakt und dem Beginn der Beschwerden können bis zu 48 Stunden vergehen.

Autoimmunität

Wie bereits beschrieben, reifen die Lymphozyten in den Peyerschen Plaques des Dünndarms zu ihrer Immunkompetenz heran. Autoimmunität entsteht, wenn durch Fehlernährung und chronische Entzündungen das Milieu im Darm krank ist, die Darmflora durch Überwucherung mit pathogenen Keimen beschädigt (Dysbiose) und die Ig-A-haltige Schleimschicht des Darmes unvollständig ausgebildet ist. Dann können die Immunzellen nicht zu voller Kompetenz heranreifen und gelangen inkompetente Immunzellen in den Körper. Diese reagieren gegen körpereigenes Gewebe. Autoimmunität kann nicht durch Immunsuppression geheilt werden, jedoch zuverlässig durch eine Diät, welche das Milieu und das Mikrobiom des Darmes saniert.

Die Therapie der Ursachen der Immunschwäche und Überreaktion

Das Immunsystem widerspiegelt unsere Lebenskraft. Geschwächt wird es durch Angst und Panik, oder wenn wir die Nacht zum Tag machen, uns zu wenig bewegen, schlechte Luft atmen, zu wenig Sonnenbestrahlung erhalten und durch Kränkungen, Entlassungen, Elend und Not. Tierische Eiweisse belasten unser Immunsystem, da den menschlichen zu ähnlich. Dunstschichten verhindern die Vitamin-D-Bildung. In vielen Gegenden, wie in Norditalien leiden Menschen an Lungenkrankheiten durch verschmutzte Luft. Mit industriell verkünstelter Nahrung, Weissbrot, Zucker, Fleisch, Käse, Alkohol, Kaffee ernähren sich viele Menschen. Sie leiden an Adipositas, Diabetes, Herz-Kreislaufkrankheiten, Allergien und Autoimmunkrankheiten und werden früh dement. Sie sind anfällig für Hautkrankheiten.

Niemand sagt den Menschen, was sie selbst tun können, um gesund zu sein. Diätphasen mit ausschliesslich vegetabiler Rohkost, wie sie in unserem Bircher-Benner Handbuch Nr. 4: „Frischsäfte, Rohkost und Früchtespeisen“ beschrieben ist, stimulieren das Immunsystem kräftig. Eine Ernährung aus lebendigen Pflanzen, welche über die Photosynthese verfügen, hat die beste biologisch verfügbare Energie. Pflanzliche Nahrungsmittel enthalten eine Fülle biologisch aktiver Substanzen, so genannte „Sekundäre Pflanzenstoffe“ (Phytochemicals), die uns vor Infektionen, Immunschwäche und Krebs schützen.

Für Hautkranke ist deren antioxydative Wirkung, die antiinfektiöse Wirkung und die immunmodulierende Wirkung am wichtigsten.

Die ganze Rohkostdiät wirkt antimikrobiell (antibiotisch)[15]. Ganz besonders jedoch Knoblauch, Kresse, Senf, Meerrettich, Vollgetreide, Tomaten, frisches Obst und Gemüse.
Bei Immunschwäche und Infektanfälligkeit ist besonders zu beachten, dass tierische Eiweisse das Immunsystem sehr belasten. Eine Rohkostdiät von einigen Wochen ist dagegen hochwirksam. Die Carotenoide, besonders β-Carotin aus rohen Früchten und Gemüsen stimulieren die Vermehrung der Monozyten und Makrophagen (Fresszellen), die Bildung von Zytokinen, Tumornekrosefaktor α, und Interleukin 1β. β-Carotin erhöht auch die im Blut zirkulierenden natürlichen Killerzellen. Auch das Vitamin A stimuliert das Immunsystem, genauso wie die Vitamine C und D. Die Flavonoide Quercetin und Tangeretin der Früchte und Gemüse modulieren das Immunsystem eher im Sinne einer Zügelung überschiessender Reaktionen und wirken dadurch Entzündungen entgegen. Gewisse Flavonoide hemmen auch die Prostaglandinsynthese. Die Sulfide von Knoblauch und Zwiebel wirken stark stimulierend auf die Immunabwehr. Sie erhöhen die Aktivität der Th-2-Schiene der CD4-Helferzellen und der Fresszellen (Markophagen) sowie der natürlichen Killerzellen[16]. Bei AIDS-kranken Menschen erhöhte sich durch längerfristige Einnahme von Knoblauchextrakten die Aktivität der natürlichen Killerzellen und das Verhältnis der Helfer- zu den Supressorzellen besserte sich deutlich[17,18].

Zahlreiche epidemiologische Studien zeigen Zusammenhänge zwischen einem geschwächten antioxydativen System und einem hohen Risiko für Krebs, grauen Star, Herz-Kreislaufkrankheiten, Arteriosklerose, Multiple Sklerose und anderen degenerative Leiden[19]. Wir verweisen auf das Handbuch Nr. 24: „Zur Verhütung von Demenz und Alzheimerkrankheit“ und das Handbuch Nr. 1: „Für Multiple Sklerosekranke und gegen andere degenerative Nervenleiden“. Oxydativer Stress ist eine wichtige Teilursache aller Hautkrankheiten. Ein hoher Anteil von Obst und Gemüse, besonders in Form von Rohkost, ist der wirksamste Schutz gegen degenerative Leiden. Die Empfehlungen der Deutschen Gesellschaft für Ernährung, DGE, wurden dieser Erkenntnis angepasst. Flavonoide gehen durch das Schälen von Obst und Gemüse verloren. Die schützende Wirkung der Carotenoide (Xanthine) geht durch Kochen verloren.

Die immunsteigernde Wirkung des Sonnenlichtes ist aus der Tuberkulosetherapie bekannt. Fehlen von Fieber ist ein Zeichen von Immunschwäche. Ist das Herz gesund, so kann man mit hyperthermischen Bädern das Immunsystem stark anregen. Nach reichlichem Trinken von Lindenblütentee mit Honig und Zitrone legt man sich in lauwarmes Wasser und steigert die Temperatur langsam bis 41 °C. Nach 10 Minuten legt man sich ins Bett und schwitzt gründlich nach. Viele spagyrische Essenzen haben eine immunsteigernde Wirkung, ganz besonders Echinacea angustifolia. Ätherische Öle aus Minze und Eukalyptus sind seit Jahrtausenden bewährt. Ganz wichtig ist auch das Gehen an frischer Luft.

Wer keine immunsuppressive Therapie durchmacht und diese Möglichkeiten kennt, und nicht allgemein schwer krank ist, muss keine Angst vor Infektionen durch Bakterien, Pilze oder Viren haben. Er kann sich jederzeit selbst wirksam schützen.

Infektionskrankheiten der Haut

Bakterielle Infektionen

Die Pyodermie

Dies ist eine eitrige, brennende, bakterielle Infektion der Haut. Meistens wird sie durch β-hämolytische Streptokokken oder durch Staphylokokkus aureus verursacht. Man unterscheidet die Pyodermien je nach der Tiefe, in welche die Infektion eingedrungen ist.

Bei der *Oberflächenpyodermie* ist nur die Epidermis betroffen. Sonderformen sind die Intertrigo, bei der die Hautfalten befallen sind, die posttraumatische Dermatitis, die bakterielle Übersiedlung der Haut (bacterial overgrowth syndrome) und die Mukokutane Pyodermie, die sich an den Körperöffnungen abspielt.

Bei der so genannten *„oberflächlichen Pyodermie"* sind auch tiefere Schichten der Epidermis, vor allem im Bereich der Haarfollikel infiziert. Die Infektion bleibt aber oberhalb der Basalzellschicht.

Sonderformen sind:

Die bakterielle Follikulitis. Dabei haben sich in einem oder mehreren Haarfollikeln Bakterien angesiedelt. Diese Haarfollikelentzündungen treten oft an den Beinen, auf der Kopfhaut oder nach der Intimrasur auf, können jedoch auch an allen anderen Körperstellen entstehen, an denen Haare wachsen.

Die bullöse (blasenbildende) Impetigo, bildet grosse, schlaffe, eitergefüllte Blasen.

Die Impetigo contagiosa: meist ein schuppender oder nässender Hautausschlag (von impetere „angreifen", „anfallen"; und von contagiosus „ansteckend"). Diese bakterielle Infektion ist hoch ansteckend, und befällt am häufigsten Kinder und Neugeborene.

Bei der *tiefen Pyodermie* geht die Infektion tief in die Dermis hinein oder sogar in das Unterhautgewebe, als Follikulitis in den Haarbälgen, als Furunkulose oder Zellulitis.

Das Pyoderma gangraenosum bildet stellenweise tiefe Geschwüre.

Das Ecthyma ist eine Infektion mit Betahämolysierenden Streptokokken, die von kleinen Verletzungen ausgeht.

Die Therapie der infektiösen Hauterkrankungen

Bäder mit Kamillenextrakt sind sehr wirksam. Ein lokaler Einsatz eines geeigneten Antibiotikums ist sinnvoll. Pyodermien gehören in ärztliche Behandlung. Aber es ist ganz wichtig, die zu Grunde liegende Immunschwäche anzugehen durch mehrere Wochen einer Rohkostdiät, wie sie in unserem Bircher-Benner Handbuch Nr. 4: Frischsäfte, Rohkost und Früchtespeisen erklärt ist. Dabei sollen die besonders antiinfektiös (antibiotisch), antioxydativ und Immunabwehr steigernden Nahrungsmittel intensiv eingesetzt werden, wie dies im Kapitel zur Therapie der Ursachen der Immunschwäche und Überreaktion beschrieben ist (Seite 35).

Die Akne

Die Acne vulgaris zählt zu den häufigsten Hautkrankheiten. In der Pubertät befällt sie 80–90 % der Jugendlichen. Zu 30 % beanspruchen sie medizinische Behandlung. Junge Männer sind meist schwerer betroffen als Frauen, jedoch geht der Verlauf besonders bei jungen Frauen über das 20. Lebensjahr hinaus und kann bis ins 4. Lebensjahrzehnt reichen (Acne tarda). Die Akne ist ein bedeutendes Leiden. Oft bewirkt sie bei Jugendlichen Angstzustände, Verzweiflung, Wut und nicht selten eine Depression mit Selbstmordgedanken. Die Patienten leiden sehr unter Vorurteilen: die Akne sei Zeichen mangelnder Hygiene oder krankhafter sexueller Gedanken und Handlungen. In der Gesellschaft werden Menschen mit Akne benachteiligt.

Akne ist eine eitrige Entzündung des Talgdrüsenapparates und der Haarfollikel. Man nimmt an, dass das Wort durch einen Schreibfehler aus dem Griechischen „akme“ entstanden ist, mit der Bedeutung „Spitze, höchster Punkt“ oder auch „Blüte, volle Reife“.

Zuerst beginnt sie mit noch nicht entzündlichen Komedonen (Mitessern). Komedonen sind Pröpfe in den Ausführungsgängen der Talgdrüsen mit schwarzem, oxydiertem Talg. Das Wort Komedo kommt vom Lateinischen comedere, was „mitessen“ bedeutet. Mit der Zeit entzünden sich diese eitrig und werden so zur Akne. Am häufigsten ist das Gesicht, die obere Brust, der Nacken und der obere Rücken betroffen.

Die Akne ist die häufigste Hautkrankheit. 70 bis 95 % der Jugendlichen sind betroffen, besonders im Alter von 15 bis 18 Jahren. Oft leiden sie sehr darunter. Dann bildet sich die Akne oft spontan zurück. Allerdings hinterlässt sie zu 2 bis 7 % störende Narben.

Die Ursache der Akne ist nicht restlos geklärt. Für das Erscheinen in der Pubertät wird der, auch bei den jugendlichen Frauen, erhöhte Testosteronspiegel verantwortlich gemacht.

Man unterscheidet eine Neugeborenenakne (akne neonatorum) und eine kindliche Form ab dem dritten Lebensmonat (Akne infantum) von einer gewöhnlichen Form (Akne vulgaris) und einer Akne des über 25-jährigen Erwachsenen (Akne tarda).

Die Ursache der Akne

Sie ist vielfältig. Zugrunde liegt immer eine Stoffwechselstörung mit minderwertiger Talgproduktion. Sie tritt familiär gehäuft auf. Hatten beide Eltern Akne, so erkrankt ihr Kind im Jugendalter zu 50 %[20]. Eineiigie Zwillinge sind zu 98 % beide betroffen, zweieiige Zwillinge zu 50 %.

Man hat festgestellt, dass die Besiedlung der Komedonen mit Propionibacterium acnes für den Übergang vom Komedo zur Akne nicht entscheidend ist. Jedoch ist dieses Bakterium für den weiteren Verlauf der Krankheit von Bedeutung. Die männlichen Geschlechtshormone (Androgene, Testosteron) vergrössern das Volumen der Talgdrüsen und regen die Hornbildung im Drüsengang an, so dass dieser verstopft. Die Talgdrüsen sind üppig mit einem Rezeptor ausgestattet (Peroxisom-Proliferations-aktivierender Rezeptor PPAR). Das Geschlechtshormon Testosteron regt die Bildung von Leukotrien B4 an und dieses stimuliert die Fettproduktion in den Talgdrüsen massiv. Kosmetika verhindern die Abschilferung der hornbildenden Zellen (Keratozyten) und fördern dadurch das Entstehen von Komedonen. Zigarettenrauch enthält grosse Mengen an Arachidonsäure. Diese facht in den Komedonen Entzündungen an. Zigarettenrauch enthält zudem polyzyklische aromatische Kohlenwasserstoffe, die einen Phospholipase A2-abhängigen Signalweg aktivieren, welcher die Entzündung verstärkt. Dehydroepiandrosteron (DHEA) ist das am häufigsten vorkommende Steroidhormon im menschlichen Körper. In Abhängigkeit vom jeweiligen hormonellen Niveau kann es sich wie ein Östrogen oder wie ein Androgen verhalten. DHEA (Dehydroepiandrosteron) ist eine Vorstufe sowohl der männlichen, als auch der weiblichen Geschlechtshormone. Das Corticotropinreleasing Hormone (CRH) wird bei Stress im Hypothalamus gebildet und aktiviert die Stresshormonachse. In den fettbildenden Zellen der Talgdrüsen (Sebozyten) fördert es die Testosteronbildung. Deshalb wird angenommen, dass sich Akne durch Stress verschlechtert.

Bei Akne überwuchert das Propionibacterium acnes die Flora der Haut und unterhält dadurch die Krankheit. Die Haut produziert auf ihrer Oberfläche Glycerin. Dieses hemmt das Wachstum von Propionibacterium acnes, indem viele normale Bakterien der Hautflora Glycerin fermentieren. Dabei entsteht eine von vier kurzkettigen Fettsäuren (SCFAs), die Bernsteinsäure. Diese hemmt das Wachstum von P. acnes. Dies zeigt eindrücklich die grosse Bedeutung des Gleichgewichtes des Mikrobioms der Haut für deren Gesundheit[21,22]. Auch wurde gezeigt, dass Cutibacterium acnes die Barrierenfunktion der Hornhautzellen verändert[23].

Die Ernährung als Ursache der Akne

Dass die Ernährung einen bedeutenden Einfluss auf die Akne hat, ist inzwischen wissenschaftlich anerkannt. Mehrere Studien zeigten, dass eine Ernährung mit hoher glykämischer Belastung durch Zucker und Weissmehlprodukte die Akne verschlimmert. Auch beeinflussen Milchprodukte die Akne negativ[24]. Eine Kohortstudie an 248 Jugendlichen (115 Männer und 133 Frauen zwischen 18 und 25 Jahren) zeigte, dass eine Ernährung mit viel Zucker und Weissmehl, tierischen Fetten (gesättigte Fettsäuren und Transfettsäuren) Milchprodukten und Fisch die Akne negativ beeinflusst[25]. Eine Befragung von 1452 Schülern mit Akne im Alter von 14 bis 18 Jahren, 801 (55,2 %) Mädchen und 651 (44,8 %) Jungen ergab folgendes Resultat: Die Jungen beobachteten signifikant häufiger, dass Schwitzen, angestrengte Bewegung und Milchprodukte ihre Akne verschlimmert, während Mädchen signifikant häufiger emotionalen Stress, Süssigkeiten, fetthaltige Lebensmittel, Sonne und Schlafmangel für eine Verschlechterung verantwortlich machten. Die Jugendlichen beobachteten, dass das Ausdrücken der Komedonen, eine gesunde Ernährung, Sonneneinstrahlung und das Trinken von viel Wasser ihre Akne besserte[26]. Milch und Milchprodukte erhöhen den Spiegel des insulinähnlichen Wachstumsfaktors (IGF-1), was die durch die männlichen Geschlechtshormone vermittelte Talgproduktion erhöht. Der Konsum von Schokolade, bereits in „normaler“ Menge, erzeugt hohe Blutzucker- und Insulinspiegel, was die Akne verschlimmert. Auch dunkle Schokolade in für Jugendliche normaler Menge während nur 4 Wochen verschlimmerte die Akne bei männlichen Jugendlichen deutlich[27]. Eine Ernährung mit zu hohem Gehalt an Omega-6-Fettsäuren im Verhältnis zu Omega-3-Fettsäuren erhöht die Entzündungsbereitschaft der Komedonen und verschlimmert dadurch die Akne[28]. Bei Menschen mit Akne vulgaris findet man zu tiefe Vitamin-D-Spiegel (< 50 nmol/l), signifikante Assoziationen zwischen Vitamin-D-Mangel und einen hohen Spiegel an Transglutaminase-Antikörpern (> 4,0 U/ml), was auf eine Unverträglichkeit gegen Gluten hinweist[29]. Aknepatienten haben zu tiefe Vitamin A, E und Zink-Spiegel[30].

Unsere westliche Ernährung enthält viele hormonhaltige Milchquellen. Die natürliche Funktion der Milch besteht darin, das Wachstum zu stimulieren. Sie enthält anabole Steroide sowie echte Wachstumshormone und andere Wachstumsfaktoren. Das Vorhandensein von 5α-Pregnandion, 5α-Androstandion und anderen Vorläufern von 5α-Dihydrotestosteron erhöht die Wirksamkeit von Milch als Stimulans für Akne[31,32]. Auch fördert eine Ernährung mit viel Eiweiss die Akne[33]. Antioxydantien, wie Omega-3-Fettsäuren und die Spurenelemente Chrom, Zink und Selen bessern sowohl die Akne als deren seelische Auswirkungen[34]. Zudem bewirkt die diätetische Korrektur der Darmflora eine Verbesserung sowohl der Akne, als auch des seelischen Leidens der Patienten[35].

Das Gehirn produziert ein Protein, das als neurotroper Faktor (BDNF) bezeichnet wird, da es zum Überleben, zum Wachstum und zur Aufrechterhaltung von Nervenzellen (Neuronen) beiträgt. Dieses ist sowohl bei seelischer Depression, als auch bei Akne, deutlich vermindert[36].

Wissenschaftler haben erkannt, dass die Mikroben der Darmflora den Zustand der Haut stark beeinflussen. Die Darmflora beeinflusst die Qualität der Verhornung der Haut, moduliert bei verschiedenen Krankheiten die Reaktionen des Immunsystems der Haut. Deshalb spricht man heute von einer Darm-Haut Achse[37]. Eine pflanzenbasierte Ernährung entfaltet eine positive Wirkung auf die Akne[38]. Noch ist in der Erforschung der Ernährung als Ursache der Akne viel Arbeit zu leisten.

Die Therapie der Akne

Alpha-Hydroxy-Säuren sind natürliche „Fruchtsäuren“. Sie bilden Komedonen zurück. Zusätzlich wenden die Dermatologen in Salben Glycolsäure, Milchsäure, Äpfelsäure, Zitronensäure und Mandelsäure an. Meistens ist eine Behandlung während drei Monaten notwendig[39]. Diese Therapie ist auch zur Vorbeugung geeignet. Im Gegensatz zur Therapie mit Benzoylperoxid, Retinoiden oder Salicylsäure kommt es bei dieser natürlichen Therapie nicht zur Austrocknung der Haut. Ein zweimaliges Peeling mit 30 %iger Glycolsäure gilt ebenfalls als wirksam[40].

Den innerlichen Einsatz von Antibiotika empfehlen wir nicht, da er durch die Schädigung des Mikrobioms des Darmes ernsthafte Folgen haben kann.

Präparate mit Benzoylperoxid (BPO) in 1,5 – 10 %igen Gels, Cremen oder Waschsuspensionen wirken oxidierend und dadurch teilweise antiinfektiös. Sie irritieren aber oft die Haut und lösen zu 10 % allergische Reaktionen aus.

Frauen wird oft eine gleichzeitig Empfängnis verhütende Hormontherapie verschrieben mit Ethinylestradiol, kombiniert mit einem antiandrogen wirkenden Gestagen. Wir empfehlen diesen Weg nicht für die Therapie der Akne, da die hormonelle Empfängnisverhütung bedeutende Risiken in sich birgt. Wir empfehlen den Frauen eine natürliche Empfängnisverhütung nach Professor Josef Rötzer. Bei sorgsamer Durchführung entspricht die Sicherheit mindestens derjenigen des hormonellen Weges. Meistens leiden die Frauen gleichzeitig an bedeutenden Menstruationsbeschwerden. Durch die ursächliche Therapie bessert sich nicht nur die von der Regel abhängige Verschlechterung der Akne, sondern auch der Dysmenorrhoe.

Linolensäure ist eine antioxydativ wirkende mehrfach ungesättigte Fettsäure. Als Creme angewendet, reduziert sie die Grösse kleiner Komedonen innert eines Monats um 25 %[41]. Mandelöl enthält Linolsäure und wirkt dadurch antioxydativ und ist für die Aknetherapie geeignet.

Bei Akne leichter und mittlerer Ausprägung werden oft äusserliche (topische) Retinoide angewendet. Hierzu gehören Tretinoin, Isotretinoin, Motretinid, Adapalen und Tazaroten. Retinoide wirken hauptsächlich reduzierend auf die Komedonenbildung (komedolytisch). Als Nebenwirkungen können Juckreiz, Brennen und Rötungen der Haut auftreten. Bei den unerwünschten Wirkungen stehen klinische Veränderungen wie Lippentrockenheit, Haarausfall oder geringere mechanische Belastbarkeit der Haut im Vordergrund. Sie belasten die Leber, so dass die Leberenzyme überwacht werden müssen und die Therapie bei deren Erhöhung sofort abgesetzt werden muss. Adapalen, ein synthetisches Derivat der Naphthoesäure, zuzuordnen den „Retinoiden der dritten Generation“ (polyaromatische Retinoide), zeigt in schwacher Konzentration (0,1 %) gute Ergebnisse bei vergleichsweise geringen Nebenwirkungen.

Bei schwerem Verlauf der Akne wird manchmal innerlich das Retinoid Isotretinoin verschrieben. Die Nebenwirkungen sind bedeutend, wie starke Trockenheit und Schälung der Haut, Haarausfall, Nasenbluten, Depressionen und Gelenkschmerzen und eine dosisabhängige Schädigung der Leber. Bei Frauen im gebärfähigen Alter kann Isotretinoin schwere Fehlbildungen des Kindes verursachen. Wir können diese Therapie nicht empfehlen.

Die Wirkung der Lichttherapie mit Blau- und Rotlicht ist umstritten, obschon sie in mehreren Studien eine gewisse positive Wirkung zeigte, bei fehlenden Nebenwirkungen[42].

Salicylsäure wirkt keratolytisch (die Hornschicht auflösend) und antimikrobiell. In Konzentrationen bis zu 2 %, wie sie in Kosmetika enthalten ist, entfaltet sie aber nur eine oberflächliche Schälwirkung. Erst ab 5 % kann sie Komedonen auflösen. Bei grossflächiger Anwendung besteht die Gefahr einer Nierenschädigung. Manchmal wird ein zweimaliges Peeling im Abstand von zwei Wochen mit einer 30 %igen wässrigen Lösung von Salicylsäure verschrieben, doch zeigt dies erst nach einer zweiten Behandlung eine gewisse Wirkung[43].

Zink ist ein essentielles Spurenelement. Bei Akne ist der Bedarf erhöht. Der Zinkspiegel im Blut sollte in jedem Fall bestimmt werden und an die obere Normgrenze gebracht werden. Zinksalben enthalten es in Form von Zinkoxid. Zink darf nicht überdosiert werden, da sonst ein Kupfermangel entstehen kann, der eine Eisenmangelanämie (Blutarmut) verursachen kann.

Eine alte Therapieform ist die Autovakzine. Dazu wird eine infizierte Läsion punktiert und in einem Labor zu einer Autovakzine verarbeitet, welche dann über 8 Wochen wöchentlich unter die Haut injiziert wird. Die Wirkung und Unbedenklichkeit der Autovakzine ist ungenügend belegt[44].

Eine homöopathische Urtinktur aus Calendula officinalis und Fumaria officinalis, die gemäss den homöopathischen Regeln hergestellt wurde, und ein pflanzlicher Weichextrakt (Pt2a mit 42 C-Alkohol) und bis zur dritten hundertsten Potenz (C3) potenziert wurde (alle Verdünnungen wurden bei 3CH durchgeführt), zeigte bei juveniler Akne nach 3–4 Tagen der Anwendung eine deutliche Verbesserung[45].

Bei Menschen mit Akne vulgaris findet man zu tiefe Vitamin-D-Spiegel (< 50 nmol/l) signifikante Assoziationen zwischen Vitamin-D-Mangel und einem hohen Spiegel an Transglutaminase-Antikörpern (> 4,0 U/ml), was auf eine Unverträglichkeit von Gluten hinweist[46]. Aknepatienten haben zu tiefe Vitamin A-, E- und Zink-Spiegel[47].

Versuche wurden gemacht mit Epigallokatechin-3 Gallat (Omega-3-Fettsäure aus Fischöl), Lupeol, Cannabinol und durch Lactobazillen fermentierte Chamaecyperis obtusa sowie synthetischen Antibiotika gegen das Propionibacterium acnes. Nitroxyd und Nanopartikel von α-Mangostin wurden empfohlen sowie fraktionierte Mikronadelung, Kryotherapie, Photothermolyse und Tageslicht-Phototherapie. Das Ausdrücken der Pickel ist heikel, man riskiert, dass die Follikel platzen und eine tiefere Infektion mit Narbenbildung entsteht. All diese Therapien können jedoch die Akne nicht heilen, denn sie gehen nicht an die Ursache der Krankheit. Die zentrale Ursache der Akne liegt in einem gestörten Milieu im Darm, mit bakterieller Fehlbesiedelung und einem massiv überlasteten Stoffwechsel durch die allgemein verbreitete Fehlernährung mit viel Fleisch, Milchprodukten, tierischen Fetten, Zucker, Weissmehl, Alkohol, Kaffee und anderen Reizmitteln.

Es gibt zudem eine epigenetisch vererbte Komponente der Akne. Dies bedeutet, dass eine familiäre Neigung zur Akne durch unterdrückende Behandlungen bei den Vorfahren ins Erbgut gegangen ist, indem sie nicht die Gensequenzen, sondern die Expressivität der Gene verändert hat. Diese kann durch die für jeden Patienten individuell gewählte homöopathische Arznei in aufsteigender LM-Potenz allmählich gelöscht werden. Die am häufigsten angezeigten Arzneien hierfür sind Schwefel (Sulfur) und Petroleum. Diese Therapie gehört in die Hand eines in Homöopathie erfahrenen Arztes. Allein kann die homöopathische Therapie die Akne nicht dauerhaft heilen. Unsere klinische Erfahrung erstreckt sich über viele Jahrzehnte. Sie hat gezeigt, dass die Akne eine konsequente Sanierung des Milieus im Darm, seines Mikrobioms sowie des Stoffwechsels, ergänzt durch die homöopathische Löschung der epigenetischen Erbkomponente dauerhaft geheilt werden kann. Ein Weg, der sich lohnt.

Die Rosazea

Die Rosazea ist eine häufige chronische Hauterkrankung, die im Erwachsenenalter auftritt und über viele Jahre in Schüben verläuft. „Rosazea“ bedeutet im Lateinischen „Kupferfinnenausschlag“. Früher wurde sie Akne rosacea oder Gutta rosacea genannt. Sie erscheint meist im Alter zwischen 30 und 40 Jahren und verschlimmert sich zwischen dem 40. und 50. Lebensjahr. Sie erzeugt fleckförmige, teils schuppende Rötungen und Schwellungen der Gesichtshaut und entzündliche Papeln und Pusteln. Besonders bei Männern erzeugt sie später oft knollige Wucherungen an der Nase (Rhinophym), auch Knollennase, Pfundnase, Blumenkohlnase oder Kartoffelnase genannt.

Man unterscheidet drei Schweregrade: 1) leichte Rötung, besonders bei Hitze, Kälte, Stress und Emotionen und deutlich erweiterte feine, kupferfarbige Blutgefässe an den Wangen (Cuprose). 2) die papulopustulöse Form, mit Bläschen und Knötchen, sowie Schwellungen, die sich entzünden und eitrig werden. 3) die glandulär-hyperplastische Rosazea mit Wucherung der Bindegewebe und der Talgdrüsen, knotigen Verdickungen (Phymen). Diese Verdickung tritt meist an der Nase auf (Rhinophym). Hinzu kommen Entzündungen der Bindehaut und Lidränder der Augen und manchmal auch der Hornhaut. Regelmässige augenärztliche Kontrollen sind notwendig.

Die Ursache der Rosazea

Sie gilt als ungenügend geklärt. Die Wissenschaftler diskutieren verschiedene Hypothesen: eine Regulationsstörung der Gefässe des Gesichtes, eine neurogene Entzündung, eine Störung des Immunsystems, sowie eine Beteiligung von Haarbalgmilben und Bakterien, im Besonderen Staphylokokkus aureus. Die neurogene Entzündung wird als eine Reaktion des vegetativen Nervensystems auf Stress betrachtet. Kaffee, Schwarztee, Alkohol, scharfe Gewürze und Sonnenbäder bewirken oft eine Verschlechterung[48].

Die Ernährung als Ursache der Rosazea

Immer besteht eine enterale Dysbiose und ein geschädigtes Immunsystem des Darmes. Gewisse Lebensmittel und Getränke lösen Verschlechterungen aus. Allgemein bekannt sind Verschlechterungen durch Alkohol, Zimtaldehyde, Paprika und durch Erhitzen von Nahrungsmitteln[49]. Bei Patienten mit Rosazea findet man wesentlich häufiger eine Übersiedlung der Magenschleimhaut mit Helicobacter pylori und die antibiotische Therapie dieser Infektion verbesserte die Rosazea wesentlich[50,51]. Eine Infektion des Magens mit Helicobacter pylori ist immer mit einer bakteriellen Fehlbesiedlung des Dünndarms assoziiert[52]. Rosazea-Patienten haben eine signifikant höhere Überwucherungsrate des Dünndarms mit pathologischen Bakterien (SIBO-Prävalenz, small bacterial intestinal overgrowth) als Kontrollpersonen. Die antibiotische Ausrottung der pathologischen Mikroben führte zu einer fast vollständigen Regression ihrer Hautläsionen, welche neun Monate anhielt[53]. Rosazea-Patienten haben wesentlich mehr zusätzliche Krankheiten als Menschen ohne Rosazea. In einer Studie mit 1195 Rosazea-Patienten und 621 Kontrollpatienten ohne Rosazea im Alter von 18 bis 85 Jahren hatten die Rosazea-Patienten wesentlich mehr Erkrankungen der Atemwege, des Magen-Darmtraktes, des Stoffwechsels sowie der Leber und der Gallenwege und zwar je mehr, als die Rosazea ausgeprägt war[54,55]. Menschen mit Rosazea leiden oft zusätzlich an Autoimmunkrankheiten, besonders die Frauen und an Diabetes mellitus des Typs 1, Zöliakie, multipler Sklerose bzw. rheumatoider Arthritis und die Männer besonders oft an rheumatoider Arthritis[56]. Auch leiden Patienten mit Rosazea häufiger an Fettstoffwechselstörungen und Bluthochdruck und haben ein höheres Risiko für einen Herzinfarkt oder Hirnschlag[57]. All dies zeigt eindrücklich, wie sehr die Rosazea Ausdruck einer allgemeinen Erkrankung ist, einer tiefgreifenden Störung des Milieus im Darm, des Stoffwechsels und des Immunsystems.

Die Therapie der Rosazea

Auslösende Reize

Die Rosazea-Haut reagiert äusserst empfindlich auf chemische und physikalische Reize. Alle irritierenden Produkte, Seifen, Alkohole, Menthol, Kampfer, Peelings, Reibung und Sonnenbestrahlung werden nicht vertragen. Weitere Auslöser variieren etwas, wie Alkohol, scharf gewürzte Speisen, heisse Getränke oder Saunabesuche u.a. Auch sie müssen gemieden werden.

Kosmetische Pflege

Die Haut muss täglich mit milden Mitteln gereinigt werden. Beim Abtrocknen darf man das Gesicht nicht reiben. Feine Gesichtsmassagen tun wohl. Mit Mandelöl massiert man mit leichten, kreisförmigen Bewegungen. Cremen dürfen nicht zu fetthaltig sein und frei von Duft- und Konservierungsstoffen. Auf das Label „Naturkosmetik“ ist zu achten. Präparate mit Thermalwasser sowie Pflegeprodukte auf natürlicher Gelbasis beruhigen das unangenehme Hitzegefühl. Hält man sich an der Sonne auf, so ist ein UV-Schutz (LSF 50) notwendig. Doch ist es schwierig, einen verträglichen Sonnenschutz zu finden. Das Auftragen eines leichten, passenden Make-ups oder einer abdeckenden Grundierung in Grünton verschlechtert die Rosazea nicht und erleichtert den Betroffenen das Leben.

Die allgemein übliche medikamentöse Therapie

Die äusserliche (topische) Therapie

Für die ersten beiden Schweregrade der Rosazea reicht meist eine äusserliche Behandlung aus. In Deutschland sind für die topische Therapie Nitroimidazol (0,75 % Metronidazol in unterschiedlichen Grundlagen) und Azelainsäure (15-prozentig) sowie Ivermectin zur Rosazea-Behandlung zugelassen. Antibiotika wie Metronidazol, aber auch Erythromycin, Clindamycin und Tetracyclin wirken unterschiedlich effektiv, wobei der Wirkmechanismus in diesen subtherapeutischen Dosierungen nicht wirklich geklärt ist. Es wird vermutet, dass eine „allgemein antientzündliche Wirkkomponente“ beim Metronidazol für die Rosazea wirksam sei. Die Mediziner sehen keine Gefahr der Resistenzbildung bei subtherapeutischen Antibiotika-Behandlungen, da kein Selektionsdruck ausgeübt würde, [4] während eine antibiotische Unterdosierung aus mikrobiologischer Sicht bakterielle Antibiotikaresistenzen fördert bzw. (multi-)resistente Keime anreichert (untersucht vor allem in der Tiermast, sodass subtherapeutische Mengen von Antibiotika, die als Wachstumsförderer eingesetzt wurden, inzwischen EU-weit verboten sind).

In Deutschland wird oft das Insektizid Ivermectin innerlich oder als Salbe verschrieben, um die mitbeteiligten Haarbalgmilben zu bekämpfen. Die Wirksamkeit befriedigt allerdings wenig, wenn auch etwas mehr als diejenige von Plazebo. Dieses Insektizid ist auch für den Menschen toxisch und hat folgende Nebenwirkungen: Müdigkeit, Schwäche, Schwindel, Schläfrigkeit, Zittern (Tremor), Bauchschmerzen, Appetitverlust, Übelkeit, Erbrechen, Verstopfung oder Durchfall, sowie Juckreiz. Wir können diese Therapie nicht empfehlen. Manchmal wird stattdessen das Parasitenmittel Metronidazol verschrieben. Dieses gilt als noch weniger wirksam[58]. Seine Nebenwirkungen sind: Übelkeit, Erbrechen, Kopfschmerzen oder Hautrötungen am Kopf und im Nackenbereich. Es gibt viele Gegenanzeigen und wir können auch diese Therapie nicht empfehlen. Die Haarbalgmilben sind normale Bewohner der Haarbälge des Menschen. Ob sie selbst oder andere im Haarbalg lebende Mikroben bei der Rosazea eine Rolle spielen, ist nicht geklärt[59]. Kortisonhaltige Medikamente sind nicht angezeigt, denn sie verschlechtern die Rosazea.

Die systemische Therapie der Rosazea

In schweren Fällen von Rosazea werden seit Jahrzehnten Tetracycline als antibiotische Therapie eingesetzt. Diese Medikamente haben bedeutende Nebenwirkungen. Sie erhöhen die bereits problematische Lichtempfindlichkeit, verursachen Sodbrennen, Erbrechen, Blähungen, Fettstühle und Durchfall, Schleimhautentzündungen, allergische Hautreaktionen und das Risiko von Fehlbildungen bei unbemerkter Schwangerschaft. Auch Makrolidantibiotika wie Erythromycin, Clarithromycin, Azithromycin werden verschrieben und Metronidazol. Antibiotika haben immer bedeutende Nebenwirkungen. Sie schädigen das Mikrobiom des Darmes und der Haut.

Ein weiterer Wirkstoff ist Isotretinoin, ein Vitamin-A-Säure-Derivat, das als natürliches Insektizid gegen die Haarbalgmilben verschrieben wird. Isotretinoin hat viele Nebenwirkungen, wie eine weitere Reizung der Haut, der Schleimhaut und Bindehaut der Augen, Kopfschmerzen, kann die Leber angreifen und eine Depression auslösen. Bei Frauen darf es wegen seiner embryotoxischen Wirkung nur bei absolut sicherem Ausschluss einer Schwangerschaft verwendet werden.

Kürzlich wurde Brimonidin-Gel, ein α2-Adrenozeptor-Agonist als erstes und einziges Medikament gegen die rote Verfärbung der Haut bei Rosazea zugelassen. Brimonidin hat bedeutende Nebenwirkungen, kann selbst Hautrötungen, Juckreiz, Flush und Brennen der Haut verursachen. Diese erzwingen in der Regel kein Absetzen der Behandlung. Nicht selten verschlimmert sich die Rötung der Gesichtshaut, verursacht der Gel Brennen und Blässe dort wo er aufgetragen wird. Weitere Nebenwirkungen sind ein Absinken des Blutdrucks mit Schwindel beim Aufstehen, Verlangsamung des Herzrhythmus, Herzrhythmusstörungen, Synkopen und Schwindelgefühl, sowie ein Absinken der Körpertemperatur, die manchmal zur Hospitalisation zwingt. Auch kommen massive allergische Reaktionen vor, bis hin zum allergischen Schock (Anaphylaxie).

Alternative Therapieformen

Das Lokalanästhetikum Lidocain wirkt hemmend auf die Entzündung der Haut, welche die Staphylokokken verursachen[60]. Endolysin Staphefekt ist ein Enzym zur äusseren Anwendung. Es wird aus Bakteriophagen gewonnen und zerstört die Zellhüllen von Staphylokokkus aureus. Dadurch bringt es die Bakterien zum Platzen. Heilerde wirkt antibiotisch und entzündungshemmend. Die Anwendung als Gesichts-Maske hat sich als wirkungsvoll herausgestellt.

Chirurgische Massnahmen

Die Lasertherapie ermöglicht eine dauerhafte Beseitigung der Äderchen. Sie werden verschlossen und unsichtbar. Die Knollennase (Rhinophym) kann durch Abschleifen oder mit dem CO_2-Laser gebessert werden.

Die diätetische Therapie

Wir haben gesehen, dass die Rosazea Ausdruck einer tiefgreifenden allgemeinen Erkrankung des Magen-Darm-Traktes, des enteralen Immunsystems, des Stoffwechsels ist. Die Rosazea kann nach unserer jahrzehntelangen Erfahrung durch eine grundlegende Neuordnung der Ernährungs- und Lebensweise, wie sie in diesem Buch beschrieben ist, allmählich geheilt werden.

Die Sanierung der Fehlbesiedlung im Darm

Meistens ist bei Rosazea eine ausgeprägte Fehlbesiedelung im Darm vorhanden, sowie multiple Nahrungsmittel-Unverträglichkeiten, im Sinne einer undichten Darmbarriere („Leaky gut Syndrom“). Wir führen deshalb immer eine IgG4-Antikörpertestung auf 264 Nahrungsmittel durch. Meistens sind die Reaktionen in Gruppen vorhanden, besonders gegen Weizen, Hefepilze (Backhefe), Milchprodukte u.a.

Es lohnt sich, viele Wochen Rohkostdiät durchzuführen, wie dies in unserem Bircher-Benner Handbuch Nr. 4: „Frischsäfte, Rohkost und Früchtespeisen“ beschrieben ist.

Nahrungsmittel, gegen die eine volle Reaktion besteht, müssen in der Regel 1 ½ Jahre weggelassen werden, bei ¾ Reaktion 1 Jahr, bei ½ Reaktion ein halbes Jahr und bei ¼ Reaktion 3 Monate. Die Rohkostdiät regeneriert die Darmflora in idealer Weise. Zusätzlich lohnt es sich, eine Symbioselenkung durchzuführen mit Prosymbioflor während 3 Monaten, dann Symbioflor I während 2 Monaten und anschliessend Symbioflor 2 während weiteren 2 Monaten. Manchmal ist es gut, danach das Probiotikum Mutaflor einzusetzen, bis die Rosazea ganz abgeheilt ist. Danach kann man sich mit einer vegetabilen Vollwertkost mit ¾ Rohkostanteil ernähren, ohne dass die Rosazea wieder in Erscheinung tritt.

Die Furunkulose

Lateinisch heisst Furunculis „kleiner Dieb". Ein Furunkel ist eine tiefe, schmerzhafte, eitrige Entzündung eines Haarbalges durch Staphylokokkus aureus oder eine Mischflora, die auf das umliegende Gewebe übergegriffen hat. Furunkel können überall auftreten, besonders aber am Nacken, am Gesäss, der Innenseite der Oberschenkel, im äusseren Gehörgang und an der Oberlippe. Schmelzen mehrere Furunkel zusammen, so wird dies Karbunkel genannt.

Furunkel im oberen Gesichtsbereich sind besonders gefährlich, da der venöse Abfluss mit den Venen des Gehirns (Sinus cavernosus) verbunden ist, was zur Hirnhautentzündung oder zu einer Thrombose der Hirnvenen führen kann. Furunkel sind immer ein Zeichen von Immunschwäche und eines gestörten Gleichgewichtes der Mikroben der Haut, so dass krankhafte Bakterien überhand nehmen. Ist die Immunabwehr genügend, so entleert sich ein Furunkel nach einer gewissen Zeit von selbst nach aussen. Dies kann durch gefässerweiternde so genannte „Zugsalben" gefördert werden oder durch eine Bestrahlung mit Rotlicht oder Kurzwellen. Ist ein Furunkel „reif" zur Entleerung und verzögert sich dies lange, so kann er mit einem kleinen Stich eröffnet werden. Diabetiker und nierenkranke Menschen sind besonders anfällig für Furunkel. Entscheidend ist aber die Therapie der zu Grunde liegenden Schwäche der Immunabwehr, wie sie in diesem Buch beschrieben ist.
Bei rezidivierender Furunkulose ist eine homöopathische Therapie mit Sulfur in aufsteigender Potenz wichtig und gut wirksam.

Das Erythema migrans, die Borreliose

Dies ist eine meist helle, wandernde Röte (Erythema) der Haut als Folge eines Zeckenstichs mit Infektion durch das Bakterium Borrelia Burgdorferi. Es handelt sich um das erste Stadium einer Borreliose. Beim Durchstreifen von Gebüschen, Waldrändern, dichtem Wiesengestrüpp und Gärten, befällt uns meist unbemerkt die 1 mm grosse, blasse Nymphe des „gemeinen Holzbocks" (Ixodes ricinus), eine blutdürstige, zuerst sechs-, später achtbeinige Zecke. Der europäische Holzbock ist zu 6–36 % mit Borrelien infiziert. Diese Bakterien erhielten ihren Namen nach dem Franzosen Amédée Borrels und dem Amerikaner Burgdorfer. Borrelien sind mit Treponema pallidum, dem Erreger der Syphilis verwandt. Eine Woche nach dem Zeckenstich kommt es zu 3,3 % zur Übertragung auf den Menschen. Das erste Krankheitsstadium erzeugt, wenn auch nicht immer, um den Zeckenbiss herum, die typische Wanderröte (Erythema migrans). Oft bleibt dies unbemerkt und kann allmählich wieder verschwinden oder auch monatelang sichtbar sein. Nach 20–59 Tagen entsteht das zweite Stadium mit grippeartigen Symptomen, Schweissausbrüchen, wandernden Muskel- und Gelenkentzündungen (Lyme-Borreliose) und Befall von Organen, Entzündungen im Herzen, im Nervensystems (Neuroborreliose) oder in den Sinnesorganen. Nun ist das Immunsystem nicht mehr in der

Lage, die Borrelien zu beseitigen, denn diese Spirochäten sind äusserst raffiniert. Sie können zystische Formen bilden und Kolonien, die von einem Film überzogen sind, der sie vor Immunzellen, Antikörpern und jeglicher antibiotischen Therapie schützt. Auch keine Langzeitbehandlung kann sie eliminieren. So kann die Krankheit, auch wenn korrekt antibiotisch behandelt, nach Jahren in ihr 3., das Spätstadium, übergehen. Dessen Leitsymptom ist eine bläuliche Schwellung der Unterschenkel, die allmählich das Unterhautgewebe schwinden lässt (Atrophie), begleitet von chronisch rezidivierenden Gelenkentzündungen, besonders oft im Kniegelenk (Lyme-Gonarthritis). Oft entstehen massive Schmerzen durch den Befall von Nervenwurzeln des Rückenmarks oder der Hirnnerven. Die Patienten sind sehr erschöpft. Nochmals kann die Hirnentzündung aufflammen (Sekundäre Neuroborreliose) und schweren Schaden anrichten. Die zystischen Formen und ihre mit dem Schutzfilm (Biofilm) überzogenen Kolonien trotzen jetzt erst recht jeglicher antibiotischen Therapie. Sie verbleiben in der Hirnflüssigkeit (Liquor) und in den Gelenken liegen. Besondere Vorsicht ist dem Arzt geboten, da sämtliche diagnostischen Labortests die Krankheit in allen Stadien weder beweisen, noch ausschliessen und keine Ausheilung beweisen können und das dritte Stadium mit multipler Sklerose, langanhaltender Erschöpfung („chronic fatigue Syndrom") oder einer psychosomatischen Krankheit verwechselt werden kann. Die Therapieempfehlungen der Experten unterscheiden sich sehr. Der Arzt ist auf grosse Sorgfalt und seine klinische Erfahrung angewiesen. Sind Vorgeschichte und Hautausschlag typisch, so ist eine antibiotische Therapie während vier Wochen gerechtfertigt. Borrelien vermehren sich sehr langsam und schützen sich effizient. Antibiotisch sind sie nicht auszurotten. Ein klinischer Verdacht auf Neuroborreliose wird durch Entzündungseiweisse im Liquor erhärtet und rechtfertigt in jedem Fall eine stationäre antibiotische Infusionstherapie, obschon die Borrelien auch hierdurch nicht beseitigt werden können.

Die Krankheit dauerhaft zu heilen ist möglich, aber nur wenn man die körpereigene Abwehr von allen Seiten her unterstützt. Die Katzenkralle (uncaria tomentosa) ist besonders reich an sekundären Pflanzenstoffen, an Phytosterolen, Terpenoiden und Flavonoiden, mit immunmodulierender Wirkung. Dass Extrakte dieses Baumes die Fähigkeit weisser Blutkörperchen (Granulozyten und Makrophagen) steigern, durch Phagozytose die Bakterien zu vernichten, ist wissenschaftlich bewiesen. Die Wurzel der Karde (Dipsacus silvestris) ist reich an Scabinosid, Terpenen und Saponinen, mit abwehrsteigernder Wirkung. Die allgemein verbreitete Fehlernährung mit viel tierischem Fett, Zucker und Eiweiss, Alkohol, Kaffee und anderen Reizmitteln schwächt unser Immunsystem sehr, auch eine Mangelernährung. Carotinoide, besonders β-Carotin aus rohen Früchten und Gemüsen, stimulieren die Vermehrung der Monozyten und Makrophagen (Fresszellen), die Bildung von Zellbotenstoffen (Zytokinen), Tumor-Nekrosefaktor α und Interleukin 1β. β-Carotin erhöht auch die im Blut zirkulierenden Killerzellen. Die Vitamine A, C und D und ganz besonders die Sulfide des Knoblauchs und der Zwiebel stimulieren die Immunabwehr kräftig. Gemeinsam mit Omega-6-Fettsäuren der kaltgepressten Pflanzenöle erhöhen sie die Aktivität der Th1-Schiene der CD-4-Helferzellen und der Fresszellen (Makrophagen), sowie der natürlichen Killerzellen. Direkt antimikrobiell (keimvernichtend) gegen Borrelien wirken Knoblauch, Kresse, Senf, Meerrettich, Vollgetreide, Tomaten, frisches, rohes Obst und Gemüse. Wegen des hohen Gehalts an diesen Inhaltsstoffen kann eine mehrwöchige Rohkostdiät für die Ausheilung einer Borreliose entscheidend sein. Sie finden diesen Weg im Bircher-Benner Handbuch Nr. 4: Frischsäfte, Rohkost und Früchtespeisen, beschrieben. Ein Weg, der sich lohnt.

Zecken werden am besten nach Auftragen von ätherischem Thymianöl mit der Zeckenpinzette durch eine Linksdrehung entfernt, ohne sie zu quetschen. Kratzen Sie danach ein etwa 4 mm grosses Grübchen in die Haut und desinfizieren Sie gründlich. Geschieht dies frühzeitig, so verhindert dies zuverlässig die Übertragung der Borrelien und die Ausbildung eines Erythema migrans.

Das Atherom

Dies ist eine Talgzyste, die von Stecknadel- bis Hühnerei gross werden kann. Im Volksmund werden Atherome „Grützbeutel“ genannt. Talgzysten bilden sich durch Verstopfung einer Talgdrüse bei minderwertigem Talg. In ihrem Innern hat es Fetttropfen, Fettkristalle und Epidermiszellen. Atherome treten einzeln oder in Gruppen am behaarten Kopf, im Gesicht und Nacken, an der Körpervorderseite, im Intimbereich oder an der Brust in Erscheinung.

Man unterscheidet „echte“ von „falschen“ Atheromen. „Echte“ Atherome sind so genannte Epidermoidzysten und entstehen, ganz anders als die „falschen“ Atherome, aus embryonal verstreuten Anteilen von Oberhaut, haben keine Öffnung und enthalten Oberhautzellen und Anteile von Drüsen. „Echte Atherome“ müssen chirurgisch entfernt werden. Grützbeutel auszudrücken macht keinen Sinn, denn sie füllen sich sofort wieder nach. Leicht infizieren sie und bilden einen eitrigen Abszess, der ärztlich behandelt werden muss.

Die Hauttuberkulose (Lupus vulgaris)

Da die Tuberkulosebakterien die unverletzte Haut nicht durchdringen können, ist eine tuberkulöse Erstinfektion der Haut nur als Wundinfektion, besonders bei beruflich exponierten Personen, bei Ärzten, Tierärzten, Laboranten, Metzgern und Melkern möglich. Die meisten Hauttuberkulosen gehen von einer bereits im Körper bestehenden Tuberkulose aus, wobei die Erreger über die Blut- oder Lymphbahn in die Haut gelangen. Die Ansteckungsgefahr für andere Personen ist so gering, dass besondere Isolierungsmassnahmen nicht notwendig sind. In den so genannt hoch entwickelten Ländern ist die Krankheit selten geworden.

Man unterscheidet heute 10 verschiedene Formen. Die häufigste Form ist der sogenannte *Lupus vulgaris*. Er kann schon in der Kindheit beginnen. Dabei treten im Gesicht, aber auch an anderen Körperstellen, Lupusknötchen auf. Dies sind stecknadelkopfgrosse, braunrote, weiche Einlagerung in der Haut. Mehrere Knötchen bilden einen Herd. Während sie in der Mitte abheilen, schiessen am Rand neue Knötchen auf; so entstehen ring- oder schlangenförmige Herde, aus denen sich Lupusgeschwüre mit flachem, blutendem Grund und ausgezackten, unterwühlten Rändern bilden können. Die Behandlung erfolgt mit Tuberkulostatika. Diese müssen nach der Abheilung mehrere Monate weiter eingenommen werden. Oft entstehen entstellende Narben, die durch eine Hauttransplantation gedeckt werden müssen.

Das Skrofuloderm ist eine Erkrankung Jugendlicher, die von tuberkulösen Lymphknoten auf die Haut übergreift. Sie zeichnet sich aus durch unter der Haut gelegene, derbe, schmerzlose Knoten, die weich werden und nach aussen durchbrechen. Dabei entleert sich ein dünnflüssiger, käsig bröckliger Eiter. Danach bleiben eingezogene Narben zurück. Das Skrofuloderm erscheint oft in der Halsgegend.

In beiden Fällen ist eine konsequente, langdauernde tuberkulostatische Therapie notwendig, unterstützt durch die Kräftigung des Immunsystems und Sonnenbäder, wie dies in diesem Buch beschrieben wurde.

Der Herpes simplex

Typisch für die Infektion mit Herpes-Viren sind wässrig gefüllte Bläschen auf schmerzhaft geschwollenem Grund. Das Wort stammt vom altgriechischen ἕρπειν herpein (‚kriechen').

Zwei verschiedene Virusarten sind beteiligt: HSV 1 und HSV 2. Sie zeigen hinsichtlich ihrer Krankheitsbilder geringfügige Abweichungen. Nach der Lokalisation der Krankheitssymptome werden klinisch vor allem der Herpes simplex labialis (Lippenherpes) und der Herpes simplex genitalis (Genitalherpes) voneinander unterschieden.
Schwer verlaufende HSV-Infektionen sind selten und kommen nur bei immungeschwächten Patienten vor, so die Herpes-simplex-Hirnentzündung und die generalisierte HSV-Infektion des Neugeborenen (Herpes neonatorum). Bei schwer verlaufender, generalisierter Neurodermitis ist eine Superinfektion mit Herpes simplex möglich (Ekzema herpeticatum).

Die Erstinfektion kann leicht oder auch ohne Symptome verlaufen. Danach verbleibt das Virus stets lebenslang im Organismus, um gelegentlich bei Fieber, Sonnenbestrahlung oder anderen Belastungen des Immunsystems, vorübergehend in Erscheinung zu treten. Für die HSV-Therapie stehen mehrere Virostatika zur Verfügung, die wirksam sind. Sie müssen bei schwerem Verlauf bei geschwächten Patienten eingesetzt werden. Der Lippenherpes lässt sich sehr schön behandeln mit ätherischem Lavendelöl. Es genügt, diese auf den Ausschlag aufzutupfen, sobald dieser spannt.

Bei geschwächten Patienten kann das Herpes simplex virus die Netzhaut der Augen befallen (Herpes retinitis). Herpes simlex kann auch eine Gesichtslähmung (Bell-Lähmung) verursachen oder eine Herpes Speiseröhrenentzündung, so besonders bei Patienten mit AIDS.

Bei der Geburt kann eine Übertragung eines Herpes genitalis der Mutter auf das Neugeborene erfolgen. Dies ist für das Kind sehr gefährlich, so dass eine Kaiserschnittentbindung zu empfehlen ist.

Windpocken (Varizellen)

Varizellen-Zoster-Virus ist sehr kontagiös. Es kann über mehrere Meter durch die Luft übertragen werden. Als Kinderkrankheit übersäht es die Haut mit juckenden, wässrigen Bläschen, bei geringem Fieber, die täglich durch Betupfen mit weisser, zinkhaltiger Schüttelmixtur behandelt wird. Nach Abheilung der Varizellen bleibt das Virus das ganze Leben lang im Körper. Bis zum 40. Lebensjahr sind 98 % der Menschen Träger des Varizellen-Zoster-Virus.

Herpes zoster (Gürtelrose)

Die Herpes-zoster-Viren verbleiben oft inaktiv in den Spinalganglien des Rückenmarks. In geschwächtem Zustand können die Viren dort aktiv werden und eine Entzündung des Nerven verursachen, sowie im Hautbezirk, den der Nerv versorgt (Dermatom, Headsche Zone). Dort entsteht ein schmerzhafter Hautausschlag mit entzündeten Bläschen. Die Gürtelrose erzeugt oft neuralgische Schmerzen, und zwar besonders, wenn der Ausschlag durch antivirale Medikamente unterdrückt wurde.

Der lokale Ausschlag kann durch eine ganz fein durchgeführte grossflächige Injektion von Procain 1 % meistens rasch zur Ruhe gebracht werden. Sind neuralgische Schmerzen schon vorhanden, so ist die Neuraltherapie von grosser Hilfe. Man injiziert das Lokalanästhetikum Procain in 1 %iger Lösung in die Segmente der Wirbelsäule, deren Spinalwurzeln betroffen sind. Befindet sich der Ausschlag im Gesicht, so injiziert man Procain in die entsprechenden Nervenganglien. Eine zusätzliche Procainbaseninfusion hat sich sehr bewährt und kann täglich verabreicht werden, bis die Schmerzen abgeklungen sind.

Der Herpes zoster ophthalmicus

Sind die Ganglien entsprechender Hirnnerven befallen, so erscheint der Ausschlag im Auge. Nach 2 bis 3 Wochen klingt er spontan wieder ab. Er kann jeden Abschnitt des Auges betreffen und gehört dringend in die Hand eines Augenarztes. Er wird innerlich mit einem der beiden antiviralen Mittel Acyclovir oder Valacyclovir behandeln. Deren Wirkung ist nachgewiesen und wird als ähnlich beurteilt. Diese Medikation muss innerhalb der ersten drei Tage nach dem Erscheinen des Ausschlages beginnen. Eine neuraltherapeutische Injektion an das Ganglion pterygopalatinum und das Ganglien ciliare ist hier zudem von grosser Hilfe.

Bei der Einnahme von Acyclovir treten bei einem von zehn bis hundert behandelten Patienten Schwindel, Kopfschmerzen, Juckreiz, ein Hautausschlag, Übelkeit, Erbrechen und Durchfall auf. Seltener sind allergische Reaktionen und Atemnot. Da muss sofort ein Arzt verständigt werden. Valacyclovir hat zudem teils sehr gefährliche Nebenwirkungen.

Entscheidend für die Ausheilung und die Verhinderung von Rezidiven, ist auch hier die immunsteigernde Diät, wie sei in diesem Buch beschrieben ist.

Pilzinfektionen der Haut (Dermatomykosen)

Eine Pilzinfektion der Haut entsteht, wenn das Immunsystem geschwächt ist, wenn zum Beispiel durch Antibiotika das Gleichgewicht der Mikroben auf der Haut gestört wird oder der Säuremantel durch zu häufiges Waschen mit alkalischen Seifen oder Basenbädern beschädigt wird. Wo Haut auf Haut liegt, zwischen den Zehen, besonders beim Tragen von Bettsocken oder im Genitalbereich beim Tragen von Hygienebinden, begünstigt das feuchte Milieu die Pilze gegenüber den Bakterien.

Sehr aggressive Pilze, wie zum Beispiel das *Histoplasma capsicum*, sind selten. Auch ihr Wachstum wird durch ein gesundes Immunsystem begrenzt.

Mikrosporum canis erzeugt kreisrunden Haarausfall mit schuppiger Haut. Trichophyton erzeugt kreisrunde oder girlandenförmige Hautausschläge, geht mehr in die Tiefe und kann auch Abszesse bilden.

Die Dermatophytose (von altgriechisch τὸ δέρμα derma, deutsch ‚Haut' und altgriechisch φυτόν phyton, deutsch ‚Pflanze') oder Tinea (lateinisch für ‚Holzwurm', ‚Motte') wird durch spezielle Pilze (Dermatophyten) hervorgerufen. Sie beschränkt sich auf die Hornschichten der Haut, die Haare (Trichophytie) oder die Nägel (Onychomykose). Dermatophytosen sind häufig und treten weltweit auf.

Hefepilze, so besonders *Candida albicans*, sind überall vorhanden. Dieser Hefepilz hat Rezeptoren für Östrogene, was das Wachstum in der Scheide begünstigt. Bei vaginaler Geburt wird er zu 80 % auf das Kind übertragen und befällt Säuglinge im Mund (Soor), wo weisse Beläge entstehen und im Windelbereich, wo es punktförmige rote Flecken mit ganz feinen Bläschen im Zentrum erzeugt. Bei Menschen mit Immunschwäche und immunsuppressiven Medikamenten kann Candida albicans ins Blut eindringen und innere Organe befallen, besonders wenn sie dazu noch antibiotisch behandelt werden. Schimmelpilze befallen auch nur Menschen mit Immunschwäche. Antibiotika, Corticosteroide und Ovulationshemmer sowie eine einseitige Ernährung mit viel Nahrungszucker, Auszugsmehl und Alkohol kann dazu führen, dass die verschiedenen Candida-Arten zunehmen (Candida-Hypersensitivitäts-Syndrom) Die Patienten leiden an Blähungen, Durchfällen oder Verstopfung. Auch wurden Herzbeschwerden, Atemnot, Heisshungeranfälle, chronische Müdigkeit, Schuppenflechte, seborrhoisches Ekzem, Neurodermitis, Depressionen, Asthma, allergische Rhinitis sowie Kopf-, Gelenk- und Muskelschmerzen damit in Verbindung gebracht. Dabei besiedelt Candida albicans besonders die unteren ⅔ des Dünndarms. Ein generalisierter Befall mit Candida albicans kann im Dunkelfeldmikroskop nachgewiesen werden. Dieser Zustand ist die Folge der allgemein verbreiteten Fehlernährung. Antimykotisch ist er nicht zu beheben, aber durch eine mehrwöchige vegetabile Rohkostdiät kann die Candidose zuverlässig ausgeheilt werden.

Manchmal ist ein Pilzbefall schwierig nachweisbar. Typisch ist ein stärker geröteter Rand mit zentraler Abblassung der Ausschläge. Die Schuppenflechte (Psoriasis vulgaris) imitert jedoch diese Art von Ausschlägen, ohne dass ein Pilzbefall besteht.

Die Pityriasis versicolor wird auch Kleinpilzflechte genannt. Man findet sie bei 1–4 % der Bevölkerung. Sie wird durch den Pilz Malassezia furfur verursacht, der zur normalen Hautflora gehört. Darum ist diese Krankheit auch nicht ansteckend. Es handelt sich um eine fleckförmige Überwucherung gewisser Hautstellen mit diesem Pilz. Diese befinden sich vor allem am Oberkörper oder im Gesicht, sind anfangs blassrötlich und verfärben sich mit der Zeit bräunlich, da der Pilz ein Pigment produziert. Bei Sonnenbestrahlung bräunt sich die normale Haut, nicht aber diese Flecken, so dass sie störend werden. Der Pilz erzeugt ein Enzym, das die Pigmentierung verhindert. Die Behandlung mit pilzwirksamen Salben ist möglich, doch kehrt die Pityriasis danach meist zurück. Dagegen lässt sich diese Krankheit nach unserer Erfahrung mit einer immunsteigernden vegetabilen Rohkost ausheilen, denn das Mikrobiom der Haut wird durch eine Genesung des Mikrobioms des Darmes positiv beeinflusst.

Schimmelpilze sind gefährlich

Sind Schimmelpilze im Haus vorhanden, erzeugen sie Mykotoxine. Diese sind für Menschen und Wirbeltiere bereits in geringsten Mengen und als Dämpfe hochgiftig. Sie erzeugen Mutationen und Krebs, wirken neurotoxisch auf das zentrale Nervensystem, schädigen das Immunsystem, die Leber und die Nieren und können beim ungeborenen Kind Fehlbildungen verursachen (teratogene Wirkung). Bei Berührung mit der Haut- oder den Schleimhäuten verursachen sie Reizungen oder allergische Reaktionen. Mykotoxine wirken auf das Hormonsystem ein und können Störungen der Fruchtbarkeit verursachen.

Aflatoxine entstehen in weisslichem Schimmel, der oft nicht gut sichtbar ist. Sie entstehen wenn das Wachstum von

Erdnüssen, Mohn oder bestimmten Getreidesorten unter schlechten Bedingungen, wie z.B. Dürre, erfolgt, oder die Produkte bei Ernte oder Lagerung kontaminiert werden. Oft wurde der Pilz auf Pistazien festgestellt

Alternariatoxine sind in schwarzen Stellen von Getreide, Zitrusfrüchten, Paprika, Tomaten, und Kartoffeln vorhanden. Auch in tierischen Lebensmitteln können Alternaria-Arten vorkommen, besonders in Produkten, die einer fermentativen Reifung unterzogen werden wie z.B. luftgetrockneter Schinken.

Fusarium-Toxine können durch befallene Lebens- und Futtermittel schwere Vergiftungen (Toxikosen) bei Menschen und Tieren verursachen. Es gibt rund 80 natürlich vorkommende Arten. Fusarium-Toxine von Schimmelpilzarten an Getreiden können Erbrechen, allergische Hautreaktion und Immunschwäche erzeugen.

Ergotoxine oder „Mutterkornalkalooide" erzeugen Pilzarten, die an Roggen, Weizen, Gerste, Hafer und Dinkel wachsen können, oder auch an Getreiden, die als Viehfutter genutzt werden. Sie wirken als Nervengift und erzeugen unwillkürliche schlängelnde Bewegungsstörung (Ergotismus, Veitstanz, Athetose).

Die Therapie des Pilzbefalls

Heute gibt es eine Vielzahl von äusserlich und innerlich anwendbaren Antibiotika gegen Pilze. Bei innerlicher Anwendung sind die Nebenwirkungen bedeutend. Ätherisches Lavendelöl tötet bereits in geringen Konzentrationen verschiedene Hefe- und Fadenpilze, die beim Menschen Haut- und Nagelpilzerkrankungen verursachen können[61]. Lavendelöl ist überall auf der Haut oder den Schleimhäute gut verträglich, ausser in den Augen. Bei einer Scheidenpilzinfektion ist eine Instillation mit ⅓ Molke mit ⅔ Wasser und 10 Tropen Lavendelöl sehr wirksam. Auch ist das ätherische Öl der Melaleuka alternifolia (Teebaumöl) stark fungizid[62,63,64]. Melaleuka eignet sich als Balsam hervorragend für die Therapie der Fuss- und Nagelmykose. Dieses Öl ist aggressiver als Lavendel, so dass es höchstens nur ganz stark verdünnt an den Schleimhäuten angewendet werden darf.

Das Exanthem

Ein Exanthem ist ein Hautausschlag oder eine gefleckte Rötung, die während einer akuten, fiebrigen Infektionskrankheit erscheint, wie Masern, Röteln, Windpocken, Scharlach, Typhus, und der Hand-Fuss-Mund-Krankheit, bei den Tieren Maul- und Klauenseuche genannt. Das Wort stammt vom Altgriechischen Exanthem und hiess „aufblühen". Exantheme beginnen oben, oft hinter den Ohren und wandern nach unten. Damit zeigen sie eindrücklich die Richtung an, in welcher Krankheiten heilen. Ein Exanthem kann auch bei der rheumatoiden Arthritis erscheinen oder bei einer Syphilis oder seltener bei einer Kinderlähmung und es gibt allergische Exantheme, die dann stark jucken und besonders oft bei Arzneimittelallergien auftreten. Im Jahr 1553 unterschieden die Ärzte erstmals Scharlach von Masern und die Röteln wurden 1881 erstmals von Masern abgegrenzt. Kleinkinder erkranken oft an Ringelröteln. Das Parvovirus B19, das sie verursacht, bleibt im Körper und kann im Erwachsenenalter Arthritis auslösen. Kleinkinder erkranken oft an einem hohen Fieber, das genau drei Tage anhält und dann mit einem kurz dauernden feinen Exanthem abklingt (Dreitagefieber). Exantheme sind also nicht eigenständige Krankheiten, sondern Hautsymptome, welche es erlauben, verschiedene Infektionskrankheiten zu unterscheiden.

Ekzeme

Ekzeme werden juckende Hautausschläge genannt, welche nicht durch eine Infektion hervorgerufen sind. Das griechische Wort Ekzem (ἔκζεμα) bedeutet: „herausbrodeln, aufwallen". Auf Deutsch wird das Wort mit „Juckflechte" übersetzt. Bei Ekzemen beobachtet man eine typische Abfolge: zuerst erscheint eine juckende Rötung, die dann, aber nicht immer, Bläschen bildet, die sich dann öffnet, so dass es nässt und Krusten bildet und schuppig wird.
Mit einem Vorkommen in der Bevölkerung (Prävalenz) von 3 bis 20 % gehört das Ekzem zu den häufigsten Hautkrankheit. Fast jeder leidet einmal in seinem Leben an einem Ekzem. Ekzeme sind oft berufsbedingt und führen als Berufskrankheit zu vielen Arbeitsausfällen.

Nach der Ursache unterscheidet man das atopische Ekzem (Neurodermitis) vom allergischen und vom toxischen Kontaktekzem.

Das akute Stadium

beginnt mit plötzlicher Hautrötung (Stadium erythematosum), das manchmal nach wenigen Tagen wieder abheilen kann. Wird es stärker, so entstehen stark juckende stecknadelkopfgrosse wässrige Bläschen (Stadium vesiculosum), die bald platzen, so dass der Ausschlag feucht wird (Stadium madidans). Dann entstehen durch Austrocknen Krusten (Stadium crustosum). Ist die auslösende Noxe beseitigt, so geht dieses Stadium über in eine Abschuppung der Haut (Stadium squamosum), bis diese wieder gesund ist.

Das chronische Stadium

Wird die auslösende Ursache nicht beseitigt, so heilt das Ekzem nicht ab. Nebeneinander besteht dann die Rötung, die Bläschen, Krusten und Schuppen. Hinzu kommen entzündliche Knötchen in der Haut und Kratzspuren. Die Haut wird ledrig (Lichenifikation).

Ekzeme werden auch nach ihrem Ort benannt
Handekzem, Fussekzem, Fingerkuppenekzem, intertriginöses Ekzem in Hautfalten, periorales Ekzem um den Mund, Analekzem, Skrotalekzem.

Oder auch nach ihren morphologischen Besonderheiten oder Ursachen
Dyshidrotisches Ekzem, Mikrobielles Ekzem, stark verhornendes, rissbildendes (hyperkeratotisch-rhagenbildendes Ekzem), einfache chronische Flechte (Lichen simplex chronicus) oder Lichtekzem.

Sonderformen von Ekzemen

Die Intertrigo

Sie wird auch intertriginöses Ekzem genannt oder als „Wundsein" oder „Hautwolf" und ist eine rote, nässende Entzündung der Haut, an Stellen wo sie aufgeweicht und feucht ist oder sich Haut auf Haut reibt, so besonders bei Harninkontinenz, bei starkem Schwitzen oder in Hautfalten.

Das seborrhoische Ekzem

Als seborrhoisches Ekzem oder seborrhoische Dermatitis oder Morbus Unna, wird ein Hautausschlag (Ekzem) bezeichnet, der besonders auf der Kopfhaut und im Gesicht auftritt und meist mit Schuppungen verbunden ist. Die spezielle Form des Ausschlags bei Neugeborenen ist unter dem volkstümlichen Namen „Grind“ oder „Kopfgneis“ bekannt und wird häufig mit Milchschorf verwechselt oder mit diesem gleichgesetzt. Dieses heilt mit dem dritten Lebensmonat in der Regel aus.

Daneben tritt das Seborrhoische Ekzem bevorzugt um das 4. Lebensjahrzehnt auf. Ca. 5 % der Gesamtbevölkerung leiden an einer behandlungsbedürftigen Form. Die Prävalenz in Mitteleuropa liegt bei 3–10 % der Bevölkerung. Männer sind mehr betroffen als Frauen. Bei Patienten mit erworbener Immundefizienz (z. B. AIDS) steigt die Inzidenz deutlich an, auf 30–80 %. Verschlimmerung und Besserung wechseln sich ab.
Typisch ist eine gelbliche Schuppung an der behaarten Kopfhaut (Gneis) und an der Haargrenze, um die Nase, am Kinn, in den Augenbrauen, an den Augenlidern und um die Ohren. Manchmal weitet es sich über dem Brustbein und auf den Rücken aus, entlang der Wirbelsäule. Der Juckreiz kann stark sein, kann aber auch völlig fehlen.

Bei Menschen mit seborrhoischer Dermatitis ist die Produktion von Talg erhöht und dadurch wird die Haut durch den physiologisch auf der Haut lebenden Pilz Malassezia furfur überwuchert, auf dessen Stoffwechselprodukte die Haut reagiert. Es sind mehrere Malassezia-Hefen beteiligt. Diese eigentlich harmlosen Besiedler der menschlichen Haut vermehren sich übermässig, so dass das Ekzem entsteht.

Bei seelischen Belastungen und Stress verschlechtert sich die seborrhoische Dermatitis oft. Bei Patienten mit Morbus Parkinson und bei AIDS kommt es häufiger vor[65].

Zur medizinischen Hautpflege sollte ein seifenfreies Syndet mit einem leicht sauren pH-Wert verwendet werden und für die Gesichtspflege eine leichte Emulsion, Creme oder ein Gel mit geringem Fettgehalt. Oft werden auch Produkte mit geringem Harnstoffgehalt verschrieben. Regelmässige Aufenthalte an der Sonne sind wichtig, da das UV-B-Licht der Sonne das Wachstum des Hefepilzes Malassezia furfur hemmt.

Die Heilung des seborrhoischen Ekzems ist eine dankbare Aufgabe. Sie benötigt eine grundlegende diätetische Umstellung, wie sie in diesem Buch beschrieben ist. Diese korrigiert die Qualität des Talgs und das Mikrobiom der Haut, so dass die Malasseziapilze von gesunden Hautkeimen in Schranken gewiesen werden. Die homöopathische Therapie löscht die epigenetisch vererbte Komponente. Das homöopathische Mittel muss individuell gewählt werden. Sehr oft entspricht aber das Arzneibild des Patienten dem Mittel Graphites, das in aufsteigenden LM-Potenzen gegeben wird.

Das Stauungsekzem

Ein Stauungsekzem entsteht bei chronisch-venöser Insuffizienz und Krampfadern. Das gestaute Blut bewirkt eine Störung der Funktion der Zellen der Innenschicht der feinen Gefässe, der Endothelzellen. Dadurch entweicht Fibrin und es kommt zur Entzündung, so dass die Zellen zu Grunde gehen (Nekrose). Dies geschieht in der Haut der Unterschenkel. Die Haut juckt, wird schuppig, verfärbt sich braun und es droht die Gefahr eines venösen Geschwürs (Ulcus). Hier ist eine sorgsame Behandlung der venösen Insuffizienz entscheidend, wie sie in unserem

Bircher-Benner Handbuch Nr. 13 für Venenkranke beschrieben ist.

Das photoallergische Ekzem

Bei der photoallergischen Dermatitis liegt zuerst eine spezifische Sensibilisierung der Haut durch unterschiedliche Substanzen vor. Die Sensibilisierung der Haut kann durch lokal aufgetragene Substanzen oder durch systemisch eingenommene Substanzen erfolgen. Trifft anschliessend Sonnenlicht auf die Haut, kommt es zur Rötung, zur Bildung von Knötchen und gelegentlich auch Blasen. Die Behandlung akuter Symptome gleicht derjenigen bei anderen allergischen Ekzemen. Zudem muss die auslösende Substanz gemieden werden.

Wichtige *lokal sensibilisierende Photoallergene* sind verschiedene Desinfektionsmittel: halogenierte Salicylanilide, Fenticlor, Hexachlorophen, Bithionol und selten auch Sonnenschutzcremen. *Systemische Photoallergene* sind verschiedene Medikamente, besonders Phenothiazine, Sulfonamide, Hydrochlorothiazid oder Chinidinderivate. Auslösend ist das UVA-Spektrum des Sonnenlichtes.

Es gibt aber auch *phototoxische Reaktionen* der Haut, ohne Vermittlung des Immunsystems.
Folgende *Pflanzenstoffe* können bei überempfindlichem Personen dies auslösen: Furocumarine (z. B. Methoxsalen, Bergapten), Hypericum (Johanniskraut) und gewisse ätherische Öle von Citrusfrüchten. Unter den auslösenden *Medikamenten* sind es Amiodaron (z. B. Cordarone®), Ciprofloxacin (z. B. Ciproxin®), Furosemid (z. B. Lasix®), Phenothiazine (z. B. Prazin®, Nozinan®), Tetrazykline (z. B. Doxyclin®, Vibravenös®, Minocin®), Tiaprofensäure (z. B. Furbiprofen®).

Phototoxische Dermatitiden durch *körpereigene Porphyrine* sind selten Erbkrankheiten.

Komplikationen des Ekzems

Chronische Ekzeme infizieren sich leicht durch Bakterien oder Viren. Das nässende Stadium ist meist bereits infiziert.

Die Nesselsucht (Urticaria)

Der Name kommt von der Brennnessel (urtica urens). Die Urticaria beginnt meist plötzlich, mit starkem, brennendem Jucken, blassroten, bis roten Erhebungen der Haut, wie nach dem Berühren von Brennnesseln. Die Veränderungen werden grösser, bilden Quaddeln oder Rötungen. Die Quaddeln können wenige Millimeter messen, aber auch handtellergross werden. Eine disseminierte Urtikaria befällt grosse Teile der Körperoberfläche. Rund um die blassen Quaddeln breitet sich eine helle Rötung aus (Reflexerythem).
Gelegentlich wandert der Ausschlag. Dabei kann er seinen Ort in kurzer Zeit wechseln und am Ursprungsort kaum mehr erkennbar sein. Die Rückbildung dauert in der Regel 3 bis 4 Stunden. Nach 12 Stunden ist oft nichts mehr sichtbar. Quaddeln sind mit wässerigem Entzündungssekret gefüllte Erhebungen der Lederhaut; sie können rot sei (Urticaria rubra), oder wenn sie ödematös sind, blass, weisslich oder hautfarben (Urticaria porcellanea).
Die Urticaria entsteht, wenn die Mastzellen in der Haut Histamin freigeben, welches die Blutgefässe undicht macht, so dass Entzündungswasser in die Lederhaut gelangt.
Dass die Mastzellen Histamin freigeben, hat verschiedene Ursachen. Nur zu einem Sechstel geschieht dies durch eine allergische Reaktion.

Die Auslöser der Urticaria

Autoreaktivität, wenn körpereigene Stoffe nicht vertragen werden (Autoimmunerkrankungen)
Panikreaktionen als Folge sehr traumatischer Erlebnisse, wie ein Unfall oder der Tod eines nahen Angehörigen.
Allergische Reaktionen auf Medikamente, Nahrungsmittel oder Konservierungs-, Farbstoffe oder Geschmacksverstärker.
Chronische Infektionen, die oft ansonst unbemerkt ablaufen, Herdinfekte oder Entzündungen im Verdauungstrakt
Histaminintoleranz, Abbaustörung des Histamins, die zur Histaminausschüttung aus den Mastzellen führt.
Formen, die nur mit schmerzhaftem Stechen oder Brennen der Haut ohne Nesselausschlag ablaufen, werden auch Urticaria genannt.

Die chronische Urticaria

Hier liegt oft eine organische Ursache zu Grunde, wie hormonelle Störungen der Nebennierenrinde oder der Schilddrüse oder versteckte Entzündungsherde irgendwo im Körper, oft im Zahn-Kieferbereich, den Mandeln oder im Hals-Nasen-Ohrenbereich.
Auch eine Fehlbesiedlung des Magens mit Helicobacter pylori kann Nesselsucht verursachen. Ob Stress alleine eine Urticaria verursachen kann oder sie nur verstärkt, sind sich die Wissenschaftler nicht einig.

Die Urticaria factitia

Sie wird durch äussere Einwirkungen, wie Druck, Vibration, Kälte, Hitze, starkes Schwitzen oder Licht ausgelöst. Hier liegt eine Instabilität des histaminergen Systems in den Mastzellen vor, so dass diese

instabil sind und zu leicht Histamin freisetzen. Fährt man mit etwas Druck mit dem Finger über die Haut, so entsteht ein weisslicher oder rötlicher Streifen (Dermographismus albus oder ruber).
Dann kann auch ein Sonnenbad oder Hitze durch körperliche Anstrengung oder aber Kälte Urticaria auslösen.

Seltene Formen der Urticaria

Bei der cholinergischen oder adrenergischen Urticaria lösen Emotionen die Urticaria aus. Dies kommt besonders bei Patientinnen mit Schilddrüsenkrankheiten vor, wie z. B. der Hashimoto-Thyreoiditis, aber auch bei zu Grunde liegenden organischen Krankheiten.
Selten ist auch die Urticaria durch die erythropoetische Protoporphyrie (EPP), eine vererbte Störung der Bildung des roten Blutfarbstoffs Hämoglobin. Dabei löst Sonnenlicht, manchmal nur schon das Tageslicht, Urticaria aus und ganz extrem selten ist die so genannte aquagene Urticaria, bei der jede Berührung mit Wasser schon Urticaria auslöst.

Schwermetallbelastungen als Ursache der Urticaria

Schwermetalle und besonders die Quecksilberintoxikation durch Zahnamalgame und Fischkonsum sind eine bedeutende Ursache für Hautkrankheiten und die chronische Urticaria. Amalgame müssen sachkundig entfernt und die Schwermetalle ausgeleitet werden[66,67,68].

Die Therapie der Urticaria

Die allgemein übliche Therapie

Bei der akuten Urticaria richtet sie sich nach der Ausprägung der Beschwerden. Standard ist die Gabe von Antihistaminika, bei sehr schweren Verläufen mit Angioödem kann eine intravenöse Injektion von Corticosteroiden notwendig sein, was aber nur im Krankenhaus möglich ist, da dies gefährliche Nebenwirkungen auslösen kann.

Bei der chronischen Urticaria ist das Suchen der Ursache erstes Gebot. Ist diese behoben, so kommt die Urticara nicht mehr zurück.

Leitlinien empfehlen ein Vorgehen in drei Stufen

Obschon zur Therapie der chronischen Urticaria nur Antihistaminika in Standarddosierung und allenfalls Omalizumab zugelassen sind, gehen die Ärzte oft in folgenden drei Stufen vor:
Zuerst ein Antihistaminikum in normaler Dosierung. Wirkt das zu wenig, so erhöhen die Ärzte die Dosis bis zur vierfachen Tagesdosis. Wirkt das immer noch zu wenig, so werden zusätzlich Immunsuppressiva gegeben, wie Omalizumab, Ciclosporin A oder Montelukast. Diese Medikamente haben teils gefährliche Nebenwirkungen.

Die Therapie der Urticaria durch die Therapie der Ursachen

Ganz wichtig ist der Ausschluss und das Beheben von Herdinfektionen, organischen Ursachen und Schwermetallbelastungen. Sind diese Ursachen ausgeschlossen bzw. behandelt, so lohnt sich immer eine IgG4-Testung auf 264 Nahrungsmittel, wie bei der Neurodermitis beschrieben (Seite 79). Schon durch die Sanierung des Milieus im Darm durch einige Wochen vegane Rohkostdiät und wenn nötig, eine Symbioselenkung, bringt die Urticaria in der Regel bereits zum Verschwinden.

Ergänzend stellt die homöopathische Therapie hervorragende Mittel zur Verfügung. Das Mittel Apis mellifica in Hochpotenz ist immateriell und enthält die Information, welche aus der Honigbiene herausgearbeitet wurde. Auch die immaterielle Information der aus der Brennnessel oder der Ameise hergestellten Mittel Urtica bzw. Formica ist wirksam. Zur Unterscheidung dieser Mittel muss die Art, wie der Patient den Juckreiz beschreibt, ganz genau berücksichtigt werden. Diese Mittel müssen mindestens in der zweihundertsten C-Potenz (C200) gewählt werden, je akuter die Symptomatik, desto höher die Potenz.

Die Neurodermitis (Das atopische Ekzem)

Diese Krankheit wird auch atopisches Ekzem, atopische Dermatitis, endogenes Ekzem, konstitutionelles Ekzem, Asthmaekzem und Prurigo Bresnier genannt.

Es handelt sich um eine von innen ausgelöste Entzündung der Haut mit oft unerträglichem Juckreiz. Sie kann schon im frühen Kindesalter und überall auf der Haut erscheinen. Ein „Milchschorf" der Kopfhaut eines Säuglings ist bereits eine Frühform des atopischen Ekzems. Typisch für die Neurodermitis ist die Symmetrie der Entzündungsherde und die weite Ausdehnung derselben. Darum wurde sie auch atopisches Ekzem genannt, was bedeutet, dass die Entzündungen nicht an einen bestimmten Ort gebunden sind. Oft beginnen die Hautausschläge im Gesicht und in den Gelenkbeugen. Die Haut wird trocken, rauh, gerötet und schuppig und die Patienten leiden unter unerträglichem Juckreiz, der so stark ist, dass es einfach nicht möglich ist, nicht zu kratzen oder wenigstens zu reiben. Dadurch entstehen zusätzlich Verletzungen. Nachts verstärkt sich der Juckreiz und verhindert den Schlaf, so dass die Patienten in einen Teufelskreis von Übererregung und Erschöpfung geraten. Dies aktiviert die Stressachse, welche über die Stresshormone weitere Entzündungsmediatoren aktiviert.

Die Neurodermitis wird jedes Jahr häufiger. Die Prävalenz, das heisst, die Anzahl der in der Allgemeinbevölkerung erkrankten Personen, hat sich in den Industriestaaten in den letzten 30 Jahren verdreifacht. Oft erscheint sie schon im Säuglingsalter. Bei Kindern ist sie die häufigste Hautkrankheit. In Frankreich leiden heute 10–15 % der Erwachsenen und jedes fünfte Kind unter 7 Jahren und 18 % der Kinder zwischen 7 und 16 Jahren mehr oder weniger stark am atopischen Ekzem. In den USA ist laut einer Umfrage die Häufigkeit der Neurodermitis vom Jahr 2000 bis zum Jahr 2010 bei schwarzen Kindern, von 5 % auf 10 %, bei weissen Kindern von 8 % auf rund 13 % und insgesamt bei Kindern unter 18 Jahren von 9 % auf 17 % angestiegen.

Die Ursachen der Neurodermitis

Genetische Faktoren

Mutationsanalysen hatten die Aufmerksamkeit auf etwa 20 verschiedene Gene gelenkt. In Wiederholungsstudien konnte deren Bedeutung aber nicht mehr nachgewiesen werden. Mutationen im Filaggrin-Gen wurden entdeckt, so dass zu wenig Filaggrin-Protein produziert wird. Filaggrin ist eine wichtige Substanz für die Hautbarriere, da es die Verhornung der Oberhaut fördert[69]. Bei Menschen mit Neurodermitis fehlt eine bestimmte Art von Kollagen in der Haut. Kollagen ist ein Eiweiss der Zwischenzellsubstanz, das durch die Bildung von Fasern der Unterhaut Festigkeit gibt.

Die Fettschicht der Haut enthält beim Gesunden viel Gamma-Linolensäure. Diese ist eine dreifach ungesättigte Omega-6-Fettsäure, welche die Haut aus Linolsäure synthetisiert, welche aus der Nahrung aufgenommen werden muss. Der Gehalt der Fettschicht der Haut an

Gamma-Linolensäure ist für die Geschmeidigkeit der Haut von Bedeutung. Das Enzym Delta-6-Desaturase wandelt die Linolsäure in der Haut zu Gamma-Linolensäure um. Bei Neurodermitis ist die Aktivität dieses Enzyms verringert.

Epigenetische Prägung

Man hat festgestellt, dass die Aktivität gewisser Gene bei beiden Hautkrankheiten, der Neurodermitis und der Psoriasis vulgaris, verändert ist[70]. Die Mechanismen, welche dazu führen, dass eine vorgeburtliche Situation lebenslange Spuren hinterlässt und diese sogar auf weitere Generationen „vererbt" werden, ohne aber die Gensequenzen zu verändern, werden heute besser verstanden. Die Wissenschaft spricht hier von „epigenetischer Prägung".

Die Menge und die Qualität der Ernährung, welche der Fetus von der Mutter erhält, steuern u.a. den Aktivitätsgrad der Gene. Auf diese Weise werden bereits während der Schwangerschaft die Weichen für die spätere Gesundheit oder Krankheit des Kindes gestellt.

Das Genom, das heisst die Gene selbst, erfahren dabei keine Veränderung.
Aber die Aktivität eines Gens wird dabei in folgender Weise verändert, und zwar:

- Dadurch, dass die Cytosinbasen des Gens methyliert werden. Das bedeutet, dass je ein Kohlenstoffatom, das mit drei Wasserstoffatomen versehen ist, an die Base „Cytosin" des Gens gebunden wird.
- Dadurch, dass die Verpackungseinheiten der Erbsubstanz (DNA), die so genannten „Histone", verändert werden.
- Dadurch, dass ganz kurzkettige Einheiten von Ribonukleinsäure an ein Gen gebunden werden (Micro-RNA)

Die Mechanismen, welche dazu führen, dass eine vorgeburtliche Prägung lebenslängliche Spuren hinterlässt und diese sogar auf weitere Generationen „vererbt" werden, werden mittlerweile besser verstanden. Man hat erkannt, dass vorgeburtliche Einflüsse stärker und langfristiger als früher angenommen, die Krankheitsrisiken des späteren Lebens beeinflussen. Im wissenschaftlichen Interesse stehen dabei besonders metabolische Krankheiten, aber auch Risiken für Herz-Kreislaufkrankheiten, sowie die Wirkung von Stresssituationen der schwangeren Mutter auf das spätere Verhalten des Kindes und seine neurologische Entwicklung, sowie die familiäre Häufung des atopischen Ekzems und der Psoriasis vulgaris. Symptomunterdrückende Behandlungen bei Vorfahren bewirken eine epigenetische Prägung, die in diesem Fall als besondere Empfindlichkeit der Haut für Ekzeme, als Atopie, weitervererbt wird. Auch steuert die Menge und Zusammensetzung der Nahrung der schwangeren Mutter die Aktivität der Gene des Kindes.

Der Zusammenhang zwischen niedrigem Geburtsgewicht in der Schwangerschaft und späterer Anfälligkeit für Krankheiten wurde in den 1980er Jahren von einer Arbeitsgruppe um David Barker eingehend untersucht[71]. Dabei zeigten Männer, die zwischen 1911 und 1930 mit niedrigem Geburtsgewicht geboren wurden, im Erwachsenenalter ein deutlich höheres Risiko für Herz-Kreislaufkrankheiten. Barker nimmt an, dass durch eine Mangelernährung des Fetus während der Schwangerschaft die Stoffwechselvorgänge durch epigenetische Prägung angepasst werden, so dass die Nahrung besser verwertet werden kann. Dadurch neigten die Männer nach der Geburt zu Adipositas, Diabetes und Herz-Kreislaufkrankheiten. Epidemiologische Studien bestätigten diese Hypothese teilweise, nicht jedoch entsprechende Tierexperimente.

Die Hypothese Barkers konnte nur teilweise bestätigt werden. Zum Beispiel ist eine Mangelernährung während der Schwangerschaft nicht mit einem erhöhten Risiko für spätere Adipositas verbunden. Darum sind die Wissenschaftler heute der Ansicht, dass der Einfluss der Ernährung des Kindes in den ersten Lebensmonaten viel stärker sei, als die pränatale Prägung durch die Ernährung der schwangeren Mutter[72].

Die Neurodermitis imitiert klinisch die Krätzmilbenkrankheit, nur dass man keine Milben findet. In früheren Jahrhunderten war die Krätzmilbenkrankheit sehr verbreitet und wurde mit Salben behandelt, die Quecksilber oder Schwefel enthielten. Diese unterdrückenden Behandlungen können epigenetische Prägungen bewirkt haben, Veränderungen der Genaktivität, ohne dass eine Mutation in den Gensequenzen vorliegt. Und auf diese Weise können sich diese Infektionskrankheiten, als sie imitierenden Hautkrankheiten, als Neurodermitis und Psoriasis auf die Nachfahren vererbt haben.[73,74,75,76,77].

Immunologische Vorgänge

Am Anfang des atopischen Ekzems steht eine geschwächte Barrierenfunktion der Haut. Dadurch werden Botenstoffe (Zytokine) ausgeschüttet. Diese bewirken eine Vermehrung der T-Lymphozyten. In der Haut gibt es wie im Darm auch dendritische Zellen. Diese tragen auf ihrer Oberfläche Rezeptoren für IgE-Antikörper. Antigene sind dem Körper fremde Substanzen, welche das Immunsystem gegen sich aktivieren können. Über die gestörte Hautbarriere können Antigene in die Haut eindringen, gegen welche IgE-Antikörper gebildet werden. Diese aktivieren dann auch T-Zellen der Immunabwehr.

Die aktivierten T-Zellen produzieren eine Reihe von Zytokinen. Anfangs sind eher die Th2-Helferzellen aktiv und bewirken die Produktion von Antikörpern, später eher Th1-Zellen. Dadurch entsteht eine allergische Reaktion vom Typ IV[78]. Bei dieser Reaktion vom Spättyp erscheint die Antwort auf das Allergen verzögert, bis zu 48 Stunden nach dem Kontakt mit der auslösenden Substanz.

Weitere T-Zellen zerstören die Hornzellen (Keratinozyten). Dadurch entstehen Hautdefekte und die Barrierenfunktion der Haut wird noch stärker gestört. Durch die Beschädigung der Zellen der Haut wirken Zellbestandteile als Autoallergene (ARA). Diese reagieren gemeinsam mit exogenen Allergenen als Kreuzreaktion. Dies bewirkt, dass die Entzündungsreaktionen auch dann fortbestehen, wenn es einem gelingt, den Kontakt mit exogenen Allergenen streng zu vermeiden. Durch diese Kreuzreaktionen wird das atopische Ekzem zu einer Art Autoimmunkrankheit.

Die Haut und die Nasenhöhlen von Patienten mit Neurodermitis sind oft stark besiedelt mit dem Bakterium Staphylococcus aureus. Dieses dringt in die defekte Haut ein und produziert Endotoxine. Gegen diese Giftstoffe bildet das Immunsystem ebenfalls IgE-Antikörper, was die Entzündungsreaktion zusätzlich verstärkt. Pilze, wie Pityrosporum ovale und Candida albicans sowie gewisse Viren können ähnliche Reaktionen hervorrufen und das Entzündungsgeschehen noch mehr verstärken.[79]

Vitamin-D-Mangel

Atopische Dermatitis und Vitamin-D-Mangel werden in einigen Studien miteinander in Verbindung gebracht[80,81,82]. Besteht in der Schwangerschaft ein Vitamin-D-Mangel, so wird dies als möglicher

Auslöser für eine atopische Dermatitis des Kindes in Betracht gezogen[83]. Vitamin-D-Mangel ist bei allen Menschen, die nicht in den Bergen leben, häufig, da das UV-B-Spektrum des Sonnenlichtes im Winterhalbjahr durch die Dunstschichten abgehalten wird. Der Vitamin-D-Spiegel muss bestimmt und an die obere Normgrenze gebracht werden[84].

Vitamin E

In einer einfachblinden, Placebo kontrollierten Studie, kam es bei 40 von 50 Personen zu einer Verbesserung der Symptome durch die Einnahme von täglich 268 mg (400 IE) Vitamin E während 8 Monaten. 10 Patienten erfuhren eine mässige, 23 eine stärkere Verbesserung und bei 7 Probanden heilte die Neurodermitis vollständig aus. Bei den Patienten mit starker Verbesserung fiel der IgE-Spiegel im Blut um 62 %[85]. Vitamin E entsteht nur in Pflanzen, so besonders deren Öl. Lebensmittel, mit denen Sie Ihren Bedarf an Vitamin E decken können, gibt es also reichlich. Den durchschnittlichen Tagesbedarf liefern zum Beispiel: 10 Gramm Weizenkeimöl, 25 Gramm Sonnenblumenöl, 60 Gramm frische Haselnüsse oder Mandeln, 250 Gramm Tomatensalat. Die Vitamine A, D, E und K sind fettlöslich und dürfen nicht überdosiert werden. Durch natürliche Lebensmittel ist dies aber nicht zu erreichen.

Vitamin B12

Dieses Vitamin gibt es nur in tierischen Nahrungsmitteln. Da diese zur Heilung der Neurodermitis gemieden werden müssen, ist eine Substitution durch ein Vitamin-B12-Präparat notwendig, so lange die Diät strikt vegan sein muss. Vitamin B12 ist für die Aktivierung der pflanzlichen Folsäure notwendig. Darum muss der Vitamin-B12-Spiegel an die obere Normgrenze gebracht werden. Für Vitamin-B12-haltige Salben wurde eine positive Wirkung auf die Neurodermitis nachgewiesen[86,87].

Das Milieu und das Mikrobiom im Darm sind die wichtigsten Ursachen der Neurodermitis

Die Besiedlung des Magen-Darmtraktes, das Mikrobiom, ist entscheidend für die Entwicklung des Immunsystems und die Homöostase des Kindes. Schon in der Plazenta und im Blut der Nabelschur wurde ein Bakterienrasen, ein Mikrobiom, nachgewiesen[88,89]. Die Exposition des Kindes bei der Geburt mit Mikroben ist für eine gesunde Darmflora wichtig. Natürlich, also vaginal geborene Säuglinge werden sowohl auf ihrer Haut, als auch im Darm, von Bakterien der Vaginalflora der Mutter besiedelt, wie Sneathia- und Lactobacillus-Arten[90]. Bei Säuglingen, die durch Kaiserschnitt auf die Welt kommen dominieren auf der Haut und im Darm Bakterienarten der mütterlichen Haut, wie Staphylo- und Streptokokken. Darum ist die Kaiserschnittentbindung ein Risikofaktor für Ekzeme und allergische Erkrankungen des Kindes[91].

Krankhafte Veränderungen der Zusammensetzung und Störungen der Funktion der Mikroben im Darm werden als Dysbiose bezeichnet. Die Dysbiose im Darm beeinflusst die Zusammensetzung der Mikroben, das Mikrobiom der Haut, so stark, dass die Wissenschaftler von einer Darm-Haut-Achse sprechen. Dies verändert die Antworten des Immunsystems und ist die wichtigste Ursache der atopischen Dermatitis. Obwohl das Verständnis der „Darm-Haut-Achse" heute erst am Anfang steht, deuten neuere Erkenntnisse darauf hin, dass die Neurodermitis durch eine Sanierung des Darm- und Hautmikrobioms entscheidend positiv beeinflusst werden kann[92].

Eine gesunde Darmflora entsteht also bei der Geburt und in den ersten Lebensmonaten. Wird der Darm und die Haut früh im Leben durch pathologische Keime überwuchert, so bildet sich das Immunsystem des Kindes nur mangelhaft aus. Dieser Mangel bleibt bis ins Erwachsenenalter bestehen und bewirkt Krankheiten wie die Neurodermitis oder das Asthma bronchiale. Auch die erwachsenen Patienten mit atopischer Dermatitis haben eine für sie typische Störung der Zusammensetzung der Mikroben im Darm. In ihrem Darm sind Clostridien-Arten, besonders Clostridium difficile, pathogene Escherichia coli und Staphylococcus aureus deutlich vermehrt, während Bifidobakterien, Bacteroides und Bacteroidetes verringert sind[93,94,95,96,]. Dies ist mit einer allergischen Entzündung (eosinophile Entzündung) im Darm assoziiert[97].

Gewisse Mikroben des Darmes bauen die so genannten Ballaststoffe aus vegetabiler Nahrung zu kurzkettigen Fettsäuren ab. Buttersäure (Butyrat) produzierende Bakterien, wie zum Beispiel Coprococcus eutactus, schützen den Darm vor krankhaften Veränderungen. Bei Säuglingen die gesund sind oder nur eine leichte Neurodermitis haben, sind diese Bakterien viel zahlreicher als bei Säuglingen mit schwerer Neurodermitis [98]. Die kurzkettigen Fettsäuren, wie Buttersäure, Propionsäure und Essigsäure (Acetat), welche eine gesunde Darmflora bilden, wirken entzündungshemmend und immunmodulierend. Hinzu kommt ihre positive Wirkung auf die Barriere der Darmschleimhaut[99].

Das Mikrobiom des Darmes beeinflusst also nicht nur das Immunsystem des Magen-Darmtraktes, sondern auch die Stoffwechselaktivität und die immunologischen Reaktionen und den Gehalt an Immunzellen in allen anderen vom Darm entfernten Schleimhäuten, den Schleimhäuten der Nase, ihrer Nebenhöhlen, der Bronchien, der Lunge und des Urogenitaltraktes. Dies ist für die Verhütung und die Therapie des allergischen Asthma bronchiale und der allgemeinen Infektanfälligkeit von grosser Bedeugung.

Ursachen im Nervensystem und im hormonellen System

Stoffwechselprodukte der Darmbakterien wirken sich auf die Haut und den Juckreiz aus. Man findet immer mehr Hinweise, dass die so genannte „Darm-Haut-Achse" durch neuroendokrine Moleküle (Stresshormone für das Nervensystem) vermittelt wird, die von den Bakterien des Darmes produziert werden[100,101]. Die Zusammensetzung der Darmflora beeinflusst die Aktivität gewisser Botenstoffe des Nervensystems (Neurotransmitter) und mancher Neuromodulatoren. Dies ist für die Aktivität der atopischen Dermatitis entscheidend. Zudem beschädigen diese Botenstoffe die Hautbarriere noch zusätzlich und beteiligen sich am Fehlverhalten des Immunsystems.

Der gestörte zirkadiane Rhythmus als Teilursache der Neurodermitis

Der Tagesrhythmus (zirkadianer Rhythmus) ist eine biologische Uhr, die sich am Sonnenstand orientiert und die Funktionen im gesamten Körper steuert. Er steuert die Durchblutung der Haut und die Eigenschaften der Hautbarriere. Er beeinflusst den Verlust an Wasser durch die Haut, deren Feuchtigkeit. Oft ist durch den Juckreiz der Schlaf und der Tag/Nachtrhythmus massiv gestört und dies fügt sich in den Teufelskreis von Juckreiz, Schlafstörung und Erschöpfung der Patienten ein. Darum ist eines der wichtigen Ziele der Therapie, dass die Lebensordnung und ein gesunder Tag/Nachtrhythmus möglichst bald wieder erreicht werden[102,103].

Umweltfaktoren als Ursache der Neurodermitis

Viele Umwelteinflüsse beteiligen sich am Entstehen der Neurodermitis: die vorgeburtliche Exposition des Kindes im Mutterleib, das Stillen, Reizstoffe und Juckreiz auslösende Stoffe, Krankheitserreger, Klimafaktoren wie die Temperatur, Luftfeuchtigkeit, die Härte des Wassers, Körperpflegeprodukte, die Jahreszeit, ultraviolette Strahlung, die Belastung mit Schwermetallen und anderen Toxinen, durch Luftschadstoffe im Freien und im Hause, Tabakrauch, das Leben in der Stadt oder auf dem Lande und ganz besonders die Ernährung.

Schwermetallbelastungen und die Neurodermitis

Hohe Konzentrationen verschiedener Metalle im Blutserum sind mit atopischer Dermatitis, mit allergischer Rhinitis, Asthma bronchiale, chronisch obstruktiver Lungenkrankheit, und weiterer allergischer Multimorbidität assoziiert[104,105]. Bei Patienten mit atopischer Dermatitis findet man oft hohe Quecksilberspiegel im Blut, aber auch Blei, Zinn und Cadmium[106,107,108,109,110,111,112]. Neben der hohen Belastung der Menschen durch toxische Amalgamfüllungen in den Zähnen ist eine der stärksten und häufigsten Ursachen von Schwermetallvergiftungen der Fischkonsum, da die meisten Fische mit Schwermetallen belastet sind[113,114,115,116]. Durch das Entfernen der Amalgamfüllungen aus den Zähnen kann das atopische Ekzem bedeutend gebessert werden[117]. Dabei ist eine konsequente toxikologische Ausleitung der Schwermetalle, nach der Entfernung durch Chelation und eine antioxydative Therapie entscheidend.

Die Ernährung und die Neurodermitis

Untersuchungen aus den 1930er bis 1950er Jahren ergaben bereits, dass ein Mangel an gewissen essentiellen Fettsäuren (EFAs) sowohl bei Tieren als auch bei Menschen zu einer entzündlichen Hauterkrankung führt. In jüngerer Zeit wurde festgestellt, dass bei atopischer Dermatitis kein Mangel an Linolsäure besteht, sondern das Gegenteil: Linolsäure ist im Blut, und im Fettgewebe eher erhöht, während die Metaboliten der Linolsäure bedeutend verringert sind. Dies deutet darauf hin, dass die Umwandlung der Linolsäure in Gamma-Linolensäure (GLA) vermindert ist. Dann zeigten die meisten Studien, dass eine Zugabe von Gamma-Linolensäure zur Diät den Zustand der Haut, die Rauheit und die Konzentration der Stresshormone (Katecholamine) im Blut der Patienten besserte[118].

Dass Nahrungsmittelallergien die Neurodermitis unterhalten, ist seit längerer Zeit anerkannt.
Besonders oft ist eine Allergie gegen Ei und Lebensmittelzusatzstoffe beschrieben worden, deren Elimination wirksam war[119]. In einer Studie mit 154 Kindern zwischen 6 Monaten und 18 Jahren mit Neurodermitis wurden Nahrungsmittelallergien durch einen Hautpflastertest mit 25 Nahrungsmittelallergenen ermittelt. Dann wurde eine „ausgewogene", individuell auf jedes Kind abgestimmte Diät empfohlen und diejenigen Nahrungsmittel, für welche die Tests eine allergische Reaktion gezeigt hatten, weggelassen. Nach einem Jahr war bei allen Kindern die Neurodermitis deutlich besser geworden. Auch hatte sich die Toleranz gegen manch andere Nahrungsmittel gebessert. Die Kinder litten nun weniger an Bauchschmerzen, Blähungen und Verstopfung[120]. Eine andere offene Studie wurde an zwanzig Patienten mit atopischer Dermatitis durchgeführt. Nach zwei Monaten vegetarischer Diät war der Schweregrad

der Neurodermitis deutlich gebessert. Auch war die Zahl der für das Phänomen der Allergie typischen weissen Blutkörperchen (der eosinophilen Leukozyten) und auch der für Entzündungsreaktionen typischen neutrophilen Leukozyten und der Entzündungsmediator Prostaglandin E2 deutlich abgesunken[121].

In einer Befragung von 169 Patienten gaben 87 % an, einige Nahrungsmittel von sich aus weggelassen zu haben: Am häufigsten Junk Food (68 %), Milchprodukte (49,7 %) und Gluten (49 %). Die deutlichste Verbesserung wurde bei Weglassen von Weissmehlprodukten (53,6 %), Gluten (51,4 %) und Nachtschattengewächsen (51,4 %) beobachtet. 79,9 % hatten ihre Ernährung mit wesentlich mehr Salat und Gemüse (62,2 %), Fischöl (59,3 %) und Obst (57,8 %) angereichert. Die stärkste Verbesserung der Haut war durch das Hinzufügen von Salat und Gemüse (47,6 %), dem Wechsel auf Bio-Lebensmittel (39,5 %) und Fischöl (35 %) berichtet. 93,5 % der Patienten fanden es sehr wichtig, dass Ärzte mit ihnen die Bedeutung der Ernährung für ihre Heilung besprechen würden, was aber nur gerade bei 2,5 % der Befragten geschehen war[122]. Mehrere andere Studien bestätigten die positive Wirkung einer ähnlichen Diätumstellung[123].

Allergologen basieren ihre Diätempfehlungen in der Regel auf einem IgE-Allergietest. Vor rund 20 Jahren wurden jedoch Autoimmunkrankheiten entdeckt, die durch IgG4-Antikörper vermittelt werden[124]. Dabei handelt es sich um eine Untergruppe unter den IgG-Antikörpern von 4 % im Blut. Diese werden auch über die Plazenta von der Mutter auf das Kind übertragen[125]. Wenn das Immunsystem in der Darmschleimhaut durch Nahrungsmittelallergene belastet ist, erzeugen die Immunzellen vorerst IgG4-Antikörper, lange bevor es zu IgE-Antikörpern kommt. IgG4-Antikörper können ganz schwache bis starke Immunreaktionen erzeugen.

IgG4-Antikörpertests gegen mehrere Hundert Nahrungsmittel können mit einer einzigen Blutentnahme durchgeführt werden. Deren Bedeutung ist derzeit noch umstritten, wie alles Neue in der Wissenschaft. Nach unserer Erfahrung ist diese Bestimmung aber von hohem Wert, wenn die Resultate richtig beurteilt werden. Die IgG4-Antikörper erscheinen in der Regel in Gruppen, am häufigsten gegen Milcheiweisse, gegen Weizen und Pilze, unter denen die Backhefe besonders wichtig ist. Es können auch IgG4-Antikörper gegen ein Nahrungsmittel erscheinen, welches man nie gegessen hat. Dann handelt es sich um eine Kreuzreaktion mit einem anderen ähnlichen Protein.

Viele Menschen vertragen heute Kuhmilch und deren Produkte schlecht. Dem entspricht, dass man heute bei den meisten Menschen hohe IgG4-Antikörpertiter gegen Milchproteine findet. Oft wird diese Unverträglichkeit mit einer Laktoseintoleranz verwechselt. Die Laktoseintoleranz ist keine Allergie. Hier geht es um die Menge des Enzyms Laktase, die der Darm produzieren kann. Bei der Laktoseintoleranz treten die Beschwerden nur auf, wenn ungesäuerte Milchprodukte genossen werden und zwar mehr als der Darm durch das Enzym Laktase in Galaktose und Glukose aufspalten kann. Menschen mit Laktoseintoleranz vertragen gesäuerte Milchprodukte wie Joghurt, Sauerrahm, Kefir, Buttermilch bestens.

Dass die Menschen heute Kuhmilch schlecht vertragen kommt daher, dass die Milchindustrie die eingelieferte Milch sofort homogenisiert, bevor sie diese weiter verarbeitet. Nur der Rahm und die Butter bleiben hiervon verschont. Zur Homogenisierung wird die Milch unter fünffachen Atmosphärendruck gesetzt und über eine heisse Platte gespritzt, mit dem Ziel, die räumliche Struktur der Eiweisse und Fettstoffe zu verkrüppeln, so dass sie nicht mehr aufschwemmen. Diese verkrüppelten Eiweisse sind aber für die Immunzellen des Darms verdächtig. Darum erzeugen sie IgG4-Antikörper gegen sie.

Auch die Eiweisse der Backhefepilze sind den Immunzellen suspekt, so dass sie oft gegen alles Pilzähnliche IgG4-Antikörper produzieren. Hefe findet sich in vielen Fertigprodukten, Gemüseextrakten, Würzmitteln und in allen Bäckereiwaren. Viele Patienten, die Weizenbrot nicht vertragen, geben dem Gluten schuld und weichen von Weizen auf Dinkel aus, ohne zu wissen, dass Dinkel wesentlich mehr Gluten enthält als normaler Weizen. Aber eine Glutenallergie kann bei der atopischen Dermatitis durchaus vorliegen[126], jedoch ohne dass dies immer der Fall ist.[127]

Die tierischen Proteine des Fleisches sind den Menschlichen sehr ähnlich und doch nicht ganz gleich. Darum belastet tierische Nahrung das Immunsystem sehr stark, denn es muss ständig fremde Proteine von den körpereigenen unterscheiden. Dies ist eine grosse Belastung, die sich nach jeder tierischen Mahlzeit in einer hohen Produktion und Ausschwemmung von weissen Blutkörperchen ins Blut (Verdauungsleukozytose) und in der jedermann bekannten Müdigkeit nach einer tierischen Mahlzeit zeigt.

Der IgG4-Test muss richtig bewertet werden. Lässt man nur die Nahrungsmittel weg, gegen welche hohe IgG4-Titer gemessen wurden, so bessern sich zwar viele Beschwerden, kehren aber wieder zurück, sobald diese Nahrungsmittel wieder eingeführt werden, da die Grundursache, das kranke Milieu und die bakterielle Fehlbesiedelung des Darmes, nicht behoben wurden.

Die Heilung des Milieus und Mikrobioms des Darms ist für die Heilung der atopischen Dermatitis entscheidend. Immer braucht es eine lange Diätphase mit vorerst veganer Frischkost (Rohkost). Bei allen Krankheiten, bei denen Nahrungsallergene eine Rolle spielen, wie die Neurodermitis, die Psoriasis, die Sklerodermie, die rheumatoide Arthritis, die Colitis ulcerosa, der Morbus Crohn usw. hat sich die IgG4-Testung sehr bewährt.

Bei sorgsamer, konsequenter Durchführung unserer Diät können Nahrungsmittel, auf welche sich eine Reaktion zu 25 % zeigte, nach 3 Monaten bereits vorsichtig wieder eingeführt werden, Nahrungsmittel mit 50 % Reaktion nach einem halben Jahr, mit 75 % nach ¾ Jahren, jedoch immer nur im Rahmen der in diesem Buch beschriebenen Heildiät. Nahrungsmittel mit starker Reaktion können frühestens nach 1 ½ Jahren ganz vorsichtig wieder eingeführt werden. Wird all dies beachtet, so kann die Neurodermitis zuverlässig und dauerhaft geheilt werden.

Provokationsfaktoren

Provokationsfaktoren lösen akute Verschlechterungen aus. Als solche gelten unverträgliche Nahrungsmittel, scharfe oder saure Nahrungsmittel, Nahrungsmittel mit hohem Histamingehalt, industrielle Zusatzstoffe in Lebensmitteln, Alkohol, Textilien, Waschlotionen, Schweiss, hartes, stark kalkhaltiges Wasser, Luftallergene wie Hausstaub, Pollen, Tierhaare, Infektionen mit Staphylococcus aureus oder Malassezia-Arten, sowie seelische Belastungen und Stress.

Komplikationen der Neurodermitis

Leicht entsteht eine Superinfektion der wunden Haut mit Staphylokokus aureus. Wenn immer Feuchtigkeit vorhanden ist, ist dies der Fall. Bei 30 bis 80 % der an Neurodermitis leidenden Patienten findet man IgE-Antikörper gegen den Hefepilz Malassezia furfur. Diese halten die Entzündung aufrecht. Besonders bei kleinen Kindern kann es zu einer Superinfektion mit dem Herpes-simplex-Virus kommen (Ekzema herpeticatum). Die Infektion der Neurodermitis kann sich auf der kranken Haut leicht dramatisch ausbreiten. Eine Superinfektion erfordert immer, zumindest äusserlich, eine antibiotische Therapie.

Sonderformen der Neurodermitis

Als solche gelten folgende Formen: Ein Befall nur des Kopfs und des Halses, ein Brustwarzenekzem, kleine juckende Bläschen auf den Handflächen, zwischen den Fingern oder an den Fusssohlen *(Dishydrotisches Ekzem)*, Risse an den Ohrläppchen, den Fingern oder den Lippen, Ekzeme der Augenlider, helle, leicht schuppende Hautflecken *(Pityriasis alba)*, isolierte Ekzeme im Genitalbereich, juckende, entzündete Lippen *(Cheilitis sicca)*, stecknadelgrosse, stark juckende Krusten auf der Kopfhaut, eine trockene, schuppende Haut der Handflächen und Fusssohlen, ein trockenes, schuppendes oder rissiges Ekzem an den Finger- oder Zehenkuppen, das besonders im Winter in Erscheinung tritt.

Die *Pulpitis sicca* wird auch atopischer Winterfuss genannt. Es ist ein trockenes Ekzem, bei dem es zu schmerzhaften Einrissen der Fingerkuppen oder Zehenspitzen kommt. Sie wird als Sonder- oder Minimalform der Neurodermitis (atopisches Ekzem) betrachtet.

Begleiterscheinungen der Neurodermitis

Oft ist die Haut um den Mund blass und die Augenbrauen sind seitlich ausgedünnt (Hertoghe-Zeichen). Oft verdoppelt sich die Falte des unteren Augenlides (Dennie-Morgan-Falte). Streicht man mit einem Finger über die Haut, hinterlässt dies oft einen blassen Strich, der allmählich wieder verschwindet (Dermographismus albus). Oft leiden die Patienten auch an einer Bindehautentzündung. Manchmal verformt sich die Hornhaut, so dass Seestörungen entstehen (Keratokonus) und entsteht frühzeitig ein grauer Star (Linsenkatarakt).

Die seelischen Folgen der Neurodermitis

Ist die Neurodermitis ausgeprägt und besonders wenn das Gesicht und die Hände befallen sind, bedeutet dies ein unsägliches Leid. Gefangen im Teufelskreis von Verzweiflung, Juckreiz, Schlaflosigkeit, Stunden der Pflege und nervöser Erschöpfung, welche den Juckreiz verstärkt. Da fällt es schwer, an sich selber zu glauben, sich an seinem Aussehen freuen zu können. Das Bild von sich selber, seines eigenen Wertes ist tief gekränkt und verletzt. Nähe und Zärtlichkeit sind kaum annehmbar, das Selbstwertgefühlt bricht ein, Kränkungen und Ausgrenzung durch Vorurteile sind oft an der Tagesordnung. Oft fühlt man sich ausgegrenzt und reagiert man gereizt. Bei Stress, Spannungen und Konflikten verstärkt sich der Juckreiz erst recht. Eltern von Kindern mit Neurodermitis sind oft verzweifelt. Durch den nächtlichen Juckreiz heischt das Kind so viel Aufmerksamkeit, dass die Erziehung erschwert ist und die Familie in ihrem systemischen Beziehungsgefüge arg gestört wird. Auch hier entsteht nicht selten eine Art Teufelskreis in der ganzen Familie. Nur durch eine definitive Heilung dieser Krankheit kann wieder Freude und Licht in das Leben der Patienten und ihrer Angehörigen kommen. Durch die Therapie der Ursachen, wie sie in diesem Buch beschrieben ist, ist eine definitive Heilung möglich.

Die Therapie der Neurodermitis

Die Therapie der allgemeinen medizinischen Schule

Sie richtet sich nicht gegen die Ursachen. Darum sind die Behandlungsansätze relativ vielfältig. Sie ist ein Versuch, die Entzündung und den Juckreiz zu unterdrücken. Sobald das Ekzem feucht ist, liegt eine bakterielle Superinfektion vor, so dass antiseptische bzw. antibiotische Mittel zum Einsatz kommen.
International hat man sich im Jahr 2008 auf folgendes Stufenschema zur Therapie des atopischen Ekzems geeinigt:

S2-Leitlinie atopische Dermatitis[128]

<table>
<tr><th colspan="4">Stufentherapie des atopischen Ekzems</th></tr>
<tr><th>Stufe 1</th><th>Stufe 2</th><th>Stufe 3</th><th>Stufe 4</th></tr>
<tr><td rowspan="4">Trockene Haut</td><td rowspan="3">leichte Ekzeme</td><td rowspan="2">moderate Ekzeme</td><td>persistierende, schwer ausgeprägte Ekzeme</td></tr>
<tr><td>systemische Therapie (z.B. Cyclosporin A)</td></tr>
<tr><td colspan="2">äusserliche Behandlung mit Glucocorticoiden der Klasse 2 und 3 und/oder Calcineurinhemmern</td></tr>
<tr><td colspan="3">antiseptische Wirkstoffe
Behandlung des Juckreizes
äusserliche Behandlung mit Glucocorticoiden der Klasse 1 und 2 (äusserlich) und/oder Calcineurinhemmern</td></tr>
<tr><td colspan="4">Basispflege der Haut
Vermeidung und Reduktion von Provokationsfaktoren</td></tr>
</table>

Die Basispflege

Sie soll die Barrierefunktion der Haut verbessern, um die Empfindlichkeit gegenüber Reizungen von aussen und das Eindringen von Allergenen abzuschwächen. Je nach dem Zustand der Haut werden hierzu in der Regel Salben und Lotionen angewendet, meist milchartige Emulsionen aus Öl und Wasser, bei sehr trockener Haut auch solche mit stärkerem Ölgehalt. Salben enthalten oft Wachs oder Paraffin. Eine weitere Möglichkeit zur Rückfettung der Haut sind Ölbäder. Zudem können sowohl warme, als auch kalte nasse Umschläge zur Heilung und Linderung angewendet werden.

Mandelöl weist einen Anteil von 90 % an einfach und zweifach ungesättigten Fettsäuren auf, sowie einen hohen Gehalt an α-Tocopherol, das antioxidativ und hautschützend wirkt und das Einziehen der Lipide optimiert. Mandelöl eignet sich hervorragend als Hautöl, Körperöl, Massageöl, Badeöl, für Salben, Cremen, für Gesichts- und Ölpackungen, für die Pflege von Säuglingen und Kleinkindern und als Bestandteil eines Lippenbalsams. Die Mandelölsalbe erhöht die Widerstandskraft der Haut, unterstützt die Wundheilung und schützt besonders rissige Hautpartien. Mandelöl-Cremen haben einen höheren Wassergehalt als die Salben und sind mit Zitronensäure konserviert, die antimikrobiell wirkt. Entzündete Haut benötigt vermehrt Zink, das in manchen Rezepturen von Mandelölsalben enthalten ist. Die weisse Mandelölsalbe enthält Zinkoxid und zudem Wachs und Paraffin und ist dadurch stärker rückfettend. Ölbäder und warme oder auch kalte nasse Umschläge, können die Entzündung lindern.

Die gesunde Haut enthält Harnstoff. Dieser verbessert die Feuchtigkeit der Haut. Beim atopischen Ekzem ist der Harnstoffgehalt tiefer, darum wird manchen Präparaten Harnstoff zugesetzt. Allerdings kann er rissige Haut zusätzlich reizen. Häufig wird den Salben Hanföl, Nachtkerzenöl, Johanniskrautextrakt oder Dexpanthenol zugesetzt. Hanf- und Nachtkerzenöle enthalten viel Omega-3-Ölsäure. Diese hemmt Entzündungen und wirkt antioxydativ. Dexpanthenol (z.B. Bepanthen®) wird in Wasser-Öl-Emulsionen beigefügt und von der Haut gut aufgenommen. Zudem reichert es sich am Ort der Anwendung an. Es erhöht das Vermögen der Haut, Feuchtigkeit zu bewahren, so dass es pflegend wirkt und die Elastizität der Haut verbessert. Dexpanthenol unterstützt die Neubildung der Hautzellen und trägt dadurch zu ihrer Regeneration bei. Auch lindert Dexpanthenol den Juckreiz, wirkt entzündungshemmend und fördert die Wundheilung.

Sind gewisse Stellen des Ekzems feucht, so sind diese immer infiziert, vor allem mit Staphylokokkus aureus. Fusidinsäure (Fucidincrème®) behindert die Vermehrung von Bakterien, indem es die Proteinsynthese, also die Herstellung von Eiweissbausteinen, die für die Bakterien lebensnotwendig sind, stört. Dadurch können sich die Bakterien nicht mehr weiter ausbreiten und die Superinfektion des Ekzems heilt ab. Gegenüber Desinfektionsmitteln, wie verdünnter Chlorbleiche (Natriumhypochlorit-Lösung) und anderen antibiotischen Salben hat sie den Vorteil, dass sie die natürliche Zusammensetzung der Hautflora weniger stark durcheinanderbringt.

Gerbstoffe können lebendiges Gewebe oberflächlich verdichten, so dass sich eine schützende Membran bildet, z.B. auf der Haut oder der Schleimhaut. Durch ihre zusammenziehende (adstringierende) und austrocknende Wirkung entziehen sie Bakterien, die sich auf der Haut oder einer Schleimhaut angesiedelt haben, den Nährboden. Das Eindringen von Bakterien und Pilzen ins Gewebe wird erschwert (antimikrobielle Wirkung). Schmerz und Wundsekretion werden vermindert, Entzündungen gehemmt und kapillare Blutungen gestillt.

Gerbstoffe können Schwermetall oder Alkaloide aus ihren Verbindungen in der Haut herauslösen. Dadurch wirken sie gegen Schwermetallionen und Alkaloide. Gerbstoffe trocknen aber die Haut aus und bei langzeitiger, grossflächiger Anwendung können sie die Leber schädigen.

Natürliche Gerbstoffe sind Tannine, die in Blättern, Hölzern, Rinden, Früchten und Wurzeln von Kastanien, Bananen, Eichen, Fichten, Mimosen, Quebracho, Schwarztee und Kaffee vorhanden sind. Ein hoher Tanningehalt gilt als Qualitätskriterium des Rotweins. Einen besonders hohen Gehalt an Tannin haben Galläpfel (Gallae) aus Quercus infectoria, Hamamelisblätter (Hamamelidis folium) aus Hamamelis virginiana = Zaubernuss, Walnussblätter (Juglandis folium) aus Juglans regia, Eichenrinde (Quercus cortex) aus Quercus robur, Ratanhiawurzel (Ratanhiae radix), Krameria lappacea, Blutwurzwurzel (Tormentillae rhizoma) aus Potentilla erecta, Heidelbeeren (Myrtilli fructus) und Vaccinium myrtillus.

Seit Jahrtausenden verwendet die Naturheilkunde als Gerbstoffe Catechu, Brombeerblätter von Rubus fruticosus, Gänsefingerkraut von Potentilla anserina, Erdbeerblätter von Fragaria vesca, Odermennigkraut Agrimonia eupatoria, Frauenmantelkraut von Alchemilla xanthochlora, Breitwegerichblätter von Plantago major, Spitzwegerichblätter von Plantago lanceolata, Rosenblüten von Rosa gallica und Wiesenknopfblätter von Sanguisorba officinalis.

Die Therapie mit Glucocorticoiden (Corticosteroide)

1948 gelang Lewis Hastings Sarett, der für die Firma Merck arbeitete, die Partialsynthese von Cortison aus Desoxycholsäure. Damit war eine Substanz, mit der Wirkung des entzündungshemmenden Nebennierenhormons Cortisol gelungen. Im selben Jahr injizierte der amerikanische Rheumatologe Philip Hench erstmals Cortison in ein Gelenk einer Patientin mit schwerer rheumatoider Arthritis. Danach war sie schmerzfrei. Man glaubte endlich das Wundermittel gegen alle entzündlichen Krankheiten gefunden zu haben. 1951 konnte Robert Woodward erstmals Cortison vollsynthetisch herstellen. Bald wurde aber klar, dass diese Therapie die Symptome nur unterdrückte und sie danach erst recht wieder erschienen.

Die Glucocorticoide unterdrücken den Juckreiz und die Entzündung der Haut und können schwere Schübe dämpfen. Abhängig von der Schwere und Art der Symptome werden unterschiedliche Wirkstoffe und Salbengrundlagen verwendet. Es gibt sehr zahlreiche Produkte, in Form von Cremen, Salben, Lotionen, Gelen, Pasten, Schäumen, Scalp Applications, Shampoos und Lösungen, darunter auch viele Kombinationspräparate.

Die menschliche Nebenniere produziert rund 25 mg Cortisol pro Tag. Auf die Haut aufgetragene Clucocorticoide werden resorbiert und unterdrücken die Tätigkeit der Nebenniere.

Die Wirkungsweise der Corticosteroide

Die entzündungshemmende Wirkung der Corticosteroide

Sie ist die bedeutendste Eigenschaft. Ein Teil der entzündungshemmenden Wirkung entsteht durch eine Einwirkung auf einem transkriptorischen Komplex. Dadurch wird die Produktion der Interleukine 1, 2, 6 und des Tumornekrosefaktors α, sowie Interferon γ gehemmt. Die Corticosteroide bewirken zudem eine Synthese von Lipocortin. Dieses hemmt die Phospholipase A2 und die Synthese der Prostaglandine und Leukotriene. Die Corticosteroide wirken aber auch auf die Immunzellen ein. Sie hemmen die Wanderung der neutrophilen Granulozyten und Monozyten in den Ort der Entzündung. In der Haut bewirken sie zusätzlich eine Verengung der Blutgefässe (Vasokonstriktion), so dass die Haut weniger durchblutet wird.

Die Cortikosteroide hemmen aber auch die Zellneubildung im ganzen Körper und so auch in der Haut, der Horn bildenden Zellen (Keratinozyten). Dies bewirkt eine Degeneration der Haut (epidermale Atrophie), die glücklicherweise nach Absetzen dieser Medikamente sich wieder aufbauen kann. Die Pigment bildenden Melanozyten werden vermindert, so dass längere Zeit behandelte Stellen der Haut blass werden. In der Lederhaut bilden sich weniger Kollagenfasern und die Zwischenzellsubstanz wird arm an ihrer molekularen Struktur, ihrem Netzwerk aus Proteoglykanen. Auch verlieren die elastischen Fasern der Haut ihre korrekte Struktur, so dass die Haut steif wird. Dies ist nur teilweise, manchmal auch gar nicht reversibel, so dass ein dauernder degenerativer Schaden in der Haut bleibt.

In einer gesunden Haut sind so genannte Langerhans-Zellen eingelagert. Dies sind ruhende Antigen präsentierende Zellen, die bei Verletzungen der Haut oder beim Eindringen von Antigenen, sich zu reifen dendritischen Zellen differenzieren und in die nahe gelegenen Lymphknoten auswandern, eine Immunreaktion auslösen. Die Corticosteroide reduzieren die Anzahl der Langerhans-Zellen, wodurch die Antigenpräsentation an T-Zellen vermindert wird. Zudem hemmen sie die Transkription von Zytokinen und die Aktivierung von weissen Blutkörperchen (Leukozyten). Aus all diesen Gründen erhöht sich das Infektionsrisiko bei der Anwendung von Corticosteroiden bedeutend.

Die Resistenzbildung auf Glucocorticoide (Tachyphylaxie)

Bei längerer Anwendung wird die Haut zunehmend resistent auf die Corticosteroidtherapie. Dies geschieht bei einer Anwendung über mehrere Wochen ohne Unterbruch. Je potenter das Molekül, desto schneller tritt eine Tachyphylaxie auf, die nach längerem Absetzen wieder verschwindet. Im Gegensatz zum Verlust der Wirkung, reduzieren sich jedoch die Nebenwirkungen der Corticosteroide bei der Tachyphylaxie nicht.

Die Klassifikation der Corticosteroide

Wirkstoffklassen der topischen Kortikosteroide (adaptiert nach: Harms M, Poffet D, Guillod J. Clinique de Dermatologie, Hôpital Cantonal Universitaire de Genève)

Klasse I

Schwach wirksame Corticosteroide		
Inhaltsstoff	**Konzentration in %**	**Markenname**
Hydrocortisonacetat	0,1/0,2 % Hydrocortison	Crème Streuli®
Hydrocortisonacetat	0,5 %	Sanadermil®/(Dermacalm®-d)
Hydrocortisonacetat	1,0 % Hydrocortison	Crème Astier®
Hydrocortisonacetat	2,5 %	Alfacorton®
Prednisolonacetat	0,5 %	Hexacorton®
Prednisolonacetat	0,25 %	Premandol®
Fluocinonid	0,01 %	Topsymin®
Dexamethason	0,1 %	Dexalocal®

Klasse II

Mittelstark wirksame Corticosteroide		
Inhaltsstoff	**Konzentration in %**	**Markenname**
Bethamethason-17-valerat	0,05 %	Quadriderm®
Flumetasonpivalat	0,02 %	Locacorten®
Clobetasonbutyrat	0,05 %	Emovate®
Alclometasondipropionat	0,05 %	Delonal®
Prednicarbat	0,25 %	Prednitop®
Fluocinolonacetonid	0,025 %	Synalar®

Klasse III

Stark wirksame Corticosteroide		
Inhaltsstoff	**Konzentration in %**	**Markenname**
Fluticasonpropionat	0,005 %	Cutivate®-Salbe
Fluticasonpropionat	0,05 %	Cutivate®-Crème
Betamethasonvalerat	0,1 %	Celestoderm®-V/Betnovate®
Hydrocortison-17-butyrat	0,1 %	Locoid®
Fluprednidenacetat	0,1 %	Decoderm®
Desoximetason	0,25 %	Topisolon®
Halcinonid	0,1 %	Betacorton®
Betamethasondipropionat	0,05 %	Diprosone®/Diprosalic® Diprogenta®/Triderm®
Methylprednisolonaceponat	0,1 %	Advantan®
MometasonfuroaT	0,1 %	Elocom®
Fluocinonid	0,05 %	Topsym®/Topsym® polyvalent)
Halometason	0,05 %	Sicorten® Sicorten plus®
Fluocinolon(acetonid)	0,25 %	Synalar®/(Synalar®-N)

Klasse IV

Sehr stark wirksame Corticosteroide		
Inhaltsstoff	**Konzentration in %**	**Markenname**
Clobetasolpropionat	0,05 %	Dermovate®/Dermovate®-NN
Betamethasondipropionat	0,05 %	Diprolen®

Diese Tabelle erlaubt Ihnen, die Wirkungsstärke des Präparates zu beurteilen, das Ihnen verschrieben wurde. Corticosteroide der Klasse IV werden nur bei therapieresistenten Plaques (wie zum Beispiel bei der Psoriasis oder bei therapieresistenten Dermatosen der Handflächen und Fusssohlen verwendet. Allgemein wird empfohlen, im Gesicht, besonders an den Augenlidern, im Genitalbereich und an der weiblichen Brust, das Corticosteroid nur ganz kurz anzuwenden und die Klasse III und IV nicht zu verwenden.

Corticosteroide akkumulieren sich in der Hornhaut (Stratum corneum) und dringen von dort aus auf die tieferen Schichten der Haut ein. Darum genügt eine einzige Anwendung pro Tag für eine volle Wirkung. An Stellen wo die Hornhaut durch Schäden des Ekzems fehlt, werden zwei Applikationen pro Tag empfohlen. Bei zu häufiger Anwendung steigt das Risiko der unerwünschten Wirkungen ohne eine Besserung zu erreichen.

Die unerwünschten Wirkungen

Diese sind bedeutend. Am meisten gefürchtet ist die Hautatrophie (vorzeitige Alterung), mit Neigung zu Infektionen und Verletzbarkeit. Sie entsteht bei der Anwendung eines Corticosteroids der III. oder IV. Klasse schon nach 6 Wochen. Setzt man diese danach gleich ganz ab, so kann sie sich noch innert vier Wochen zurückbilden. Im Gesicht vermehrt sich die Behaarung (Hypertrichose), worunter besonders Frauen sehr leiden. Nach Absetzen kann sie sich noch mindestens teilweise zurückbilden.

Durch die Atrophie wirkt die Haut wie Zigarettenpapier, wird fragil. Die Wundheilung ist verzögert, die Pigmentierung vermindert. Oft entstehen rote Streifen, die aussehen, als wäre die Haut zerrissen (Striae rubrae distensae) und die landläufig als „Schwangerschaftsstreifen" bekannt sind. Am Hals werden die Follikel der Härchen weisslich und prominent. Es entstehen sternförmige, weisse Pseudonarben und die Feinbehaarung der Haut vermehrt sich (Hypertrichose). Die feinen Gefässe verbreitern sich und werden sichtbar (Purpura, Ekchymosen, Teleangiektasien). Auch kann eine allgemeine übermässige Rötung der Haut entstehen (Rubeosis steroidica, Dauererythem). Wegen der Immunsuppression entstehen oft Infektionen durch Hefepilze und Bakterien oder Herpesviren (Tinea incognita, Eczema herpeticatum, Eczema molluscatum, Eczema vaccinatum). Eine Rosazea verschlechtert sich, auch eine periorale Dermatitis um den Mund. Bei kleinen Kindern entstehen gelegentlich rundliche oder den Spaltlinien der Haut folgende, ovale, prallelastische, blaurote Knoten, deren Oberfläche durch Scheuern erodiert sein kann (Granuloma glutaeale infantum). Äusserlich angewendete Corticosteroide werden durch die Haut resorbiert, so dass die Funktion der Nebenniere unterdrückt wird. Häufig entsteht ein Magen- oder Zwölffingerdarmgeschwür durch Übersäuerung des Magens (Steroidulkus). Durch eine Sensibilisierung auf Corticosteroide kann eine allergisch-toxische Kontaktdermatitis entstehen.

Corticosteroide, die in der Dermatologie angewendet werden

Generischer Name	Biologische Halbwertzeit	Wirkungsstärke	Äquivalenzdosis In mg
Cortisol/Hydrocortison	sehr kurz	1	25–30
Cortisonacetat	sehr kurz	0,8	35–37,5
Cloprednol	unbekannt	2	2,5–5
Prednison	kurz	4	5–7,5
Prednisolon	kurz	4	5–7,5
Deflazacort	unbekannt	4	6–9
Methylprednisolon	kurz	5	4–6
Fluocortolon	mittel	5	5
Triamcinolon	mittel	5	4–6
Betamethason	lang	25	1,2
Dexamethason	lang	30	0,75–1
Mometason	lang	unbekannt	unbekannt
Clobetasol	lang	10	unbekannt

Im Normalfall werden schwach oder mittelstark wirksame Präparate der Klasse 1 eingesetzt, wie zum Beispiel Mandelölsalbe mit 2,5 mg Prednisolonacetat pro 1 g (Premandol®). Nur bei schweren Schüben werden stark wirksame Glucocorticoide der Klasse 3 eingesetzt. Die Präparate wurden seit den 1950er-Jahren ständig weiterentwickelt. Neuere Wirkstoffe (z.B. Prednisolon- und Methylprednisolon-Präparate) haben bei hoher Wirksamkeit ein geringeres Risiko für Nebenwirkungen als ältere Wirkstoffe. Im Gesicht oder bei leichteren Symptomen reichen oft Hydrocortison-Präparate aus. Neben der entzündungshemmenden Wirkung kann die Behandlung mit Glucocorticoiden auch die Besiedelung mit Staphylococcus aureus verringern, während sie andere Infektionen aber begünstigt. Um einen Rückfall zu verhindern, dürfen äusserlich angewendete Glucocorticoide nicht abrupt abgesetzt werden. Eine Möglichkeit ist die Intervalltherapie, bei der man die Behandlung mit einer wirkstofffreien Basispflege abwechselt und dann langsam reduziert. Alternativ kann die Wirkstärke stufenweise verringert werden. Bei abruptem Absetzen erscheint das atopische Ekzem sofort wieder und oft noch stärker als zuvor. Die Clucocorticoidtherapie unterdrückt die Cortisolbildung durch die Nebenniere, so dass diese sich zurückbildet (Atrophie). Setzt man die Therapie abrupt ab, so mangelt es an Cortisol, so dass die Entzündung ausser Kontrolle gerät.

Systemische unerwünschte Wirkungen

Die äusserlich angewendeten Corticosteroide dringen durch die Haut in den Blutkreislauf ein. Besonders bei längerer Anwendung hochpotenter Corticosteroide der Klassen III und IV entstehen systemische Nebenwirkungen.

Durch die äusserliche Anwendung kann ein Cushing-Syndrom entstehen, mit Stammfettsucht, Bluthochdruck, Osteoporose und Diabetes mellitus. Der Druck im Kammerwasser des Auges wird erhöht (Glaukom) und die Linse kann sich trüben (Linsenkatarakt). Oft entsteht eine Steroidakne. Bei Kindern hemmt die Glucocorticoidanwendung das Wachstum.

Andere Immunsupressiva

Tacrolimus und *Pimecrolimus* sind äusserlich anwendbar. Sie stammen aus der Transplantationsmedizin, bei der die Abstossungsreaktion gegen das Transplantat unterdrückt werden muss. Die beiden Substanzen sind chemisch ähnlich aufgebaut und gehören in die Gruppe der Makrolide. Pimecrolimus und Tacrolimus hemmen die Bildung von Calcineurin und unterdrücken dadurch das lokale Immunsystem der Haut, zudem unterdrücken sie die Freisetzung von Histamin und Metaboliten der Arachidonsäure. Gegenüber Glucocorticoiden haben sie den Vorteil, dass sie keine Alterung (Atrophie) der Haut verursachen. Eine häufige Nebenwirkung von Tacrolimus und Pimecrolimus ist ein kurzzeitiges Brennen auf der Haut. Noch liegen keine Langzeiterfahrungen vor, ob diese krebserregend sind. Darum veröffentlichte die US-amerikanische Arzneimittelbehörde FDA im Jahr 2005 diesbezüglich eine Warnung. Die Europäische Arzneimittelagentur schränkt den Gebrauch auf Fälle ein, bei denen ein ausreichender Therapieerfolg mit Glucocorticoiden nicht zu erreichen war oder wenn die Glucocorticoidtherapie wegen Nebenwirkungen abgesetzt werden musste.

Weitere, nur noch selten verwendete entzündungshemmende Wirkstoffe sind unter anderem *Teer*, sulfonierte *Schieferölpräparate* (Ammoniumbituminosulfonat) und *Eichenrinde*.

Die natürlichen Flavonoide sind die gelben und roten Farbstoffe der Früchte, Blätter und Gemüse. Flavonoide wirken entzündungshemmend, immunmodulierend und gegen Krebs.
Besondere Aufmersamkeit wurde dem Flavonoid *Taxifolin* aus der Lärche geschenkt, das auch im Schwarzkümmel enthalten ist. Im Jahre 2010 veröffentlichte Befunde eines Mausmodells legen

nahe, dass das natürliche Flavonoid Taxifolin bei äusserlicher und innerer Anwendung zur Hemmung von Entzündungen wirksam ist, indem es die Produktion von inflammatorischen Zytokinen hemmt und dadurch die Entzündung der Haut verringert[129].

Flavonoide sind zu einem grossen Teil hitzeempfindlich. Die in diesem Buch beschriebene Diät enthält hohe Konzentrationen an Flavonoiden mit entzündungshemmender Wirkung bei atopischer Dermatitis. Näheres hierüber ist im Kapitel dieses Buches über das Immunsystem beschrieben (s. Seite 29). Flavonoide hemmen Entzündungsvorgänge ohne Nebenwirkungen und ohne die teils bedeutenden Risiken der Glucocorticoide, denn im Gegensatz zu diesen regulieren sie das Immunsystem, ohne es zu unterdrücken. Die Diät, die in diesem Buch beschrieben ist, ist äusserst reich an Flavonoiden.

Im September 2017 wurde in der EU ein so genanntes „*Biologikum*" zur Behandlung des atopischen Ekzems zugelassen, das aus gentechnisch veränderten Zellen des chinesischen Hamsters hergestellt wird, der monoklonale Antikörper *Dupilumab*. Dupilumab ist ein monoklonaler IgG4-Antikörper, der die Signalwege von Interleukin 4 (IL-4) und Interleukin 13 (IL-13) hemmt. Dupilumab hemmt den IL-4-Signalweg über den Typ-I-Rezeptor (IL-4Rα/γc) und die Signalwege von IL-4 und IL-13 über den Typ-II-Rezeptor (IL-4Rα/IL-13Rα).

Dieses Medikament hat zahlreiche, teils sehr gefährliche Nebenwirkungen. Seine Anwendung können wir nicht empfehlen.

All diese immunsuppressiven Therapien, auch äusserlich angewendet, können wir nicht empfehlen. Sie unterdrücken zwar die Entzündung, so lange sie angewendet werden, mit beträchtlichen Nebenwirkungen und Schäden, wonach diese umso stärker wieder erscheint, sobald man diese Mittel absetzt. Als Folge der Unterdrückung reagiert die Haut der Patienten, die über lange Zeit mit Cortison haltigen Salben behandelt worden sind, unter der homöopathischen Therapie mit verstärkter Erstverschlimmerung. Dies ist ein Zeichen, dass die Therapie nicht an die Ursachen ging, sondern sich lediglich gegen das Immunsystem und damit gegen die Heilungsanstrengungen des Organismus richtete.

Antihistaminika

Die ersten Antihistaminika wurden in den 1930er Jahren entdeckt. Phenbenzamin (Antergan®) war das erste therapeutisch eingesetzte Antihistaminikum. Antihistaminika spielten eine wichtige Rolle bei der Entwicklung der ersten Neuroleptika, zur Therapie von Geisteskrankheiten, da Histamin auch im Gehirn ein bedeutender Botenstoff ist. Bis im Jahr 2000 hat man 4 Histaminrezeptoren entdeckt (s. Seite 14).

Werden die H1-Rezeptoren durch Histamin gereizt, so erweitern sich die Blutgefässe im ganzen Körper (Vasodilatation), rötet sich die Haut, kommt es zu Störungen des Tag-Nacht-Rhythmus, zu Erregung, Erbrechen und Verengung der Bronchien (Bronchokonstriktion). Diese Rezeptoren sind für allergische Reaktionen in der Haut verantwortlich. H1-*Antihistaminika hemmen allergische Entzündungen und den Juckreiz*. Sie werden in der Behandlung allergischer Beschwerden, wie Hautrötung, Juckreiz, Konjunktivitis und Rhinitis eingesetzt. Sie besitzen ein unterschiedlich stark ausgeprägtes Vermögen die Blut-Hirn-Schranke zu durchdringen. Dem entsprechend haben sie unterschiedlich starke Nebenwirkungen im zentralen Nervensystem, wie Schläfrigkeit, Behinderung der Reaktion beim Autofahren oder Bedienen von Maschinen und Schädigung des Schlafvermögens.

H1-Antihistaminika werden in Präparate der ersten, zweiten und dritten Generation unterteilt, je nach ihrer zentralnervösen Nebenwirkung: alle wirken mehr oder weniger sedierend (einschläfernd), bewirken eine Gewichtszunahme, da sie das Appetitzentrum im Hypothalamus beeinflussen. Wegen diesen Nebenwirkungen werden sie für Hautkrankheiten nur noch wenig verwendet, sondern nur noch gegen Brechreiz und zur Behandlung der Reisekrankheit, Symptome, gegen welche jedoch die Homöopathie wirksamere Mittel zur Verfügung stellt. Auch findet man H1-Antihistaminika heute noch in Schlafmitteln. Dem entspricht, dass sedierende H1-Antihistamnika wie Hydroxycin nur noch gelegentlich für abends verschrieben werden.

Derzeit stehen neuere H1-Antihistaminika zur Verfügung, welche die Blut-Hirn-Schranke nicht passieren. Diese werden vorwiegend äusserlich angewendet, als Salben, Nasensprays oder Augentropfen. Sie haben keinerlei heilende Wirkung auf die Neurodermitis, können aber vorübergehend nützlich sein, um den Juckreiz zu vermindern, bis die Ursachentherapie ihre volle Wirkung zeigt.

Lichttherapie und Klimabehandlung

Hochdosiertes UV-Licht wirkt entzündungshemmend und wirkt dadurch beruhigend auf die Neurodermitis. Am besten geeignet sind *Sonnenbäder*. Diese sind im Winter nur in Höhenlagen über 1200 m voll wirksam, da das UV-B-Spektrum durch Dunstschichten abgefangen wird. Heute wird oft mit *künstlichen Höhensonnen* des UV-B-Licht-Schmalspektrums von 311 nm behandelt, manchmal in Kombination mit UVA-Lichtstrahlern.

Bei schweren Formen des atopischen Ekzems hat sich die UVA1-Lichttherapie mit 340–400 nm Wellenlänge bewährt. Als Hochdosistherapie (bis zu 130 J/cm²) konnten signifikante Vorteile gegenüber der Therapie mit Corticosteroiden nachgewiesen werden. UVA1-Licht dringt tiefer in das Gewebe ein und hemmt die dendritischen Langerhanszellen und die Histamin haltigen Mastzellen stark, so dass die Entzündung zurückgeht. Den Rückschlag, der nach jeder Therapie mit Corticosteroiden zur prompten Verschlechterung führt, gibt es bei der UVA1-Hochdosistherapie nicht. Aber auch diese bewirkt eine Alterung der Haut. Darum wird sie für Kinder nicht empfohlen.

In einer Studie mit 36 Patienten mit schwerer Neurodermitis bewirkte eine Behandlung mit *gepulstem blauen Licht* (400–500 nm, 29 J/cm²) nach 6 Monaten eine über 50 %ige Abnahme des Entzündungsscores (EASI) sowie des Verbrauchs an äusserlichen Corticosteroiden[130]. Beim atopischen Handekzem war in einer einfach-blinden Seitenvergleichsstudie mit 10 Patienten, 6 Monate nach Behandlungsende, die Entzündung gebessert[131]. Im Gegensatz zur UV-Bestrahlung bewirkt das gepulste blaue Licht keine Immunsuppression, sondern eine Zunahme von Lymphozyten und Langerhanszellen. Noch liegen keine kontrollierten Studien zur Behandlung der Neurodermitis mit solch langwelligem Licht vor[132,133].

Kuraufenthalte

Geeignet ist das *Hochgebirgsklima*. Oft sind bei der Neurodermitis Milben mitbeteiligt. Sie leben in den Betttüchern und ernähren sich von Hautschuppen der Menschen und unterhalten allergische Reaktionen. In mehr als 1400 m Höhe. ü. M. sind sie stark reduziert. Auch ein maritimes Reizklima, wie zum Beispiel an der Nordseeküste wirkt sich oft günstig aus. Dabei ist es wichtig, den Kuraufenthalt für Sonnenbäder zu nutzen.

Die Heilung der Neurodermitis durch die Therapie der Ursachen

Wenn die Patienten bei uns ankommen, beginnen wir damit, ihnen die Ursachen sorgsam zu erklären und entnehmen sogleich Blut für die IgG4-Testung, Vitamine, Spurenelemente und Schwermetalle. Bei unerträglichem Juckreiz gilt es, sie so rasch als möglich aus dem Teufelskreis von Jucken, Schlaflosigkeit und Erschöpfung herauszuholen.

Wir geben ihnen täglich eine Procainbaseninfusion mit Procain, Natriumbicarbonat und Magnesiumaspartat, in phsyiologischer Kochsalzlösung. Diese sind ein wunderbares Mittel gegen die übererregte (hypersympathicotone) Erschöpfung. Durch eine zusätzliche ganz langsame intravenöse Injektion von 5–10 ml 1 %igem Procain unter Pulskontrolle, wird diese Wirkung noch verstärkt. Procain ist kein Schlafmittel, auch kein Sedativum. Auf regulativem Weg entsteht durch diese Infusionen mehr innere Ruhe, geht der Juckreiz zurück und bessert sich der Schlaf. Die Blutspiegel für Vitamin D3, B12 und Zink bringen wir an die obere Normgrenze.

Von Anfang an erhalten die Patienten reine vegetabile Rohkost in Form von ganz frisch zentrifugierten Obst- und Gemüsesäften und Mandelmilch. Reizmittel wie Alkohol, Kaffee, Tabak und scharfe Gewürze müssen weggelassen werden. Die Patienten brauchen viel Ruhe und dürfen nicht durch Telefonate, Fernseh- oder Radiosendungen gestört werden. Bei diesem Vorgehen geht der Juckreiz von Tag zu Tag zurück, bis er ganz verschwunden ist. Dadurch kann der Einsatz von Antihistaminika und Glucocorticoiden meist vermieden werden. Feuchte, infizierte Stellen müssen mit Fucidincreme behandelt werden und zwar 5 Tage länger als noch Feuchtigkeit sichtbar ist.

Von Anfang an leiten wir eine Symbioselenkung ein, das heisst, eine mikrobiotische Therapie der Darmflora, vorerst mit Prosymbioflor, das probiotische Fermente enthält und in autolysierter, das heisst inaktiver Form, die Darmbakterien Enterococcus faecalis und Escherichia coli, zwei Keime der gesunden Darmflora, hergestellt aus sauberen Kulturen. Würde man diese Bakterien sogleich in lebendiger Form einnehmen, würden sie im gestörten Milieu des Darms durch die krankmachenden Bakterien zerstört. Nach drei Monaten kann auf Symbioflor I gewechselt werden, welches den Enterococcus faecalis in lebendiger Form enthält und nach weiteren zwei Monaten auf Symbioflor II, das die Escherichia coli-Bakterien enthält, welche zu einer gesunden Darmflora gehören. Sie bilden gelbe Kulturen und sind der Grund, dass der Stuhl bei gesunder Darmflora ockergelb gefärbt ist. Voraussetzung für das Gelingen der Heilung des Mikrobioms des Darms ist aber immer die Rohkostdiät, eine Symbioselenkung allein kann dies nicht bewerkstelligen.

Sobald das Resultat der IgG-4-Analysen vorhanden ist, erklären wir dieses dem Patienten sorgsam und arbeiten für ihn einen individuellen Diätplan aus, bei dem Nahrungsmittel, auf die bedeutende IgG-4-Titer gefunden wurden, vorerst weggelassen werden. Auf Histamin haltige Nahrungsmittel muss bei diesem Vorgehen nur in ganz schlimmen Fällen verzichtet werden.

Zur äusserlichen Pflege erhalten die Patienten verschiedene Anwendungen, Bäder, Packungen und Salbungen.

Oft besteht ein Vitamin-D3-Mangel oder fehlen Spurenelemente und Eisen. Deren Ergänzung ist ganz wichtig. Nach 1–3 Wochen, kann die rohe vegetabile Frischkost (Rohkostdiät) in solider Form gegeben werden, ergänzt durch Frischsäfte, Mandelmilch und Leinöl. Ganz wichtig ist dabei die Lebensordnung, Ruhe, abwechselnd mit Spaziergängen und viel Vormitternachtsschlaf. Das Vitamin B12 muss immer ergänzt werden.

Durch die Wirkung der Diät und die Gespräche mit dem Arzt und dem Pflegepersonal, entsteht bald neue Zuversicht, die für die Heilung ganz wichtig ist.

In der Regel muss die Rohkostdiät während vieler Wochen beibehalten werden, was die Patienten gerne tun, da es ihnen bald viel besser geht und sie die Bedeutung der Diät verstanden haben. Nach dem Klinikaufenthalt führen sie diese zuhause gerne weiter, bis das Ekzem ganz abgeklungen ist. Dann kann auf die 3. Diätstufe übergegangen werden, wobei immer wieder Frischsafttage und Rohkostwochen dazwischengeschaltet werden sollen. Zuhause werden sie vom Hausarzt begleitet und bleiben mit uns in Kontakt.

Die homöopathische Therapie der Neurodermitis

Die klassische Homöopathie ist eine geniale Entdeckung, die dem deutschen Arzt Samuel Hahnemann zur Zeit Johann Wolfgang von Goethe gelungen ist. Vor 200 Jahren bereits hat dieser Arzt das Phänomen der *epigenetischen Vererbung der Neurodermitis* als Folge unterdrückender Behandlungen der Krätzmilbenkrankheit bei Vorfahren beobachtet. Im Gegensatz zur allopathisch-wissenschaftlichen Forschung hält sich die homöopathische Forschung und Therapie, in ihren Arzneimittelprüfungen und in der Therapie, ganz strikt an die zu beobachtenden und vom Patienten mitgeteilten Phänomene. In den letzten Jahrzehnten hat die homöopathisch-wissenschaftliche Forschung weltweit grosse Fortschritte erzielt. Die Wirkung der hochpotenzierten homöopathischen Arznei ist immateriell, vergleichbar mit einer CD, mit der Sie ein Programm, eine Information in Ihren Computer geben. Sie ist also eine reine Information, welche eine löschende Wirkung auf die Krankheit ausübt unter der Voraussetzung, dass sie bei den Arzneimittelprüfungen an gesunden Menschen, dieselben Symptome vorübergehend hervorgerufen hat, an denen der Patient leidet, und unter der zweiten Voraussetzung, dass die Potenz, also die Energie dieser Information genug hoch ist, höher als diejenige, des biologischen Systems im Zustand der Krankheit.

Es gibt nicht so viele Arzneien, wie die Individualität der Menschen benötigen würde. Darum riskiert man gerade bei der Neurodermitis, je höher die Potenz der Arznei ist, desto eher eine Erstverschlimmerung, bevor die Besserung folgt. Auf keinen Fall sollte man hier eine zweihundertste Potenz einsetzen. Es gibt eine Art der Herstellung, welche das Risiko einer Erstverschlimmerung so stark vermindert, dass die Therapie sehr gut lenkbar wird. Dies sind die LM- oder Q-Potenzen. Man beginnt mit einer LM 1-Potenz. Bei dieser erscheint die Reaktion um den dritten Tag. Sobald diese wieder abgeklungen ist, beobachtet man, ob schon eine gewisse Besserung erkennbar ist. Wenn dann nichts mehr sich bewegt, nimmt man die Arznei erneut ein. Dies ist bei LM-Potenzen nach ca. einer Woche der Fall.

Die Homöopathie allein kann die Neurodermitis nicht dauerhaft heilen, da sie das Milieu im Darm und das Mikrobiom nicht sanieren kann. Sie ist aber die Voraussetzung und die einzige Möglichkeit, um die epigenetisch vererbte Teilursache der Neurodermitis auszuheilen. Geschieht dies nicht, so riskiert man, dass die Neurodermitis bei Diätfehlern oder anderen Belastungen wieder in Erscheinung tritt. Die Wahl der richtigen homöopathischen Arznei benötigt viel Erfahrung und ganz sorgfältiges Zuhören und Beobachten des

Patienten. Die am häufigsten angezeigten Mittel sind Sulfur und Mercurius solubilis, aber es kommen noch viele andere Arzneien zur Ausheilung der Neurodermitis in Betracht. Ca. alle 4 Wochen kann die LM-Potenz um jeweils eine Stufe erhöht werden. Es kann auch vorkommen, dass ein anderes Arzneibild erscheint, so dass das Mittel gewechselt werden muss. Der in Homöopathie erfahrene Hausarzt kann dies übernehmen oder falls dies nicht möglich ist, werden wir dies an unserer Klinik vornehmen. Die Heilung der Neurodermitis ist eine vornehme und dankbare Aufgabe für den Arzt und seinen Patienten, eine Aufgabe, die sich lohnt.

Die Schuppenflechte (Psoriasis vulgaris)

Der altgriechische Begriff Psoriasis (ψωρίασις bedeutete „Krätze“, denn in der Antike wurde die Proriasis nicht von der Krätzmilbenkrankheit unterschieden. Der geniale griechische Arzt Hippokrates (460–379 v.Chr.) hat bereits eine schuppende Hautkrankheit beschrieben, bei der es sich wahrscheinlich um Psoriasis handelte. Den Begriff Psoriasis verwendete erstmals der römische Arzt Claudius Galenus (129–199 n. Chr.) für die Schuppenflechte. Im Alten Testament wird eine „Weisse Lepra“ erwähnt, bei der es sich wahrscheinlich um Psoriasis handelte und im Mittelalter wurde die Schuppenflechte oft mit der Lepra verwechselt. So wurden viele an Schuppenflechte leidende Menschen als „Aussätzige“ behandelt, von der Gesellschaft ausgeschlossen, mit Leprakranken zusammen abgesondert und mit Lepra angesteckt. Am Ende des 16. Jahrhunderts verwechselten die Ärzte die Psoriasis oft mit Ausschlägen der Syphilis oder der Gonorrhoe. So haben Vorfahren über viele Generationen unsägliche Ungerechtigkeiten erlebt, die sich in den Empfindungen der Psoriasiskranken manchmal wiederfinden.

Die Psoriasis ist zwar entzündlich, aber nicht ansteckend. Heute wird sie als Autoimmunkrankheit aufgefasst. Sie kann auch innere Organe, Gelenke und zugehörende Bänder angreifen und die angrenzenden Weichteile (Psoriasisarthritis) oder auch die Augen (Uveitis psoriatica), das Gefässsystem, das Herz und die Geschlechtsorgane. Menschen mit Psoriasis erkranken häufiger an Diabetes mellitus, Arteriosklerose und Schlaganfällen.

Das Erscheinungsbild ist nicht einheitlich, gleicht oft eher einer Pilzinfektion. Typisch sind stark schuppende, juckende Flecken, oft an den Knien, den Ellenbogen und an der Kopfhaut. Bei der Psoriasis können die Nägel befallen sein. Die Entzündung spielt sich unter den Nägeln ab, so dass die Patienten wegen stark deformierten und verdickten Nägeln sehr leiden.

Die Epidemiologie der Psoriasis

Im Jahr 2013 litten weltweit etwa 125 Millionen Menschen an Psoriasis, in Deutschland rund 2 Millionen. Sie kann in jedem Lebensalter erscheinen, am häufigsten im 2. und 3. Lebensjahrzehnt, seltener ab dem 5. Lebensjahrzehnt.

Die Ursachen der Psoriasis

Die epigenetische Vererbung

Die Schuppenflechte kommt familiär gehäuft vor, wobei mehrere Generationen übersprungen werden können. Der Erbgang ist unklar geblieben. Man geht heute davon aus, dass die Psoriasis durch das Zusammenwirken von Varianten verschiedener Gene oder eher durch epigenetische Vererbung und Umwelteinflüsse entsteht.

Bei eineiigien Zwillingen erkrankt das zweite Geschwister zu 65–72 % ebenfalls an Psoriasis[134]. In Mitteleuropa erkranken zwei bis drei Prozent der Menschen an Psoriasis, in den USA vier bis fünf Prozent. in Japan und der Volksrepublik China liegt die Prävalenz zwischen 0,025 und 0,3 %. Bei Eskimos, indigenen Völkern Amerikas, Menschen afrikanischer Herkunft und Ureinwohnern Australiens kommt die Psoriasis so gut wie nicht vor. Am häufigsten ist diese Krankheit unter den aus Zentralasien stammenden Kasachen (bis 12 %). Die Schuppenflechte kommt nicht bei allen Erbmalträgern zum Ausbruch. Warum das so ist, können sich die Genetiker bis heute nicht erklären. Menschen mit Psoriasis erkranken weniger an Infektionen der Haut, weil sie in den Zellen der Hornschicht mehr so genannte Defensine (antibakteriell wirkende Proteine) haben[135].

Heute gilt die Psoriasis, genauso wie die atopische Dermatitis, als epigenetisch vererbt[136,137,138,139,140], das bedeutet, dass Veränderung der Aktivität der Gene ohne Änderung der Gensequenzen weiter vererbt wurden (s. Seite 62). Das klinische Erscheinungsbild dieser Krankheit imitiert die Krätzmilbenkrankheit oder auch eine Pilzinfektion, für welche der betonte Rand der Flecken mit zentraler Abblassung typisch ist. In der Tat ist sie von Pilzinfekten nicht immer leicht zu unterscheiden. Epigenetische Veränderungen können durch eine homöopathische Therapie in der Hand des erfahrenen Arztes allmählich gelöscht werden, was für die Ausheilung der Psoriasis von grosser Bedeutung ist.

Autoimmunität

Bei der Psoriasis reagiert das Immunsystem gegen körpereigene Strukturen. Autoimmunität ist bei der Psoriasis bedeutender als bei der Neurodermitis. Damit ist diese Krankheit tiefer eingedrungen. Autoimmunität entsteht durch eine krankes Milieu und Mikrobiom im Darm. Die Fläche der Darmschleimhaut wird auf rund 250–500 m³ geschätzt, wenn man die dichte Auffältelung ausstreichen würde. Die Darmschleimhaut ist der Ort, wo der intensivste Kontakt zwischen fremden Substanzen und körpereigenen Strukturen stattfindet. Wie bereits beschrieben, werden die Immunzellen im Knochenmark gebildet. Dann wandern sie in die Riesenfläche der Darmschleimhaut ein, wo sie in dichtstehenden Zellnestern (Payerschen Plaques) lernen müssen, Fremd und Eigen zu unterscheiden. Dass dies eine sehr schwierige Aufgabe ist, kann man daran erkennen, dass 90 % der Immunzellen diese Schulung nicht bestehen und wieder eliminiert werden müssen. 10 % der Lymphozyten reifen zu immunkompetenten Lymphozyten heran und wandern in die Lymphknoten des ganzen Körpers aus, um ihre Arbeit zu verrichten.

Ob diese Schulung zur Immunkompetenz gelingt, hängt von der Gesundheit des Milieus im Innern des Magen-Darmtraktes und der Darmflora (Mikrobiom) ab. Die allgemein übliche immunsuppressive Therapie von Autoimmunkrankheiten kann das nicht heilen, sondern führt zu vermehrter Chronizität, da sie sich gegen das Immunsystem und damit gegen die Heilungsanstrengungen des Organismus wendet. Durch die in diesem Buch beschriebene Diät heilt dagegen das enterale Milieu und das Mikrobiom allmählich und zuverlässig aus. Diese Diät ist die einzige Möglichkeit, Autoimmunkrankheiten zu heilen. Sie ist für die Heilung der Psoriasis entscheidend.

Herdinfektionen und Störfelder

Herdinfektionen im Zahn-Kieferbereich, in den Nasennebenhöhlen, in den Mandeln, sind eine bedeutende Mitursache für die Psoriasis[141,142,143,144,145]. Durch die chronischen Entzündungen in Infektionsherden, auch wenn sie still und unbemerkt sind, sind im ganze Körper Entzündungsmediatoren, wie die Monozyten, der Tumornekrosefaktor TNF-alpha, IL-1beta, IL-6 und IL-8 erhöht[146].

Das Geschehen in der Haut und das Erscheinungsbild der Psoriasis

Typisch für die Psoriasis sind gleichförmige, rötliche, meist rundliche oder kokardenförmige, schuppende und juckende Entzündungsherde, mit scharfer Abgrenzung und zentraler Abblassung. Besonders häufig erscheinen diese an der Kopfhaut, an den Ellbogen, den Kniescheiben, um den Bauchnabel, über dem Steissbein und den Fingergelenken, sowie unter den Ohrläppchen. Vermehrt entstehen die Flecken an Hautbezirken, welche oft gedehnt werden oder oft gedrückt werden, wie zum Beispiel den Ellbogen, den Knien oder unter dem Gürtel.

Die Epidermis (Oberhaut) gesunder Menschen erneuert sich innerhalb von 26 bis 27 Tagen. In dieser Zeit werden neue Hautzellen gebildet und die gealterten und verhornten Keratinozyten werden nahezu unsichtbar abgestossen. Bei der gesunden Haut dienen die Keratinozyten dem mechanischen, mikrobiellen und chemischen Schutz der Haut. Normalerweise wird nur bei einem Hautdefekt der Transkriptionsfaktor STAT3 aktiviert. Über eine Vermehrung der Keratinozyten aktiviert er T-Lymphozyten in der Haut, welche die Reparatur einleiten.

Bei der Psoriasis dagegen erneuert sich die Haut vorzeitig und zwar innert drei bis sieben Tagen und sie erneuert die Hornschicht übermässig (hyperkeratotisch). Durch die erhöhte DNA-Synthese und die gesteigerte Zellteilung der Basalzellen der Epidermis, geht der Aufbau der Hornschicht der Haut, unter Verlust des Stratum granulosum, vor sich und zwar in stark gestörter, krankhafter Weise (parakeratotisch). In den befallenen Hautbezirken kommt es auch ohne Hautdefekt zur Aktivierung des Transkriptionsfaktors STAT3 und dadurch zu ständigen unangepassten Umbauvorgängen[147].

Wegen der beschleunigten Erneuerung bilden die gealterten Hautzellen silbrig glänzende groblamelläre Schuppen, mit talgartiger, silbriger Konsistenz, welche an Kerzenwachs erinnert (Kerzenwachsphänomen). Wegen des vermehrten Wachstums ist das darunter liegende Gewebe stark durchblutet und erscheint unter den Schuppen, die sich leicht entfernen lassen, als kräftige Rötung. Leicht lassen sich auch noch tiefere Zelllagen lösen (Phänomen des letzten Häutchens). Ist dies leicht möglich, so gilt dies als sicheres diagnostisches Kriterium für die Schuppenflechte. Nach der Entfernung blutet es punktförmig (Phänomen des blutigen Taus, Auspitz-Phänomen). Typisch für die Psoriasis sind auch ganz kleine Abszesse unter der Hornhautschicht („Munro-Abszess“).

Man unterscheidet verschiedene Formen der Psoriasis vulgaris

Die Psoriasis des Typs I

Sie ist mit 60–70 % die häufigste Form der Schuppenflechte und erscheint in der Regel vor dem vierzigsten Lebensjahr. Sie ist familiär gehäuft. Histokompatibilitätsantigene sind immunologische Merkmale körpereigener Zellen, sozusagen ein Mitgliederausweis der Zugehörigkeit zum Körper. Zu 95 % ist diese Form mit den Histokompatibilitätsantigenen HLA-Cw 6 und HLA-Dr 7 sowie mit HLA-B 17 und HLA-B 57 gekoppelt. Alle Gene liegen auf dem kurzen Arm des Chromosoms 6.

Die Psoriasis vulgaris beginnt nicht selten an der Streckseite der Ellbogen.
Die *Psoriasis guttata* ist eine typische Erstmanifestation der Psoriasis vulgaris, bei der die Flechten klein und tropfenar-

tig verstreut sind. Diese wird oft ausgelöst durch Medikamente, wie β-Blocker, Lithium, Antimalariamittel u.a. oder durch eine Infektion mit Streptokokken. Manchmal klingt sie spontan wieder ab.

Die Psoriasis vulgaris erscheint typischerweise an der behaarten Kopfhaut (psoriasis capilitii), in Hautfalten (psoriasis intertriginosa), an den Beugenflächen der Gelenke (psoriasis inversa), an den Innenflächen der Hände (psoriasis palmarum) und den Fusssohlen (psoriasus plantarum). Im Genitalbereich sind die Flecken bei Frauen und Männern meist nur gerötet, ohne grosse Schuppenbildung. Eine Rhagade in der Analkerbe gilt als typisches Zeichen für die Psoriasis.

Die Psoriasis des Typs II
Sie betrifft 30–40 % der Menschen, die an Schuppenflechte erkranken. Sie ist eine spätere Manifestation, denn sie erscheint meist erst nach dem vierzigsten Lebensjahr. In der Regel befällt sie auch die Nägel oder die Gelenke (Psoriasisarthritis). Diese Form ist nicht familiär gehäuft und verläuft meistens nicht sehr schwer.

Die Psoriasis des Typs Zumbusch
Sie ist selten, betrifft 0,5–2,5 % der Patienten mit Schuppenflechte und erscheint vor allem nach dem 50. Lebensjahr. Typisch für diese Form ist die Bläschenbildung. Wie bei Patienten mit Bechterew-Krankheit ist das Oberflächenantigen HLA-B27 auf ihren Zellen vorhanden. Die Ursachen für diese meist generalisiert auftretende Psoriasis-Form sind noch nicht geklärt. Man geht davon aus, dass in den Entzündungsherden ungewöhnlich grosse Mengen Interleukin-8 gebildet wird, was neutrophile Granulozyten in die Hornhautschicht lockt. Dadurch entstehen sterile Pusteln. Auch ist der Tumornekrosefaktor-α (TNF-α) erhöht, was Entzündungsreaktionen in der Haut bewirkt.

Der klinische Verlauf dieses Typs Zumbusch ist gekennzeichnet durch einen akuten Fieberschub. Innerhalb weniger Stunden entwickeln sich zunächst an den Berührstellen der Haut (z.B. unter der Brust) und später generalisiert, flächige Rötungen (Erytheme) mit Pusteln. Diese können in schweren Fällen zusammenfliessen. Innerhalb von 24 Stunden steigt die Zahl der Leukozyten im Blut stark an und das Calcium und das Albumin im Serum sinkt. Im weiteren Verlauf erscheinen immer wieder Fieberschübe und überall Pusteln. (Psoriasis pustulosa generalisata). Diese spezielle Form der Psoriasis kann gefährlich sein. Todesfälle kommen vor. Manchmal wird sie durch kosmetische Produkte ausgelöst. Manchmal erscheint sie nur an den Handflächen und Fusssohlen (Psoriasis pustulosa palmaris et plantaris).

Die Psoriasis vom Typ Barber
Bei gutem Allgemeinbefinden befinden sich die Pusteln nur an den Händen und Füssen (Akrodermatitis continua suppurativa).

Die Psoriasis vom Typ Hallopeau
Bei dieser Form befinden sich die Pusteln nur an den Akren, an den Fingern, den Zehen, den Händen, den Füssen, der Nase, dem Kinn, den Augenbrauen- und über den Jochbögen. Manchmal verlieren die Patienten die Nägel und die Haare. Oft sind die Genitalien und der After betroffen. Oder die Leisten. Bei Männern erscheinen die Ausschläge besonders an der Peniswurzel, der Eichel und am Hodensack (Skrotum), bei Frauen am Schamhügel, der Vulva, an den Schamlippen, am Damm und um den Anus herum. Die Entzündungsherde sind meist einfach rot, scharf begrenzt und die sonst für die Psoriasis so typische Schuppung fehlt.

Die Psoriasis an der Kopfhaut

Sie nimmt eine Sonderstellung ein: Der behaarte Kopf ist sowohl bei der juvenilen Form als auch bei Erwachsenen das am häufigsten befallene Hautareal der Psoriasis. Nach Angaben der Deutschen Dermatologischen Gesellschaft ist die Kopfhaut zu 50 bis 80 Prozent befallen. Wegen der hohen Sensibilität und der dichten Behaarung gilt die Kopfhaut als besonders schwierig zu behandeln.

Die Manifestation der Psoriasis an den Hautanhangsgebilden

In den Fingernägeln können sich Grübchen bilden. Bei massivem Befall leiden die Haarfollikel, so dass ein inselförmiger Haarausfall entsteht (Alopecia psoriatica areata).

Manchmal erscheint die Psoriasis nur an den Finger- und Zehennägeln. Dann entstehen Tüpfel- oder Grübchen in den Nägeln (Nagelmatrix-Psoriasis), „Ölflecken“ oder gelblich verfärbte „Ölnägel“ oder eine Nagelbett-Psoriasis (distale Onycholyse), ein Befall unter den Nägeln (subunguale Onychodystrophie), „Krümelnägel“, starke Verdickungen (Onychauxis) und im schlimmsten Fall greift die Psoriasis die Knochen der Endglieder an (Akroosteolyse).

Die Beteiligung innerer Organe bei der Psoriasis

Oft werden bei der Psoriasis auch innere Organe durch Autoantikörper angegriffen und es gibt auch Formen der Psoriasis bei denen die Haut nicht wesentlich befallen ist, sondern fast nur innere Organe oder Gelenke.

Die Psoriasis arthropathica

Bei der Psoriasisarthritis entzünden sich Gelenke und die zughörigen Bänder. Zu 60–70 % ist das Histokompatibilitätsantigen HLA-B27 positiv, so dass die Krankheit nur schwer von der Bechterew’schen Krankheit abgrenzbar ist, bei welcher das HLA B27 zu 90 % positiv ist. Psoriasis-Patienten haben in Gelenknähe eine höhere Knochendichte und nicht mehr Erosionen als gesunde Menschen[148].

Die Psoriasis der Augen

An einer Entzündung des Augeninnern (Uveitis) erkranken 1,2 % der Psoriasispatienten. Auch die Netzhaut kann erkranken, was zur Erblindung führen kann. Augenärztliche Kontrollen sind ganz wichtig.

Herz-Kreislauf

Die Risikofaktoren für Herz-Kreislaufkrankheiten sind bei Psoriasis erhöht. Allerdings sind bei Psoriasispatienten auch die klassischen Gefässrisikofaktoren (Fettleibigkeit, Bluthochdruck, Zucker- und Fettstoffwechselstörungen) erhöht. Trotzdem sind die Wissenschaftler der Ansicht, dass die Psoriasis an und für sich ein Risikofaktor für Herz-Kreislaufkrankheiten und für einen Herzinfarkt oder Hirnschlag darstellt[149,150,151].

Die seelische Belastung durch die Psoriasis

Viele Patienten leiden sehr an dieser Krankheit.
Die seelischen Belastungen werden allgemein stark unterschätzt. Viele Betroffene erfahren diese Krankheit als starke Beeinträchtigung, fühlen sich ausgegrenzt, isoliert und leiden unter mangelndem

Selbstvertrauen und Depressionen. Auch verfallen sie viel eher dem Alkohol, der dann ihre Krankheit massiv verstärkt[152].

Auslösende und verschlimmernde Risikofaktoren der Psoriasis

Bei rund 25 % der Patienten tritt die Psoriasis nur einmal im Leben auf. Bei den anderen wechseln sich Phasen mit starker und geringer oder auch fehlender Aktivität ab.

Viele Patienten berichten über *schwerwiegende physische oder psychische Belastungen* als initialen Auslöser der Erkrankung, wie z.B. einen schweren grippalen Infekt, eine Operation oder starke seelische Traumen, wie der Tod eines nahen Angehörigen. Bei Frauen erscheint die Krankheit oft durch bedeutende *hormonelle Veränderungen*, Oft löst eine Schwangerschaft den ersten Schub aus. Auch erscheint die Psoriasis oft während der Pubertät.

Bricht die Psoriasis schon im Kindesalter aus, bedeutet dies eine enorme seelische Belastung für das Kind, die ebenfalls meist unterschätzt wird. Oft erscheint die Krankheit im Herbst oder Winter, bei *trockener Heizungsluft und nasskaltem Wetter und Vitamin-D-Mangel* durch das fehlende UV-B-Spektrum des Sonnenlichtes.

Zahlreiche Medikamente können Psoriasis auslösen oder sie verschlimmern: Betablocker, ACE-Hemmer, Lithium-Salze, Antimalariamittel, Interferone, Tetracycline, Terbinafin, nichtsteroidale Antirheumatika und Folsäure[153].

Viele kosmetische Präparate sind ein Risikofaktor, besonders wenn sie die Haut austrocknen, wie z.B. alkoholhaltige Lotionen oder Produkte, welche die Haut chemisch irritieren, wie Rasierschaum, Haarsprays und Handwaschpräparate.

Selbst kosmetische Produkte, welche lindern sollten, können die Psoriasis verschlimmern, bis hin zur gefährlichen Psoriasis pustulosa generalisata, so die zahlreichen *Shampoos, die Zink-Pyrithion enthalten*.

Auch können Irritationen durch *Verletzungen, Reibung, Operationen, Sonnenbrand* oder ähnliches auslösend wirken. Dabei erscheinen neue Herde an einem zuvor gesunden Ort in gleicher Weise wie die übrigen Herde, dort wo der Reiz auf die Haut einwirkte (Köbner-Phänomen).

Die allgemein übliche Therapie der Psoriasis

Anlässlich des Welt-Psoriasistags 2013 teilte der Deutsche Psoriasis Bund mit, dass nach Schätzungen von Experten 24 % der an Psoriasis Leidenden die ärztliche Behandlung abbrechen, da sie mit dem Resultat nicht zufrieden sind, denn es sei keine Heilung, sondern lediglich eine Linderung der Symptome zu erwarten. Zudem sei eine Wirksamkeit der Therapie auch hinsichtlich dieser Linderung schwer von Placebo-Effekten oder spontaner Besserung zu unterscheiden[154]. Dieses Fazit zeigt, dass die aktuelle Therapie durch Unterdrückung der Symptome weder die Patienten, noch die Ärzte befriedigt.

Je nach Schweregrad der Erkrankung und Einbeziehung möglicher Organe, wird die Behandlung abgestuft:

Äussere Anwendungen (topische Therapie)

Verläuft die Psoriasis nicht sehr schwer, so beschränken sich die Dermatologen in der Regel auf äusserliche Anwendungen. Zu Beginn erklärt der Arzt dem Patienten, dass er sich auf eine Therapie über Wochen bis Monate einstellen muss.

Die Basistherapie
Sie besteht aus Salben, die entweder frei sind von Wirkstoffen oder 3–10 % Harnstoff bzw. Salicylsäure enthalten[155]. Doch gibt es aber keine grösseren randomisierten Studien zur Wirksamkeit dieser Therapie[156]. Der *Harnstoff* (Urea pura) wird für die Pflege und Behandlung als Beigabe in Öl, Creme und Salben verwendet. Die Wirkung wurde in einer kleinen Studie überprüft, wobei sich zeigte, dass die Dicke der Hornhaut dadurch um 29 % reduziert wurde. Die Teilungsrate der Zellen der Epidermis verminderte sich um 51 %[157].

Salicylsäure weicht Hornschichten auf und wird zum Ablösen der Schuppen verwendet. In der Leitlinie der Deutschen Dermatologischen Gesellschaft zur Psoriasis des behaarten Kopfes steht, dass es durch die Aufnahme der Salizylsäure durch die Kopfhaut, besonders bei grossflächiger Anwendung an Kindern, zu einer Intoxikation kommen kann. Heute wird auf eine Abschuppung mit Salizylsäure vor der eigentlichen Behandlung meistens verzichtet. Doch wirkt Salizylsäure auch entzündungshemmend. Darum wird sie weiterhin zur Behandlung eingesetzt.

Dithranol (auch als Cignolin bekannt) – hemmt die Zellteilung in der Hornhaut. Doch ist dessen Anwendung extrem aufwändig. Ältere Präparate verfärben die Haut braun und zwar auch die umgebende, gesunde Haut und auch manches, das mit dem Präparat in Berührung kommt, wie Kleidung, Bettwäsche und das Waschbecken. Dies kann teilweise verhindert werden durch die „Minutentherapie“, indem Dithranol nur noch wenige Minuten aufgetragen und anschliessend gleich abgewaschen wird.

Glucocortikode
Dies sind synthetischen Wirkstoffe, welche die Wirkung des Nebennierenhormons Cortisol nachahmen. Starke Corticoide, wie Clobetasol oder Betamethason, reduzieren die Entzündung in kurzer Zeit. Doch wird empfohlen, sie nur ganz kurz und nur auf kleiner Fläche anzuwenden, wegen ihrer Nebenwirkungen und Alterung der Haut (Atrophie), die sie verursachen und welche die Venen hässlich durchscheinen lässt (s. Seite 74). Corticoid-Salben werden am ehesten noch für kleine Flächen an der Kopfhaut verwendet.

Glucocorticoide *werden in Kombination* mit Calcipotriol etwas besser vertragen. In einer Studie an Patienten mit Psoriasis an der Kopfhaut, wurde diese Kombination als Lipo-Gel ein Jahr lang angewendet. Dabei entstand die gefürchtete Hautatrophie nicht[158]. Darum wird diese Kombination heute in der Leitlinie zur Therapie der Kopfhaut-Psoriasis als Initialtherapie empfohlen.

Steinkohlenteer wird seit langer Zeit zur Behandlung chronischer Hautkrankheiten verwendet. Teer reduziert die Zellteilung und lindert den Juckreiz. Doch gelten die verwendeten Teerpräparate als krebsfördernd, besonders für *Blasenkrebs*[159]. Teerpräparate werden nur noch selten und ganz eingeschränkt verwendet und sind teils bereits vom Markt genommen worden.

Vitamin B12 (Cyanocobalamin) in einer Salbengrundlage aus Avocadoöl ist als nicht-apothekenpflichtiges Medizinprodukt für die Behandlung der Psoriasis verfügbar. Die Wirksamkeit wurde in einer kleinen Studie nachgewiesen[160]. Avocadoöl ist reich an die Entzündung hemmenden Omega-3-Fettsäuren.

Vitamin-D-Derivate sind synthetisch hergestelltes Vitamin D3. Dieses Vitamin ist für die Regulation des Immunsystems der Haut von wesentlicher Bedeutung. Vitamin D reduziert die übermässige Vermehrung der Zellen in der Haut. *Calcipotriol* und *Tacalcitol* sind Vitamin-D-Derivate, welche das Risiko einer Überdosierung und der dadurch verursachten zu hohen Calciumaufnahme (Hyperkalzämie) um ein Vielfaches reduzieren. Trotzdem wird vor gefährlichen Nebenwirkungen durch eine Überdosierung gewarnt. Mehrere Studien zur Anwendung dieser Vitamin-D-Analoga, zusammen mit einem Corticosteroid, wiesen eine symptomunterdrückende Wirkung nach[161]. Oft wird diese Therapie mit einer UV-Lichttherapie kombiniert.

Bade- und Lichttherapien

Sonnenbäder lindern die Psoriasis bedeutend. Zudem kann eine Therapie durch *künstliches Licht* in der Arztpraxis oder zu Hause durchgeführt werden. Auf eine *UVB-Strahlung* mit 311 Nanometern Wellenlänge spricht die Psoriasis besonders gut an.

Die kombinierte Balneotherapie mit Fango

Im argentinischen Thermalbad Copahue wird *schwefelhaltiges Natur-Fango* und *Vulkanwasser* angewendet. Dies bewirkt eine bedeutende Linderung, wenn auch keine Heilung. Badetherapien in der *blauen Lagune (Bláa Lónið) in Island* und am *toten Meer* in Israel sind ebenfalls wirksam.

Die Kombination einer Balneotherapie mit Phototerapie

Sie ist als „Sole-Photo-Therapie" bekannt. Sie versucht, die Bedingungen am Toten Meer nachzumachen. 60 bis 90 % der Patienten sprechen hierauf gut bis sehr gut an. Zuerst badet der Patient 20–30 Minuten in einer stark solehaltigen Lösung. Mit möglichst noch nasser Haut, erhält er eine intensive UVB-Lichttherapie. In zwei nicht unabhängigen Studien wurde über eine Reduktion der Flechten und des Schweregrades der Psoriasis um 75 % berichtet.

Die Fischtherapie

In der *„Kangal Thermalquelle"* in der Nähe des türkischen Dorfes Kavak baden die Patienten drei Wochen lang täglich zwei Stunden in einer speziellen Therapiewanne mit ca. 200 rötlichen *Saugbarben* (Garra rufa, auch Kangal- oder Knabberfisch). Die Fische entfernen die Hautschuppen. Danach erhalten die Patienten eine kurze UV-Bestrahlung im Solarium und eine Pflegecreme aufgetragen. Patienten und zwei kleine klinische Studien berichten über eine deutliche Besserung. Allerdings fehlten in diesen Studien Kontrollgruppen. Inzwischen werden diese Fische auch in Deutschland gezüchtet[162,163].

Die Lasertherapie

Der Excimer-Laser, ein Xenon-Chlorid-Gas-Laser mit der Wellenlänge 308 nm, ist eine der neuesten Entwicklungen. Anders als in Lichtkabinen erzeugt der Laser einen gebündelten Strahl. Mit dem kleinen optischen Fenster dieses Laser-Kopfes ist es möglich, innerhalb kurzer Zeit gezielt auf erkrankte Hautgebiete eine hohe therapeutische Strahlendosis zu verabreichen, ohne die umliegende, gesunde Haut mit zu erfassen. Besonders geeignet ist diese Therapie *für kleine, hartnäckige Entzündungsherde*. Auch bei der *Vitiligo*, bei welcher die Patienten wegen einer Pigmentstörung an weissen Flecken leiden, ist dies wirksam (s. Seite 99). Die Behandlungszeit ist kürzer als in Lichtkabinen und man erreicht schwer erreichbare Regionen der Haut, wie Hautfalten oder Gelenkbeugen besser. Die Bestrahlungsdosis kann gut der Empfindsamkeit der Haut angepasst werden.

PUVA (Photophorese)

PUVA (Psoralen plus UV-A) wird auch *Photochemotherapie* genannt. Relativ langwelliges, ultaviolettes Licht wird mit *Psoralen, einem natürlichen Pflanzenstoff*, der in ätherischen Ölen verschiedener Pflanzen vorkommt, kombiniert. Psoralen geht eine molekulare Bindung mit Nukleinsäuren und Proteinen ein und sensibilisiert die Haut auf Licht. Diese Methode wird bei *stark ausgeprägter Schuppenflechte* eingesetzt, aber auch bei Neurodermitis, bei pigmentlosen Flecken (Vitiligo), bei verschiedenen T-Zell-Lymphomen der Haut und bei der Urticaria pigmentosa, einer Vermehrung der Mastzellen der Haut.

Man unterscheidet zwischen systemischer und örtlicher (topischer) PUVA-Therapie. Bei der systemischen PUVA-Therapie wird zwei Stunden vor der Bestrahlung der Photosensibilisator *8-Methoxypsoralen* (8-MOP) eingenommen. Bei der topischen PUVA-Therapie wird vor der Bestrahlung eine *psoralenhaltige Creme* auf die betroffenen Hautareale aufgetragen oder die betroffenen Stellen werden in einem psoralenhaltigen Wasser gebadet.

Diese Therapie hat bedeutende Risiken und birgt Gefahren, über welche die Patienten vor der Therapie informiert werden müssen: schwerste Verbrennungen können entstehen durch das UV-Licht, ähnlich wie ein starker Sonnenbrand. Bei mehrmaliger Anwendung kann *die Pigmentierung der Haut sich fleckförmig ändern* und *die Haut altert* vorzeitig, mit feinen erweiterten Äderchen in der Haut (Teleangiektasien) und sie verliert an Elastizität. Zudem erhöht die PUVA das *Hautkrebsrisiko* bedeutend[164,165]. Wir können diese Therapie nicht empfehlen. Manche Dermatologen verwenden das immunsuppressive Medikament *Ciclosporin*, welches u.a. gegen Abstossungsreaktionen von Transplanten verwendet wird.

Die Lichttherapie mit blauem Licht
Seit dem Jahr 2014 werden milde Formen der Schuppenflechte auch mit *UV-freiem blauem LED-Licht* der Wellenlänge 453 nm behandelt. Dieses LED-Licht vermindert den Nachwuchs der Zellen der Haut, der bei der Psoriasis zu stark ist[166]. Auch soll es die Entzündung hemmen. In zwei kleinen Studien konnte eine Linderung der Symptome nachgewiesen werden[167].

Die Schmalspektrum-Ultraviolettstrahlung
Die Schmalspektrum-UVB-Therapie ist nach den Bestrahlungsgeräten mit 311 nm Licht-Wellenlänge benannt. Die Psoriasis reagiert am empfindlichsten im Bereich zwischen 310 und 313 nm, daher gilt die *311 nm-Bestrahlung heute als das Mittel der Wahl für Ganz- und Teilkörperbestrahlungen*, z.B. mit einem Lichtkamm. Diese Bestrahlung erzeugt weniger Rötung und ist dadurch besser verträglich als mit Breitband-UVB- und SUP-Strahlern. Oft wird diese Therapie mit topischen Anwendungen kombiniert.

Die Selektive Ultraviolett-Phototherapie (SUP)
Dies ist eine Kombination von UVA- und UVB-Licht. Sie wirkt rasch und intensiv, muss aber sorgsam an die Empfindlichkeit der Haut des Patienten angepasst werden, um einen Sonnenbrand zu vermeiden. Dies gilt für alle Bestrahlungstherapien.

Die Elektrotherapie
Diese Therapie *mit schwach dosiertem Interferenzstrom* wurde am Forschungszentrum Karlsruhe weiterentwickelt, wo man in einer kleineren Studie Behandlungserfolge nachweisen konnte[168,169]. Die Behandlung soll gut verträglich sein. Die psoriatischen Areale werden mit Elektroden abgedeckt. Die Hände, Füsse oder Ellbogen können auch in Wannen behandelt werden, die mit Leitungswasser gefüllt sind. Diese Therapie wird zweimal täglich während fünf Minuten durchgeführt, bis eine deutliche Besserung sichtbar wird. Je nach dem Schweregrad der Schuppenflechte dauert dies bis zu zwölf Wochen. Diese Therapie darf nicht unterbrochen werden.

Darum führen sie die Patienten in der Regel selbst zuhause durch. Die notwendigen Geräte können gekauft oder ausgeliehen werden. Diese Therapie wirkt nicht auf die Psoriasis-Arthritis. Sie kann höchstens die Schmerzen etwas lindern[170].

Innerliche Anwendungen

In *mittelschweren bis schweren Fällen* werden im Allgemeinen innerliche Anwendungen (systemische Therapie) durchgeführt, besonders wenn innere Organe beteiligt sind. Als *immunsuppressive Therapie* richtet sie sich gegen die Autoimmunität. Sie soll das kardiovaskuläre Risiko etwas vermindern[171].

Die Fumarsäure

Eine Mischung aus unterschiedlichen Fumarsäureestern (Fumarsäuredimethylester und Fumarsäuremonoethylester-Salze) ist als Fumaderm® seit 1994 auf dem Markt.
Fumaderm® wird bei mittelschwerer bis schwerer Psoriasis angewendet. Fumarsäuredimethylester wirkt modulierend auf das Immunsystem und dadurch entzündungshemmend. Dadurch bilden sich auch weniger Schuppen. Die therapeutische Erfahrung mit Fumarsäure reicht bis 1959 zurück. Fumaderm® reduziert den Schweregrad der Krankheit um 50–80 %[172] und eignet sich besonders zur *Langzeittherapie*. Es sind relativ wenige Wechselwirkungen mit anderen Medikamenten bekannt, wozu allerdings keine Untersuchungen vorliegen. Man darf gleichzeitig keine anderen Basistherapeutika anwenden.

Besondere Vorsicht ist geboten, mit anderen Medikamenten, die ebenfalls die Nieren schädigen können, wie z.B. Rheumamittel (nicht steroidale Antirheumatika NSAR), Aminoglycoside, Diuretika, oder Lithium. Als Nebenwirkung stören oft Hitzewallungen, Verdauungsstörungen, Bauchschmerzen, Durchfall und Übelkeit. Das Blutbild muss regelmässig überprüft werden, da Fumaderm® die Bildung der Lymphozyten beeinträchtigen kann (Lymphopenie), was ein erhöhtes Risiko für Infektionen und Krebs bedeutet.
Es gibt Hinweise, dass Fumaderm® auch die Arthritis etwas lindern soll. In Deutschland wird Fumaderm® als Basistherapie am meisten verschrieben.

Methotrexat

Methotrexat ist in niedriger Dosierung (bis zu 25 mg/Woche) weltweit das am häufigsten verwendete Medikament als Basistherapie. In Deutschland ist es an zweiter Stelle. Methotrexat unterdrückt das Immunsystem stark. Es hat viele unerwünschte Nebenwirkungen, kann die Leber und die Nieren und das blutbildende System des Knochenmarks schädigen. Lange Zeit galt es als besonders gut wirksam gegen die Psoriasisarthritis, bis im Jahr 2012 eine randomisierte, Placebo kontrollierte Studie nachweis, dass es völlig unwirksam ist[173]. Wir können die Therapie mit Methotrexat nicht empfehlen.

Die so genannten Biologica

Diese sehr potenten Immunsuppressiva haben einen die Patienten täuschenden, verharmlosenden Namen. Man unterscheidet zwei Typen:

- *Tumornekrosefaktor α-Blocker (TNF-Blocker):* Adalimumab (Humira®), Infliximab (Remicade®, Biosimilars) und Etanercept (Enbrel®) sowie den p40 Interleukin 12/23-Hemmer Ustekinumab (Stelara®)
- *Monoklonale Antikörper,* Secukinumab (Cosentyx® von Novartis), der Interleukin-17 A neutralisiert.

Diese „Biologica" sind biotechnologisch hergestellt. Chemisch gehören sie entweder zur Gruppe der monoklonalen

Antikörper (Adalimumab, Infliximab, Secukinumab und Ustekinumab) oder der Gruppe der Fusionsproteine (Etanercept).

Sie werden bei Patienten eingesetzt, bei denen die klassischen systemischen Therapien mit Methotrexat, Ciclosporin, Fumarsäureestern oder eine Lichttherapie sich als unzureichend erwiesen haben oder nicht in Frage kommen.

Es gibt Hinweise, dass die *TNF-α-Antagonisten* bei der Psoriasisarthritis ein Fortschreiten der Gelenkschäden etwas reduzieren können. Jedoch erhöhen sie das Risiko für Infektionen beträchtlich und es kommt auch nicht selten zu so genannten *opportunistischen Infektionen.* Dies sind Infektionen mit Erregern, die ohne geschwächtes Immunsystem nicht krank machen, wie zum Beispiel: eine Lungenentzündung durch Pneumocystis-jirovecii oder Aspergillus, eine Toxoplasmose, eine Kryptokokkose, eine systemische Infektion mit dem Hefepilz Candida albicans oder eine Progressive multifokale Leukenzephalopathie. Dies ist eine sehr gefährliche Hirnentzündung durch Polyomaviren, die progredient verläuft und Lähmungen, sowie geistige Behinderung verursacht.

Mit Ustekinumab riskiert man, eine ganz schwerwiegende Abschälung der Haut zu verursachen. Adalimumab, Etanercept und Infliximab werden in Deutschland sehr oft eingesetzt, trotz der hohen Risiken und Nebenwirkungen. Weitere Biologicals wie z.B. Ixekizumab, Brodalumab, Guselkumab, Tildrakizumab, Risankizumab wirken ähnlich. Zahlreiche sind noch in klinischer Prüfung. Wir können von diesen Therapien nur abraten.

Apremilast
Dies ist ein Phosphodiesterase-Hemmer der für die mittelschwere bis schwere chronische Psoriasis zugelassen wurde. Apremilast ist der erste für diese Indikation zugelassene orale PDE4-Inhibitor und wird zur Behandlung bei Patienten eingesetzt, bei denen andere systemische Therapien nicht angesprochen haben oder welche nicht vertragen wurden. Apremiplast wurde auch zur Behandlung von Psoriasis-Arthritis bei Erwachsenen zugelassen. Auch dieses Medikament hat ein hohes Potential an Nebenwirkungen, wie Durchfall, Übelkeit, Kopfschmerzen, Depressionen und Gewichtsverlust. Wir können auch diese Therapie nicht empfehlen.

Retinoide
Dies sind Abkömmlinge von Vitamin-A, wie zum Beispiel Acitretin. Gerne werden sie mit UV-Bestrahlungen kombiniert, ohne dass es für eine Wirkung dieser Kombination ausreichende Beweise gibt[174]. Retinoide können bis zu zwei Jahre nach der Behandlung der Mutter in der Schwangerschaft noch schwere Missbildungen des Kindes verursachen. Wir können auch diese Therapie nicht empfehlen.

Corticosteroide
Sie wirken nur ganz kurzzeitig lindernd. Neben gravierenden Nebenwirkungen können sie einen Rückschlag (Rebound-Phänomen) auslösen (s. Seite 76). Die innerliche Therapie der Psoriasis mit Corticosteroiden wird heute nicht mehr empfohlen.

Ciclosporin
Die immunsuppressive Therapie mit Ciclosporin ist nur zur Behandlung von schwersten therapieresistenten Formen einer Psoriasis zugelassen. Ciclosporin schädigt die Nieren, erzeugt Bluthochdruck und erhöht das Krebsrisiko beträchtlich. Wir können hiervon nur abraten.

Botulinus-Toxin-Injektionen

Kürzlich wurde veröffentlicht, dass Injektionen mit Botulinus-Toxin unter die Haut der Psoriasis-Placques eine Besserung bewirke. Aussagekräftige Studien hierzu gibt es aber keine. Botulinus-Toxin ist ein starkes Nervengift, welches von verschiedenen Stämmen der Bakterienart Clostridium botulinum, Clostridium butyricum, Clostridium baratii sowie Clostridium argentinense gebildet wird. Die Giftwirkung beruht auf der Hemmung der Erregungsübertragung von Nervenzellen, was neben Störungen des vegetativen Nervensystems eine Muskelschwäche bis hin zum Tod durch einen Atemstillstand zur Folge haben kann. Botulinum-Toxin ist für den Menschen das mit Abstand tödlichste bekannte Gift. *4 ng/kg Körpergewicht sind bei einer Injektion unter die Haut für den Menschen tödlich*[175]. Auch bei kosmetischer Indikation gibt es oft schwerste, zum Teil bleibende Nebenwirkungen.
Dass Menschen mit Psoriasis sich eine dermassen toxische Substanz injizieren lassen, zeigt den hohen Grad der Verzweiflung über die Unwirksamkeit der allgemein üblichen Therapien. Dringend müssen wir hiervon abraten, denn die Psoriasis ist durch eine umfassende Therapie ihrer Ursachen heilbar.

Chirurgische Entfernung von Störfeldern

Durch Fallstudien, Fallserien und eine randomisierte kontrollierte Studie ist nachgewiesen, dass eine Entfernung der Gaumenmandeln bei einem guten Teil der Patienten mit Psoriasis guttata, vulgaris oder pustulosa palmoplantaris eine deutliche Besserung bewirkt[176]. Dies bestätigt, dass Herdinfekt- und Störfeldbelastungen eine wichtige Teilursache der Psoriasis sind. Bei jedem Patienten müssen diese sorgsam gesucht und saniert werden. Beherdet sind oft Zahnwurzeln, Nasennebenhöhlen, die Gallenblase. Herde können sich aber irgendwo verbergen. Als Störfelder wirken Narben von Operationen oder Unfällen. Das grösste Störfeld ist ein kranker Darm.

Die Behandlung der Nagelpsoriasis

Es gibt Studien, welche eine deutliche Besserung der Nagelpsoriasis und des Ablösens der kranken Nägel (Onycholyse) durch eine Kombination von Calcipotriol mit Betamethason zeigen konnten[177]. Meistens bleibt aber auch diese Behandlung unbefriedigend. Wegen der Sichtbarkeit bedeutet die Nagelpsoriasis für die Patienten ein grosses Leid.

Die Therapie der Psoriasis durch das Angehen deren Ursachen

Die Vielfalt (Polypragmasie) der Behandlungsmethoden widerspiegelt die Verzweiflung der Ärzte und der Patienten über die mangelnde Wirksamkeit all dieser Versuche, die Symptome zu unterdrücken. Viele angewandte Substanzen bergen teils sehr grosse Gefahren durch ihre Nebenwirkungen und die Schäden, die sie im Immunsystem und im Körper verursachen.

Die Psoriasis ist ein eindrückliches Beispiel des Missverständnisses der medizinischen Wissenschaft mit der Biologie des Menschen. *Krankheiten können nicht durch Symptomunterdrückung geheilt werden, denn die Symptome sind nicht die Krankheit selbst, sie entstehen durch die Anstrengung des im Falle der Krankheit fehlgeleiteten Immunsystems, durch die Heilungskraft des Organismus.* Immer wenn man die Heilungskraft unterdrückt, werden die Krankheiten chronisch. Die Ursachen werden meistens weder gesucht, noch behandelt. Dies ist der Grund, warum heute 87 % der Menschen nicht natürlich, an Unfällen oder Infektionskrankheiten sterben, sondern an der Vielzahl der „Zivilisationskrankheiten“, die unsere Arztpraxen und immer grössere Spitäler füllen, und dass immer mehr ältere Menschen 7 bis 10 Medikamente nehmen, ohne gesund zu werden.

Die Therapie der epigenetisch vererbten Ursache

Dass eine Krankheit familiär gehäuft vorkommt, bedeutet nicht unbedingt, dass es sich um eine Erbkrankheit handelt. Familienangehörige pflegen meistens auch eine ähnliche Art zu leben und sich zu ernähren. Wie beim Diabetes mellitus und bei der Adipositas, haben auch bei der Psoriasis Genanalysen keine klassische Vererbung ergeben. Darum gehen die Genetiker heute davon aus, dass die Psoriasis *epigenetisch vererbt* ist. Dies bedeutet, dass keine Genmutationen zu Grunde liegen, welche die Gensequenzen geändert hätten, sondern dass bei den Vorfahren die Aktivität von Genen verändert wurde und dies weitervererbt wurde. Wie wir gesehen haben, geschieht dies durch eine Methylierung der Cytosinbasen in der molekularen Struktur der Erbsubstanz der Gene, was bedeutet, dass je ein Kohlenstoffatom, das mit drei Wasserstoffatomen versehen ist, an eine Cytosinbase der DNA des Gens gebunden worden ist. Zusätzlich geschieht die epigenetische Prägung, indem die Verpackungseinheiten der DNA des Gens, die so genannten „Histone“, verändert werden und dass kurzkettige Einheiten von Ribonukleinsäure (so genannte MicroRNA) an die DNA das Gens gebunden werden.

Wie wir dies bei der Neurodermitis gesehen haben, gleicht die Psoriasis in ihrem *Erscheinungsbild einer Pilzinfektion*, teils auch den Hautausschlägen, wie sie die Krätzmilbe verursacht, nur dass man weder Pilze, noch Krätzmilben in der Haut findet, welche den Ausschlag der Psoriasis erklären würden. Typisch für Pilzinfekte ist der scharfe, stärker gerötete Rand der schuppenden Flecken, mit zentraler Abblassung und dies ist auch für viele Arten der Psoriasis typisch. Wenn wir der genialen Hypothese des Arztes Samuel Hahnemann folgen, so ist die epigenetische Prägung dadurch zustande gekommen, dass diese Infektionskrankheiten über Jahrhunderte mit Schwefel, Quecksilber-haltigen Salben und anderen entzündungshemmenden Substanzen unterdrückt wurden. Ähnlich, wie die epigenetische Erbkomponente der Adipositas und des Diabetes mellitus durch falsche Lebensweise epigenetisch geprägt wurde, so dass die Anfälligkeit für Adipositas und Diabetes über Generationen weitervererbt wurde, so ist die Anfälligkeit an Psoriasis zu erkranken, durch diese die Entzündungen unterdrückenden Behandlungen der Vorfahren epigenetisch vererbt worden.

Eine Lebens- und Ernährungsweise, welche allen anderen Ursachen der Psoriasis kräftig entgegenwirkt, kann dazu beitragen, den epigenetisch vererbten Schaden wiedergutzumachen. Dabei geht es um die biologische Information im Organismus. Diese ist wie ein immenses Programm im Lichtgehalt der Zellen gespeichert und wird durch das molekulare Netzwerk, das die Zwischenzellsubstanz des ganzen Körpers durchdringt, gespeichert und weitergeleitet. Faszinierende russische Forschungen haben gezeigt, dass die Aktivität von Genen durch gewisse Lichtspektren ein- und ausgeschaltet werden kann[178].

In gleicher Weise wie die Lichtspektren wirkt die Information einer homöopathischen Arznei auf die Aktivität der Gene ein. Die Homöopathie ist keine Pharmakotherapie, sondern eine reine Informationstherapie, sozusagen biologische Informatik. Durch schrittweise Verdünnung und kräftige, mechanische Aufschüttelung, kann die Information aus der spagyrisch hergestellten Urtinktur herausgearbeitet werden, bis hinauf über die Loschmitt'sche Zahl, so dass in der Arznei keine Materie mehr vorhanden ist.

Die Information der homöopathischen Arzneien und deren Wirkung wurde in Arzneimittelversuchen an gesunden Menschen erforscht, wobei die Probanden alle Reaktionen, Empfindungen, Gefühle und Träume notierten. Symptome, Gefühle und Empfindungen, welche die Arznei bei der Mehrzahl der Probanden erzeugt hatte, wurden ausgewertet und ergaben das Arzneimittelbild. Ist die Information des homöopathischen Mittels stärker und möglichst präzise dieselbe, welche im Patienten im Zustand der Krankheit herrscht, so entfaltet die Information des homöopathischen Mittels eine löschende Wirkung auf die Information der Krankheit und löscht schrittweise den epigenetisch vererbten Schaden in der Aktivität der Gene.

Die Wahl der Arznei muss sehr präzise sein. Dies braucht viel Erfahrung und ganz sorgsames Zuhören und Beobachten des Patienten durch den Arzt. Das ist eine hohe ärztliche Kunst. Sie erlaubt gleichzeitig, den seelischen Zustand wirklich zu verstehen, so dass es möglich wird, den Patienten durch seine Krise zu führen.

Die Anzahl geprüfter homöopathischer Arzneien ist sehr gross. Trotzdem sind es nicht so viele, wie die Individualität der Menschen. Trifft die Arznei den Zustand des Patienten ganz präzise, so bewirkt die Einnahme direkt eine Besserung. Entspricht die Arznei dem Zustand der Krankheit gut, aber mit einer gewissen Unschärfe, so entsteht zuerst eine Erstverschlimmerung, welcher dann die Besserung folgt. Um diese Erstverschlimmerung möglichst gering zu halten, wurden spezielle Potenzreihen entwickelt, so genannte LM-Potenzen (oder Q-Potenzen), bei denen nach 6 Hunderterschritten der Verdünnung und kräftigen mechanischen Aufschüttelung in Fünfzigtausenderschritten weiter potenziert wird. Diese LM-Potenzen wirken sehr tief und gleichzeitig sanft. Deren Erstreaktion ist gut steuerbar. Sie ist am dritten Tag nach der Einnahme am stärksten, klingt dann ab und wird bis Ende der Woche gefolgt von einer Besserung gegenüber dem Zustand vor der Einnahme. Mit den LM-Potenzen ist die Wirkung der Homöopathie präzise steuerbar geworden. Bei der Therapie der Psoriasis und der Neurodermitis ist dies ganz wichtig.

Die Therapie der Autoimmunität

Dass bei der Psoriasis Autoimmunreaktionen zentral von Bedeutung sind, ist allgemein anerkannt. Doch besteht in der medizinischen Wissenschaft ein Missverständnis, denn Autoimmunität ist nicht die Ursache der Krankheit, sondern sie hat ihrerseits ihre Ursachen.
Wäre Autoimmunität die Ursache der Psoriasis, so würde diese durch die immunsuppressiven Therapien vollständig ausheilen, stattdessen wird sie nur chronisch. Die zu Grunde liegende Ursache für die Autoimmunität ist eine tief eingedrungene Schädigung der Immunsystems.

Wir haben gesehen, dass die Immunzellen, die Lymphozyten, im Knochenmark gebildet werden. Diese haben noch keinerlei Immunkompetenz und wandern in die Darmschleimhaut aus. Wäre diese ausgefältelt, so hätte sie die Fläche eines Tennisfeldes. In der Schleimhaut des Darms befinden sich die Lymphozyten in ganz dicht stehenden Gruppen, den so genannten Payerschen Plaques. Im Darm findet der intensivste Kontakt zwischen körpereigenen Zellen und Fremdsubstanzen statt, Stoffen aus der Nahrung und Toxinen von Bakterien. Im Darm werden die Lymphzellen darin geschult, Fremd und Eigen, Erträgliches von Schädlichem zu unterscheiden (vgl. Seite 35).

Die Sanierung von Herdinfekten und Störfeldern ist wirksam

Fokalinfekte erhöhen die Entzündungsbereitschaft im ganzen Körper. Sie erhöhen die Interleukine IL-1 β, IL-6, IL-8, den Tumornekrosefaktor TNF-α, sowie die Zahl der zirkulierenden Monozyten, welche dazu da sind, sich in entzündetem Gewebe in Fresszellen (Makrophagen) zu verwandeln. Durch eine konsequente Sanierung von Herdinfekten bessert sich die Psoriasis, wie auch die Arthritis der Psoriaspatienten bedeutend[179,180].

Die Entfernung der Schwermetalle und deren Ausleitung ist eine wichtige Voraussetzung für die Heilung der Psoriasis

Es wurde mehrfach gezeigt, dass schwere therapieresistente, chronische Fälle von *palmoplantarer pustulöser Psoriasis*, durch Zahnfüllungen aus Metall, wie Kobaltchloridhexahydrat, Nickelsulfat und Zinkverbindungen hervorgerufen werden können und dass sie durch deren Beseitigung geheilt worden sind[181,182,183,184]. Die pustulöse Psoriasis der Hände und Fusssohlen wird besonders oft durch dentale Schwermetalle verursacht. Metalle wie Nickel oder Quecksilber induzieren eine verzögerte Typ-T-Zell-Überempfindlichkeit (Allergie). Die T-Zell-Allergie kann mit dem Lymphozyten-*Transformationstest LTT-MELISA* untersucht werden. Bei Patienten mit Psoriasis, sowie mit der Autoimmunthyreoiditis Hashimoto und anderen Autoimmunerkrankungen, wie der Multiplen Sklerose, systemischem Lupus erythematodes und atopischem Ekzem, findet man im Vergleich zu gesunden Kontrollen eine erhöhte Reaktivität der Lymphozyten gegenüber anorganischem Quecksilber, Nickel und anderen Metallen.

Die grössten Ursachen für die Quecksilberbelastung der Menschen sind das Amalgam der Zähne sowie der Konsum von Fischen. Ganz besonders stark mit Quecksilber vergiftet sind Thunfisch, Lachs und Sardellen. Die Entfernung der Zahnamalgame muss unter höchster Fachkompetenz erfolgen, mit sorgsamer Schutzabdeckung (Coferdam) und konsequentem Absaugen, um den Körper nicht zusätzlich zu belasten. Allein die Entfernung der Zahnamalgame bewirkt eine Besserung der Symptome von durchschnittlich 70 %[185]. Vor jeder Therapie der Psoriasis ist eine sorgsame Analyse der Schwermetallbelastungen notwendig und deren Entfernung und Ausleitung ist eine Bedingung für das Gelingen der Heilung.

Die Sanierung des Milieus im Darm und des Mikrobioms

In einem gesunden Milieu im Innern des Darms entsteht ein gesundes Mikrobiom, das heisst, eine gesunde Darmflora, aus rund 1,5 kg Bakterien Einzellern und Pilzen. Mit all diesen Symbionten leben wir in intimster Gemeinschaft. Sie gehören zu uns und die Summe der Gene ihrer Erbsubstanz, die wesentlich grösser ist als unser eigenes Genom, wirken durch ihre Genaktivität auf uns ein. Wir könnten ohne sie nicht existieren. Sie beeinflussen direkt unser Sein, unsere Gesundheit, unser seelisches Befinden, unser biologisches System und zwar so stark, dass die Wissenschaftler die Begriffe *Darm-Hautachse* und *Darm-Hirn-Achse* geprägt haben. Sie beeinflussen unseren Stoffwechsel, unser Appetitverhalten und den Energieverbrauch. Menschen mit Anorexie, mit Adipositas, mit Diabetes, mit Depressionen haben eine für jede dieser Krankheiten typische Zusammensetzung der Darmbakterien. So auch die Psoriasis[186,187,188,189]. In einer prospektiven Kohortstudie wurde das Mikrobiom von 52 Psoriasis-Patienten (PASI-Score ≥ 6) durch Sequenzanalysen ermittelt. Dabei fand man eine für Psoriasis spezifische Zusammensetzung der Darmflora, die sich deutlich von derjenigen gesunder Menschen unterscheidet. Zudem haben sie zu 71 % eine Entzündung im Darm und gesunde Personen nur zu 16 %.

Diese grosse Studie zeigte, dass bei Psoriasis in der Darmflora Faecalibacterien, Akkermansia und Ruminococcus vermehrt und Bacteroides-Arten vermindert sind. Bei Patienten mit Psoriasis Arthritis war diese Verminderung noch viel ausgeprägter und Ruminococcus-Bakterien waren besonders stark vermehrt. Erhielten die Patienten eine immunsuppressive Therapie, so nahmen die Faecalibacterium-Arten noch mehr zu, was wiederum zeigt, dass diese Therapie die Krankheit weiter verschlechtert. In früheren Arbeiten war bereits gezeigt worden, dass Faecalibacterium-Arten bei chronischen Darmentzündungen, wie dem Morbus Crohn, deutlich vermehrt sind.

In wieder anderen Arbeiten war bereits gezeigt worden, dass bei Patienten mit atopischer Dermatitis eine Vermehrung des Faecalibacteriums Prausnitzii vorhanden ist und zwar je mehr, desto stärker die Darmbarriere gestört war, so dass Allergene vermehrt durch die Darmwand dringen konnten.

Gewisse Darmbakterien, besonders Bacteroides und Propionibakterien, produzieren *Buttersäure und Propionsäure*. Diese beiden kurzkettigen Fettsäuren haben eine starke entzündungshemmende Wirkung. Der Buttersäure kommt eine Schlüsselrolle für die Aufrechterhaltung der Darmbarriere zu. Bei Psoriasispatienten sind die Buttersäure produzierenden Propionibakterien vermindert, so dass eine erhöhte Entzündungsbereitschaft vorhanden ist und eine verminderte Qualität der Schleimhautbarriere gegen das Durchdringen von Allergenen durch die Darmwand. Je mehr Bacteroides im Darm vorhanden sind, desto besser ist der Gesundheitszustand der Patienten. Bei Psoriasis-Patienten sind Prevotella Bakterien vermehrt und das Verhältnis von Bacteroides zu Faecalibacterium ist vermindert, was mit einer erhöhten Entzündungsaktivität der Psoriasis einhergeht.

Die Störung des Mikrobioms der Psoriasispatienten ist nicht durch eine bestimmte Bakteriengruppe verursacht, sondern durch ein bedeutendes Ungleichgewicht zwischen verschiedenen Gruppen von Mikroben und dies kann man positiv beeinflussen.

Im Darm der Psoriasispatienten sind die Entzündungsparameter erhöht und diese fördern die Entzündungsvorgänge in der Haut. All diese Untersuchungsresultate zeigen, dass einer Sanierung der Darmflora in der Therapie der Psoriasis eine entscheidende Rolle zukommen muss[190].

Vor der Geburt ist das Innere des Darms des Kindes steril. Eine entscheidende erste Besiedlung geschieht während der Geburt durch die Bakterienflora der mütterlichen Vagina. Bei der Kaiserschnittentbindung ist die erste Besiedlung des kindlichen Darms minderwertig, denn sie geschieht durch die Flora der Haut der Mutter. Danach entscheidet die Ernährung darüber, welche Mikroben in ihrer Vermehrung begünstigt werden und welche anderen Mikroben diese verdrängen.

Die vegetabile Diät, wie in diesem Buch beschrieben, ist reich an Pflanzenfasern, die zu Unrecht „Ballaststoffe“ genannt werden. Die Propionibakterien und Bacteroides-Arten bauen Cellulose ab und produzieren daraus kurzkettige Fettsäuren.

Die diätetische Therapie, wie in diesem Buch beschrieben, ist für die Heilung der Psoriasis von entscheidender Bedeutung. Es lohnt sich, sie konsequent durchzuführen.

Psoriasis ist in aller Regel heilbar, wenn man all diese Ursachen konsequent angeht. Eine Therapie, die sich lohnt.

Die Vitiligo

Lateinisch bedeutet Vitiligo „Flechte". Sie wird auch *Weissfleckenkrankheit* genannt oder „Scheckhaut" oder als medizinischer Fachausdruck: Leucopathia acquisita. Die Vitiligo ist eine chronische, nicht ansteckende Pigmentstörungen in Form von weissen, pigmentfreien Flecken, die sich manchmal langsam ausweiten.

Vitiligo ist häufig: weltweit leiden 0,5 bis 2 % der Menschen daran[191]. Sie kann in jedem Alter beginnen. Zu 33 % ist sie familiär gehäuft. Am häufigsten sind die Unterarme, die Handgelenke, die Hände, die Finger, die Ellenbogen, die Füsse und die Genitalien betroffen. Wie bei der Psoriasis erscheint sie eher, wo die Haut gedehnt wird. Die pigmentlosen Flecken können konstant bleiben, sich vergrössern oder manchmal auch spontan wieder abheilen.

Die Ursache gilt offiziell als unbekannt. Man nimmt an, dass es sich um autoimmune Blockierungen handelt oder eine Zerstörung der pigmentbildenden Zellen der Haut, der Melanozyten. Die Erkrankung tritt oft zusammen mit anderen assoziierten Autoimmunerkrankungen auf, wie einer Hashimoto-Schilddrüsenentzündung (bei 20 %), einem Lupus erythematodes, bei dem verschiedene Organe durch Autoimmunraktionen angegriffen werden, einem Diabetes mellitus des Typs 1, einem kreisrundem Haarausfall (Alopezia areata), einer Entzündung und Atrophie der Nebennierenrinde (Morbus Addison), einer perniziösen Anämie, durch eine verminderte Aufnahme des Vitamins B12, wegen einer autoimmunen Magenschleimhautentzündung oder einer progressiven Muskelschwäche (Myasthenia gravis)[192,193,194,195,196].

Menschen mit Vitiligo leiden oft sehr unter schlimmen Vorurteilen, werden gemieden, da allgemein nicht bekannt ist, dass diese Krankheit weder ansteckend ist, noch ein Zeichen von Siechtum oder Krebs. So wurde die Vitiligo wie die Psoriasis, früher oft mit der Lepra verwechselt. Seelische Belastungen und Stress können die Vitiligo verschlechtern, was zeigt, wie sehr das Immunsystem durch solche Traumen belastet wird.

Die allgemein übliche Behandlung der Vitiligo

Die Bestrahlung mit ultraviolettem Licht

Die Wirksamkeit verschiedener Formen der *UV-Therapie*, die eingesetzt werden, ist wissenschaftlich nur schwach belegt[197]. *Lasertherapien* haben den Vorteil, dass die betroffenen Areale präzise bestrahlt werden können. Breiten sich die Flecken aus, so werden *grossflächige Bestrahlungen* vorgezogen. UV-Therapien müssen über sechs bis zwölf Monate durchgeführt werden, in Form vieler kurzer, regelmässiger Sitzungen. Wenn nach drei Monaten UV-Bestrahlung keine Pigmentierung der Flecken einsetzt, ist kein Erfolg mehr zu erwarten. Die weissen Flecken sind besonders lichtempfindlich und müssen vor zu starker Sonnenbestrahlung geschützt werden.

Die autologe Melanozyten-Transplantation

Durch Abschleifung gesunder Haut des Patienten mit Lasern oder hochtourigen Schleifmaschinen, werden Pigmentzellen (Melanozyten) gewonnen, angezüchtet und in die pigmentlosen Stellen eingepflanzt. Besonders im Gesicht gelten die Ergebnisse dieser Methode als zufriedenstellend. Eine Gewebe- oder Zelltransplantation kommt vor allem bei stabiler Erkrankung über sechs Monate und kleinen Läsionen in Betracht[198].

Der Farbausgleich

Wenn Patienten seelisch sehr leiden und ein Psychiater dies empfiehlt, wird manchmal ein Farbausgleich durch eine Laserbestrahlung, durch chirurgische Eingriffe oder durch Medikamente wie Monobenzon durchgeführt, um die Melanozyten der gesunden Haut zu zerstören. Diese Therapie ist äusserst fragwürdig, denn sie bringt keinerlei Heilung, denn durch die beabsichtigte *„Bleichung“* der nicht betroffenen Hautareale wird die Krankheit verschlechtert. Wir können das gar nicht empfehlen.

Medikamentöse Therapie

Noch werden Salben mit *Corticosteroiden* verwendet, obschon sich diese nicht als besonders wirkungsvoll erwiesen haben und sie die Haut schädigen. Moderner ist die Anwendung der *Calcineurin-Antagonisten* als immunsuppressive Therapie. Aber deren Wirksamkeit ist noch nicht nachgewiesen.

Ginkgo Biloba

In einer kleinen Studie bewirkte Ginkgo-Biloba-Extrakt eine gewisse Repigmentierung[199]. Diese Therapie ist ohne Nebenwirkungen und kann empfohlen werden.

Camouflage

Unter der Bezeichnung *„Selbstbräuner“*, gibt es viele Präparate, mit welchen die Patienten die hellen Flecken an die Farbe der gesunden Haut angleichen können. Wird der sekundäre Pflanzenstoff β-Carotin als Kapseln hoch dosiert eingenommen, gibt dies den hellen Hautpartien eine leichte, karottenfarbene Tönung, so dass der Kontrast zur gesunden Haut weniger auffällt. β-Carotin ist ein sekundärer Pflanzenstoff mit immunsteigernder Wirkung.

Die Therapie der Vitiligo durch das Angehen ihrer Ursachen

Die Ursache der Vitiligo liegt, wie diejenige der Psoriasis, in einem tief eingedrungenen Schaden des enteralen Milieus und des Immunsystems. Wir gehen diese Krankheit gleich an wie die Psoriasis. Durch eine konsequente Sanierung des Milieus und des Mikrobioms im Darm erreichen die Immunzellen allmählich wieder ihre Immunkompetenz, so dass sie nicht mehr gegen die Pigment bildenden Zellen reagieren. Dadurch bildet sich die Vitiligo allmählich zurück, bis zur Ausheilung. Ein Weg, der sich lohnt.

Hautwarzen

Eine *Warze* (Verruca) ist eine häufige kleine, scharf begrenzte und gutartige Geschwulst in der oberen Hautschicht, der Epidermis. Man betrachtet sie als Infektion, zumeist mit einem von mehr als 100 bekannten humanen Papillomaviren.

Die Infektion erfolgt über kleinste Verletzungen der Haut oder der Schleimhäute. Die Viren infizieren nur die oberste Zellschicht der Haut und vermehren sich in deren Zellkernen. Vom Zeitpunkt der Ansteckung, bis zur Bildung der Warzen, können Wochen bis Monate vergehen. Selten erscheinen sie am ganzen Körper (Verrucosis).

Hautwarzen müssen von unterschiedlichen anderen Arten von Hautgeschwülsten, ohne infektiöse Ursache, abgegrenzt werden, dem Keratoderma als auch dem gestielten Fibroma pendulans, die auch als weiches Fibrom, Molluscum simplex oder gestieltes Fibrom bezeichnet werden. Diese entstehen besonders im Bereich des Halses, der Oberlider, der Augen oder im Intimbereich.

Warzen gibt es in jedem Alter. Sie erscheinen einzeln oder in Gruppen. Meistens sind sie scharf begrenzt, flach, halbkugelig oder spitz, selten ganz flach, überwiegend an den Händen und Füssen. Es handelt sich um Wucherungen der Oberhaut (Epidermis). Die Warzen haben in der Regel einen dicken, hornigen, bisweilen etwas zerklüfteten Überzug aus Plattenepithelzellen, unter dem sich weiches, leicht blutendes Gewebe aus hornbildenden Zellen (Keratinozyten) befindet. Kratzt man sie auf, so riskiert, man, dass sie sich ausbreiten.

Die Rolle des Immunsystems

Nicht alle Menschen, die mit einem Papillomavirus infiziert werden, erkranken an Warzen. Man kann bereits immun gegen das Virus sein, die Virulenz zu gering sein oder das Immunsystem kann in der Lage sein, die Infektion ohne Symptome zu bewältigen. Darum können Warzen trotz einer Infektion mit dem Virus gar nicht entstehen oder sich nach einigen Monaten ohne jede Behandlung ganz von selbst zurückbilden.

Bei Kindern sind Warzen häufiger, da ihre Immunabwehr weniger ausgereift ist und durch kombinierte Impfungen geschwächt wird. In den ersten vier Lebensjahren erkranken Kinder am häufigsten an Warzen. An den Fusssohlen können sie schmerzhaft sein und Fehlhaltungen bewirken.

Abwehrgeschwächte Menschen, durch eine schwere Krankheit oder immunsuppressive Therapien und Raucher, sind besonders gefährdet für Warzen. Bei einer schweren Erkrankung des Immunsystems ist es möglich, dass sich Warzen am ganzen Körper ausbreiten (Epidermodysplasia verruciformis). Nur extrem selten kommt es vor, dass eine Warze zu Krebs entartet.

Man unterscheidet folgende Typen

Die Diagnose des genauen Warzentyps wird Ihr Arzt stellen. Wir beschreiben die verschiedenen Arten von Warzen und ihre Behandlung, damit Sie in der Lage sind, deren Ursache, Bedeutung und die zum Teil bedeutenden Risiken der allgemein üblichen Behandlungsmethoden abzuschätzen. Man unterscheidet folgende Arten:

Vulgäre Warzen (Stachelwarzen, Verrucae vulgares) sind mit 70 % am häufigsten. Man findet sie bei 20 Prozent der Zwölfjährigen Kinder und bei 2 bis 3 Prozent der Erwachsenen.
Zuerst sind sie stecknadelkopf- bis erbsengross, hart und leicht vorgewölbt (Papula), dann verhornen sie. Wenn sie sich vermehren ist eine Mutterwarze von mehreren kleinen Tochterwarzen umgeben. Man findet sie vor allem an den Händen, Fingern, Nagelrändern und Fusssohlen. Sie enthalten eines der Papillomviren HPV 1, 2, 4 oder 7.

Fleischerwarzen findet man speziell an den Händen von Metzgern. Sie enthalten das humane Papillomvirus Typ 7 (HPV 7). Sie werden als Schmierinfektion durch kleine Verletzungen vom Fleisch auf den Menschen übertragen.

Plantarwarzen (Verrucae plantares), auch Sohlenwarzen genannt, sind gutartige Wucherungen der Oberhaut (Epithelhyperplasien, Akanthome). Sie enthalten eines der humanen Papillomviren 1, 2, 4, 60 oder 63, selten 57, 65, 66 oder 156 und werden ebenfalls durch Schmierinfektion übertragen. Nach der Infektion dauert es manchmal Monate, bis sich die Warze ausbildet. Sie kann Tochterwarzen erzeugen. Dass sie sich innerlich durch den Blutkreislauf vermehren kann, gibt es keine Hinweise[200]. An den Fusssohlen können aber auch vulgären Warzen entstehen.

Mosaikwarzen breiten sich in Gruppen oberflächlich an den Fusssohlen oder den Zehenballen aus. Die einzelne Warze hat die Grösse eines Stecknadelkopfs, ist weisslich und meist schmerzlos. Auch nach der beetartigen Ausbreitung sind die Betroffenen meist beschwerdefrei.

Dornwarzen nennt man auch Stachelwarzen oder Stechwarzen. Sie stehen einzeln und wachsen tief nach innen (endophytisch). Sie entstehen vor allem an der Unterseite der Zehen und an druckbelasteten Stellen der Fusssohlen. Oft sind sie von einer Hornschwiele bedeckt. In der Tiefe sind sie breiter als an der Oberfläche, oft doppelt so breit. Besonders unter der Ferse sind sie oft sehr gross und schwer zu behandeln. Wenn sie bis zur Knochenhaut vorgedrungen sind, sind sie beim Belasten des Fusses sehr schmerzhaft.

Feigwarzen (Condylomata acuminata) werden auch Feuchtwarzen, Genitalwarzen oder Spitzwarzen genannt. Sie sind eine Variante der Vulgärwarzen, sind vorerst millimetergrosse, weissliche oder fleischfarbene Knötchen an den Geschlechtsorganen oder im Analbereich. Am häufigsten findet man sie an den Schamlippen, am Penisschaft und auf der Vorhaut, aber auch um den Anus oder in der Mundhöhle. Sie werden sexuell durch das humane Papillomvirus HPV 6 und das Kondylomavirus HPV 11 übertragen. Eine Variante des humanen Papillomavirus (HPV 16 und HPV 18) entsteht am Gebärmutterhals und gilt als Risikofaktor für ein Cervixkarzinom. Darum wird derzeit von offizieller Seite für alle Kinder zwischen 12 und 18 Jahren eine HPV-Impfung empfohlen. Dass diese Impfung das Ririko für ein Cervixkarzinom um ca. 70 % vermindert gilt als erwiesen. Doch hat sie ein bedeutendes Potential an teils sehr gefährlichen Nebenwirkungen: zu 78 % Störungen der geistigen Leistungsfähigkeit (kognitive Störung), zu 77 %

Bauchschmerzen, zu 60 % Schmerzen beim Wasserlösen (Dysurie) und zu 60 % Schlafstörungen, Kopfschmerzen und Schwindel[201,202,203]. Manche Fälle neurologischer Schäden, Gedächtnisstörungen, kognitiver Leistungsstörungen und multipler Sklerose, welche durch diese Impfung verursacht wurden, sind gemeldet worden. In den USA gab es 259 Entschädigungsanträge wegen schwersten Nebenwirkungen mit bleibenden Schäden, darunter 12 Todesfälle. 73 Fälle wurden anerkannt und ausbezahlt. Das Risiko, an Feigwarzen und Gebärmutterhalskrebs zu erkranken, ist durch die allgemein praktizierte Promiskuität der Jugendlichen verursacht, da diese Warzen durch Geschlechtsverkehr übertragen werden. Der Gebärmutterhalskrebs kann durch jährliche gynäkologische Kontrollen vorzeitig erfasst und behandelt werden, denn er beginnt mit Vorstufen (Präkanzerosen), die entfernt werden können, bevor sie zu Krebs werden.

Dellwarzen (Molluscum contagiosum) sind 2–6 mm grosse, weisse, rötliche oder hautfarbene Knötchen mit glatter, oft glänzender Oberfläche, die stets in der Vielzahl vorhanden sind. Sie haben meist in der Mitte eine Delle, die eine kleine Öffnung aufweisen kann. Drückt man sie zusammen, so entleert sich eine rahmartig-teigige Masse, die auch Molluscumbrei oder Molluscumkörperchen genannt wird. Sie können sich am ganzen Körper befinden, besonders aber an den Armen, den Händen, den Fingern, an den Genitalien und am Oberkörper. Dellwarzen sind bei Kindern häufig, besonders wenn sie an Neurodermitis leiden. Beim Erwachsenen sind sie selten und eher im Genitalbereich und kommen nur bei Immunschwäche oder immunsuppressiver Therapie vor. Die Ursache ist eine Infektion mit dem Molluscum-contagiosum-Virus (MOCV oder MCV). Sie können durch Ausschälen ihres Inhalts und Desinfektion behandelt werden, heilen aber nach einigen Monaten ganz von selbst wieder ab. Bei Kindern kann man sie durch Auftragen einer Lidocaincreme und Überdecken mit einer Plastikfolie (Tegaderm®) während einer Stunde unempfindlich machen, so dass das Ausschälen nicht schmerzt.

Flachwarzen (Verrucae planae), auch Planwarzen genannt, sind flach, rund oder mehreckig, hautfarben bis graugelb oder braun und meistens weich. Sie messen meistens ein bis fünf Millimeter. Ihre Oberfläche wirkt stumpf und ist fein gepunktet. Sie können am ganzen Körper entstehen, meist jedoch im Gesicht, an den Handgelenken, dem Hand- oder Fingerrücken oder auf den seitlichen Unterarmen. Sie werden von humanen Papillomaviren der Typen HPV 3 oder HPV 10 durch Schmierinfektion übertragen.

Juvenile Flachwarzen (Verruca planae juvenilis) findet man bei Kindern und Jugendlichen, seltener nach der Pubertät, meistens im Gesicht, seltener an den Handrücken und am Schienbein.

Pinselwarzen (Verrucae filiformes) sind weiss bis rosafarbene fadenförmige Wärzchen, oft mit einer braunen Spitze, besonders im Gesicht, an den Augenlidern, am Kinn, am Hals oder um die Lippen.

Alterswarzen (Verrucae seborrhoicae), auch senile Warzen genannt, sind rundliche oder ovale, hellbraun bis braunschwarze, linsen- bis bohnengrosse Neubildungen, die meist ab dem 50. Lebensjahr und in der Regel in grosser Zahl erscheinen. Sie sind fast immer harmlos und jucken manchmal etwas. Extrem selten können sie zu Krebs entarten. Eine infektiöse Ursache konnte nicht nachgewiesen werden.

Die Behandlung der Warzen

Die beste Therapie der Warzen ist eine Kräftigung des Immunsystems, dann bilden sich Warzen in aller Regel, ohne weitere Therapie, nach einigen Monaten zurück. Sie trocknen dann aus und die Hornschicht schleift sich ab. Dies ist die Therapie der Ursache. Ohne Kräftigung des Immunsystems, erscheinen sie nach einer Entfernung oft wieder. Trotzdem beschreiben wir die allgemein üblichen Therapien, damit man diese besser beurteilen kann:

Die chirurgische Entfernung: Tief liegende Dornwarzen werden oft unter Lokalanästhesie mit einem scharfen Löffel ausgeschabt. Danach bleibt oft ein Wundschmerz. Die Heilung kann lange dauern und eine Narbe hinterlassen. Darum werden im Allgemeinen weniger eingreifende Arten der Entfernung vorgezogen.

Die Elektrokoagulation: Nach lokaler Betäubung wird die Haut bis zur Basalschicht der Epidermis konzentrisch elektrisch koaguliert. Dadurch werden alle infizierten Zellen abgetötet. Trotzdem erscheinen aber Rezidive zu 70 %. An den Fusssohlen entstehen nach dieser Entfernung meist schmerzhafte Narben.

Die Laser-Entfernung: Die Warze wird mit einem CO_2-Laserskalpell herausgeschnitten. Danach sind heftige Schmerzen und eine Narbenbildung häufig, vor allem an den Fusssohlen. Eine neuere Methode koaguliert die Blutgefässe der Warzenwucherung durch einen *gepulsten Farbstofflaser*. Diese Methode benötigt je nach Grösse der Warze drei bis fünfzehn Sitzungen im Abstand von zwei Wochen. Diese Behandlung ist unangenehm, brennend und schmerzt. Der Vorteil ist eine sehr geringe Rückfallgefahr. Sie eignet sich nicht für tiefe Dornwarzen.

Die Kryotherapie (Vereisung): Durch Aufsprühen von flüssigem Stickstoff (–196 °C) oder einen gefrorenen Applikator wird die Warze vereist. Der Applikator ist durch ein verdunstendes, unter Druck stehendes Kühlmittel (Dimethylether-Propan-Gemisch) auf –50°C abgekühlt. Die Applikation dauert 15 bis 25 Sekunden. Da das Einfrieren die Durchblutung der Warze unterbindet, stirbt sie ab. Man spürt während der Applikation einen leichten, ziehenden Schmerz. Während des Auftauens kann es manchmal während mehreren Stunden stark schmerzen. Meist entsteht eine Blase, die nicht aufgestochen werden darf. Die Flüssigkeit wird von selbst resorbiert. Unter den abgestorbenen Hautschichten bildet sich neue Haut, so dass diese abfallen. Auch hier sind Rezidive nicht selten. Die Kryotherapie eignet sich für oberflächliche Warzen. Über die Wirksamkeit dieser Methode sind sich die Wissenschaftler nicht einig.

Die Behandlung der Dornwarzen mit Keratolyse und Kauterisation

Salicylsäure- oder auch eine Trichloressigsäure-haltige Lösung wird täglich aufgetragen oder einmal wöchentlich Monochloressigsäure. Dadurch wird die Hornschicht aufgeweicht. und kann abgelöst werden. Salizylsäure-haltige Pflaster kann man über mehrere Tage belassen. Manchmal wird stattdessen Ameisensäure verwendet. Manche Dermatologen ziehen es vor, die Warze mit einem Höllenstein-Stift aus befeuchtetem Silbernitrat zu verätzen. Das darf aber weder im Gesicht, noch im Genitalbereich durchgeführt werden. Die umliegende gesunde Haut wird durch Vaseline oder Zinkpaste geschützt. Manchmal reisst die Haut ein und blutet.

Die Behandlung mit Zytostatika

Durch Auftragen von Zytostatika (5-Fluoruracil (5-FU) oder Podophyllin) wird versucht, die infizierten Zellen daran zu hindern, sich zu vermehren und die Viren zu vernichten.
Dabei wird verdünntes *5-Fluoruracil* kombiniert mit Salizylsäure als wässrige Lösung auf die Warze aufgetragen oder direkt in die Warze injiziert. Da 5-FU sehr toxisch ist, darf es nur unter ärztlicher Aufsicht angewendet werden. Diese Methode wählen Dermatologen, wenn nichts anderes wirkte.

Podophyllin wird aus der Wurzel des Maiapfels (Podophyllum peltatum) gewonnen. Es enthält Lignane, Podophyllotoxin und weitere, teilweise zytostatisch wirkende Stoffe. Es kann als Salbe, Lack oder alkoholische Tinktur angewendet werden. Heute ist Podophyllin durch das reine Podophyllotoxin ersetzt worden und wird nur bei Genitalwarzen (Condylomata acuminata) verwendet.

Virustatika: Eine einprozentige Cidofovircreme reduziert Feigwarzen im Genitalbereich (Conylomata acuminata) deutlich und zu 50 % heilen sie ganz ab. Auch bei vulgären oder Fusssohlenwarzen soll dies wirksam sein. Systemische Nebenwirkungen wurden nicht beobachtet, jedoch oft eine örtliche Reizung. Bei innerlicher Anwendung erzeugt Cidofovir teils schwere Nierenschäden.

Die örtliche Immuntherapie: Imiquimod soll die Immunabwehr örtlich anregen, so dass eine Entzündung entsteht, welche die Viren vernichten soll. Dies eignet sich vor allem für Feigwarzen im Genitalbereich, soll aber auch bei Vulgärwarzen wirksam sein. Dithranol soll ähnlich wirken.

Zur Suggestion: Manche Heilpraktiker „besprechen" oder „wenden" Warzen. Manchmal bilden sie sich danach zurück[204].

Die Klebebandtherapie ist ein altes Hausmittel, das in einer kleinen prospektiven Studie mit der Kryotherapie verglichen wurde. Dabei sollen die Warzen durch ein Klebeband zu 85 % geheilt worden sein, durch Kryotherapie nur zu 60 %[205]. Eine andere Studie konnte jedoch gegenüber Placebo keine Wirksamkeit bestätigen[206], so dass dies als Plazebowirkung beurteilt wird.

Dass *das Allicin des Knoblauchs* in hoher Konzentration zytotoxisch wirkt und das Krebsrisiko senkt, ist an Zellkulturen nachgewiesen[207,208]. Wässriger und öliger Knoblauchextrakt hat sich gegen Warzen als wirksam erwiesen[209].

Schöllkraut (Chelidonium majus) wird im Volksmund auch Warzenkraut genannt. Seine antivirale Wirkung und seine Wirksamkeit gegen Warzen ist wissenschaftlich nachgewiesen[210].

Teebaumöl (Melaleuka alternifolia) wirkt stark antiviral und ist auch ein effizientes Fungizid[211]. In unserer Erfahrung hat es sich gegen Warzen sehr bewährt. Dabei muss die Hornschicht abgeschabt werden und über Nacht ein Pflaster mit dem reinen ätherischen Öl des Teebaums aufgeklebt werden. Es darf nicht an Schleimhäufte gelangen und ist für die Behandlung im Gesicht nicht geeignet, da es die Haut reizen kann.

Die homöopathische Therapie

Seit über 200 Jahren hat sich die Therapie von Warzen durch die Homöopathie bewährt. Dabei wird die Störung nicht nur als lokaler Auswuchs betrachtet, sondern als eine grundlegende Störung im Organismus. Der Begründer der Homöopathie, Samuel Hahnemann, fasste Krankheiten mit warzenähnlichen Gebilden als sykotisches Miasma zusammen, als Tendenz zur Abwehr durch Verhärtung, durch Bildung von Auswüchsen. Im seelischen Bereich ist dies auch zu spüren, oft, aber nicht immer, als wenig Selbstvertrauen und eine Tendenz zur Abwehr durch Introversion, als müsste man eine Schwäche verstecken. Das geeignete Mittel muss durch gründliches Zuhören, Beobachten und Untersuchen des Patienten ermittelt werden. Bei bräunlichen oder gestielten Warzen, sowie Feigwarzen (Condylomata acuminata) ist oft eine Hochpotenz aus dem Lebensbaum Thuja occidentalis wirksam. Harte Dornwarzen an den Händen und Fusssohlen sprechen oft auf Sulfur an, das eine immunabwehrsteigernde Wirkung hat. Sind Dornwarzen an den Fusssohlen sehr schmerzhaft, als stünde man auf einen Splitter, kann Acidum nitricum richtig sein. Befinden sich Warzen besonders im Gesicht oder am Rande der Fingernägel, so kommt Causticum in Frage, doch gibt es eine grosse Zahl Mittel, welche Warzen heilen können und man muss für die korrekte Mittelwahl die ganze Störung der Gesundheit, auch die seelische Verfassung sorgsam berücksichtigen.

Die Vorbeugung gegen Warzen

Die beste Vorbeugung ist die Stärkung der Immunabwehr, wie in diesem Buch beschrieben wurde (Seite 35). Grundsätzlich müssen Warzen von innen heraus geheilt werden. Die lokale Behandlung ist eine Unterdrückung, welche die Krankheit nach innen treibt, so dass tiefere Störungen auftreten können oder Warzenrezidive.

Die seborrhoische Keratose (Verruca seborrhoica)

Sie wird auch Alterswarze oder Basalzellpapillom genannt. Sie ist der häufigste gutartige Tumor der Haut und erscheint, mit zunehmendem Alter, ab dem 50. Lebensjahr.

Diese Veränderung gilt als altersbedingt. Sie geht von den Keratinozyten in der Basalschicht der Epidermis aus. In Basalzellpapillomen wurden Mutationen verschiedener Onkogene gefunden (FGFR3, PIK3CA, KRAS, HRAS, EGFR, AKT1). Darum wird eine Erblichkeit angenommen. Chemikalien oder UV-Strahlung können die seborrhoische Keratose provozieren[212].

Meistens erscheint die seborrhoische Keratose im Gesicht, an den Vorderseiten der Arme, am Oberkörper und an den Handrücken, an Stellen mit besonderer Lichtexposition. Die Flecken sind bräunlich bis schwarz, matt, gefeldert oder zerklüftet, selten grösser als zwischen 1 und 10 mm und fühlen sich speckig, fettig, talgig an. Nach aussen sind sie scharf begrenzt und wachsen aus der Hautoberfläche hinaus (exophytisch). Sie dürfen nicht mit einem Basaliom (Basalzellkrebs) oder einem malignen Melanom (schwarzen Hautkrebs) verwechselt werden.

Die Therapie der seborrhoischen Keratose

Diese Wucherungen können mit einer elektrischen Schlinge (Kauterisation) oder mit einem scharfen Löffel abgetragen, vereist, oder mit einem LASER behandelt werden.

Die aktinische Keratose

Dieser gutartige Tumor gilt als Präkanzerose, was bedeutet, dass er zu Krebs entarten kann. Er wird auch aktinische Präkanzerose oder solare Keratose oder Licht-Keratose (von griechisch ακτίς (aktis, „Strahl“, aktinisch: durch Strahlung und von griechisch κέρας (kéras, „Horn“) genannt. Diese Veränderung entsteht durch eine langjährige, intensive Einwirkung der UV-Strahlung des Sonnenlichtes, welche die verhornte Oberhaut beschädigt hat.

Typisch für die Flecken der aktinischen Keratose sind die rötlichen, fest haftenden Schuppen. Sie vergrössern sich nur langsam, können aber nach Jahren in ein Plattenepithelkarzinom (Spinaliom) übergehen. Die aktinische Keratose erscheint vor allem bei Menschen mit hellem Hauttyp, in der zweiten Lebenshälfte, an Stellen, die besonders dem Sonnenlicht ausgesetzt sind, im Gesicht, an der Stirn, an den Handrücken, am Ohr, den Unterarmen oder im Dekolleté. In Deutschland ist die aktinische Keratose als Berufskrankheit anerkannt.

Menschen zwischen 60 und 70 Jahren erkranken zu 11,5 %, und ab 72 Jahren erkranken Frauen zu 28 % und Männer zu 49 %, besonders wenn sie kahlköpfig sind. Ein häufiger Sonnenbrand in der Kindheit erhöht das Risiko, im Alter an einer aktinischen Keratose zu erkranken.

Die Flecken stehen einzeln, sind wenige Millimeter gross, rau und unscharf begrenzt. Anfangs sind sie rötlich, dann verfärben sie sich weisslich oder rötlich und verhärten sich. Noch später breiten sie sich aus, werden warzig, höckerig und sind mit dem Untergrund fest verwachsen. Meistens sind grossflächige Hautareale betroffen, zum Beispiel die gesamte unbehaarte Kopfhaut.

In 18–63 % bildet sich die aktinische Keratose nach 7–17 Monaten spontan wieder zurück, erscheint jedoch zu 15–53 % nach einem Jahr wieder am selben Ort. Meist bleibt sie aber jahrelang bestehen. Ein Plattenepithelkarzinom entwickelt sich zu rund 10 % nach 10 Jahren daraus. Hat man mehr als 20 Läsionen, so ist dieses Risiko bei 20 %.

Aktinische Keratosen müssen frühzeitig erkannt und behandelt werden, um dem hellen Hautkrebs, dem Plattenepithelkarzinom, vorzubeugen. Ein angemessener Schutz vor zu starker und zu langer Sonnenbestrahlung ist wichtig, und die Kräftigung des Immunsystems, die in diesem Buch beschrieben ist (Seite 35).

Die Therapie der aktinischen Keratose

Der Hautarzt kann kleine Keratosen in örtlicher Betäubung operativ, mit dem LASER oder durch Kryochirurgie mit flüssigem Stickstoff, entfernen. Grossflächige Läsionen werden durch die *photodynamische Therapie* (PDT) behandelt. Dabei wird die Keratose mit einem Arzneimittel auf Basis von *5-Aminolävulinsäure* oder deren *Methylester* (MAOP) vorbehandelt und nach Einwirken mit *kaltem Rotlicht* bestrahlt. Dabei entstehen keine Narben. Andere Hautärzte verwenden Salben mit Imiquimod, 5-Fluoruracil (5-FU), Diclofenac oder Ingenolmebutat.

Die Häufigkeit der aktinischen Keratose zeigt, dass mit dem für die Gesundheit so wichtigen Sonnenlicht auch vorsichtig umgegangen werde muss. 30 Minuten Sonnenbestrahlung ohne Sonnenschutzcreme, mit bedecktem Kopf, sind gesund und notwendig für die Bildung von genügend Vitamin D3 und die Pflege des Knochenbaus. Danach muss man sich sorgsam schützen, indem man sich ankleidet und eine Kopfbedeckung trägt. Die Wirkung von Sonnenschutzcremen ist unsicher, wie sich beim Melanokarzinom gezeigt hat.

Das Muttermal (Nävus)

Viele Muttermale haben ästhetische Bedeutung, andere bergen Risiken in sich. Die genaue Diagnose wird der Arzt stellen. Wir beschreiben die verschiedenen Arten von Muttermalen, damit Sie in der Lage sind, deren Bedeutung zu beurteilen und die Risiken der Behandlungsmethoden abzuschätzen.

Ein Muttermal ist eine umschriebene, gutartige Fehlbildung der Haut oder der Schleimhaut, die normale Zellen in zu grosser Menge enthält. Am häufigsten sind *pigmentierte Nävi*.

Ist ein Nävus schon bei der Geburt vorhanden, nennt man ihn auch „Muttermal". Oft verschwinden diese ganz von selbst.

Es gibt viele andere Arten von Nävi, zum Beispiel aus Blutgefässen (Hämangiom) oder aus Bindegewebs- oder Drüsenzellen.

Der Nävus Unna oder Nävus flammeus ist ein kapillärer Nävus am Nacken, auch „Storchenbiss" genannt.

Der Nävus pigmentosus besteht aus Pigmentzellen (Melanozyten). Dazu gehören solche, die in der Oberhaut (Epidermis) liegen, die *Sommerprossen* (Epheliden), die *„Leberflecken"* (Lentigo simplex), die *„Altersflecken"* (Lentigo solaris), die *„Café-au-lait-Flecken"*.

Ein *Naevus spilus* ist ein relativ grosser, gleichmässig braun gefärbter Hautfleck (ähnlich einem Café-au-lait-Fleck), bei dem auf einem pigmentierten Grund zusätzlich zahlreiche, eingesprenkelte, kleine, dunkelbraune Flecken entstehen.

Der *Becker-Nävus* ist ein einzelner, grosser, unregelmässig braun gefärbter Hautfleck der ab der Pubertät dicht behaart ist (Hypertrichose).

Andere Nävi liegen unter der Epidermis, in der derben Lederhaut (Dermis). Dazu gehört der *„Mongolenfleck":* ein oder mehrere unregelmässige bläuliche Muttermale, meist am Rücken, Gesäss oder Kreuzbein eines dunkelhäutigen Kindes gleich welcher Ethnie.

Der *Nävus fuscocaeruleus* ist dunkelbläulich, scheckig und unscharf begrenzt. Manchmal wird er auch behaart. Im Bereich des Gesichtes und Auges wird er Nävus Ota, an der Schulter Nävus Ito genannt.

Der *Nävuszellnävus* ist ein brauner, scharf begrenzter Hautfleck, der auch erst nach der Geburt erscheinen kann.

Eine spezielle Art ist der *Halonävus*, mit hellem Hof um den braunen Fleck, der zu 20 % in eine Vitiligo übergehen kann.

Eine andere Art ist der *Spitznävus*, der vor allem bei Kindern und Jugendlichen entsteht. Wird ein Muttermal sehr dunkel und fehlt die normale, feine Behaarung der Haut, so ist dies ein *dysplastischer Nävus, Er muss entfernt werden, da er zu 20 % in ein bösartiges Melanom übergehen kann.*

Muttermale der Gefässe nennt man *Hämangiome*. Ein kapilläres Hämangiom besteht aus einer Wucherung von feinen Haargefässen. Das kavernöse Hämangiom ist eine Gefässmissbildung, die in allen Geweben, auch im Innern des Körpers, vorhanden sein kann. In der Haut sind Hämangiome ein ästhetisches Problem. Im Gehirn und im Rückenmark können sie Blutungen oder eine Epilepsie verursachen.

Ein *Nävus sebaceus* besteht aus Talgdrüsengewebe, ein *Nävus lipomatosus* aus Fettgewebe. Daneben gibt es Muttermale aus Schweissdrüsengewebe oder aus Bindegewebe.

Das Lipom

Das Lipom ist eine weiche, gutartige Geschwulst aus Fettgewebe unter der Haut, die meist nach dem 50. Lebensjahr entsteht. Häufig findet man Lipome am Kopf, am Hals, an der Schulter oder am Rücken. Sie können oberflächlich sein oder selten tiefer liegen. Sie werden selten grösser als 5 cm. Über die Ursachen sind sich die Experten nicht einig. Entstehen mehrere Lipome, so spricht man von einer Lipomatose. Sind sie störend oder die Diagnose unsicher, so können sie in Lokalanästhesie operativ entfernt werden. Ein Lipom wird nur selten bösartig.

Das Liposarkom

Sarkome sind bösartige Tumoren aus weichem Bindegewebe. Das Liposarkom enthält Fettzellen oder deren Vorstufen. Es ist mit 16–18 % das zweithäufigste Weichteilsarkom.

Dieser Tumor ist selten (2,5 pro 1 Million Einwohner und Jahr). Als Ursache gelten Verletzungen und Strahlenbelastungen. Liposarkome sind oft relativ gut, oft sogar kapselartig begrenzt, doch werden in der Umgebung oft kleinere Tumorableger gefunden.

Liposarkome wachsen langsam und werden oft erst spät entdeckt. Die Patienten sind oft müde, verlieren an Gewicht oder leiden an Übelkeit und Erbrechen. Der Tumor muss möglichst vollständig im Gesunden entfernt werden. Dass eine Bestrahlung oder eine Chemotherapie die Überlebenszeit verlängert, ist nicht nachgewiesen[213,214]. Die Prognose hängt von der Histologie des Tumors ab: gut differenzierte und myxoide Liposarkome haben mit einer Fünf-Jahres-Überlebensrate von 100 bzw. 88 Prozent eine gute Prognose, denn sie neigen kaum zu Metastasen. Die Prognose des rundzelligen Liposarkoms ist schlechter (50 %), denn sie metastasieren zu 20 % in die Lunge, zu 8 % in die Knochen, zu 6 % in Lymphknoten und zu 5 % in die Leber. Die diätetische Krebstherapie ist hier von grosser Bedeutung. Sie ist im Bircher-Benner Handbuch Nr. 17: Zur Verhütung und begleitenden Therapie der Krebskrankheit beschrieben.

Der weisse Hautkrebs

Man unterscheidet zwei Arten: das Basaliom (Basalzellkarzinom) und das Spinaliom (Plattenepithelkarzinom). Sie entstehen vor allem in der zweiten Lebenshälfte, an Stellen, die oft an der Sonne waren, im Gesicht oder an den Ohrrändern, da die *UV-A-Strahlung* des Sonnenlichtes eine wichtige Ursache ist. Sie können aber auch durch *Arsen* und bestimmte *Viren* ausgelöst werden. Nicht selten entstehen sie aus einer gutartigen Veränderung (Präkanzerose), wie einer *aktinischen Keratose* oder einem Morbus Bowen. Der *Morbus Bowen* wird auch Dermatosis praecancerosa Bowen, Bowen-Karzinom, Erythroplasie de Queyrat oder Dyskeratosis maligna genannt. Er ist schon ein Plattenepithelkarzinom, das aber noch nicht in die tiefen Schichten der Haut eingedrungen ist. Das Basaliom wächst bösartig in die Umgebung, verursacht aber keine Metastasen. All diese Tumoren müssen möglichst frühzeitig entfernt werden. Dann ist die diätetische Krebsprophylaxe ganz wichtig, um weitere Entartungen zu vermeiden.

Der schwarze Hautkrebs (Das maligne Melanom)

Das maligne Malanom entsteht aus entarteten Pigmentzellen (Melanozyten). Frühzeitig streut es über Lymph- und Blutbahnen und bildet Metastasen in inneren Organen.

Der schwarze Hautkrebs wird immer häufiger. Unter hellhäutigen Menschen erkranken jährlich 14 von 100000 Menschen. In den letzten 50 Jahren ist die Häufigkeit des malignen Melanoms dramatisch angestiegen. 1960 erkrankte noch einer von 600 Menschen im Laufe des Lebens daran, heute jeder 75.

Die Häufigkeit ist regional sehr verschieden. In einigen Staaten ist es selten, in Australien viermal so häufig wie in Europa. Dort erkranken vier von 100 Menschen daran. In Nordamerika, in der Altersgruppe von 25 bis 34 Jahren, ist das Melanom bei Männern die vierthäufigste und bei Frauen die zweithäufigste Art von Krebs. Das weltweit höchste Vorkommen besteht in Auckland (Neuseeland). Afroamerikaner erkranken 20 mal weniger oft an einem Melanokarzinom als hellhäutige Menschen.

Ein häufiger Sonnenbrand, besonders in der Kindheit, erhöht das Risiko bedeutend.
Dass sich die Zahl der an einem Melanom erkrankten Menschen alle 7 Jahre verdoppelt, wurde früher in erster Linie auf vermehrtes Sonnenbaden zurückgeführt. UV-Strahlung gilt als die wichtigste umweltbedingte Ursache des Melanokarzinoms. Früher galt als schön, blass zu sein. Das derzeitige Schönheitsideal „braun zu sein = gesund zu sein“ konnte trotz intensiver Gegenkampagnen nicht korrigiert werden. Die Zahl der Neuerkrankungen ist weiterhin jedes Jahr angestiegen[215].

Das Deutsche Krebsforschungszentrum sieht als wesentlichen Umweltrisikofaktor die exzessive Exposition gegenüber Sonnenlicht an. Daneben spielt der Hauttyp als endogener Faktor eine entscheidende Rolle. Rothaarige und blonde Menschen sind gegenüber UV-Strahlung besonders empfindlich. Sie erkranken 4,7 mal häufiger an schwarzen Hautkrebs als schwarzhaarige Menschen.

Die Schutzwirkung von Sonnenschutzcremen ist umstritten. Wissenschaftliche Untersuchungen ergaben widersprüchliche Resultate. Einige Studien zeigten sogar eher negative Auswirkungen[216]. Andere Studien behaupten das Gegenteil, im Tiermodell wirkten Sonnenschutzcremen wohl gegen das Spinaliom, jedoch weder gegen das Basaliom, noch gegen das maligne Melanom[217,218].

Die Haut benötigt Sonnenlicht, nicht nur für die Bildung genügender Vitamin-D-Spiegel. Sonnenschutzcremen filtern gerade die für das Vitamin D notwendigen UV-B-Spektren aus.
In den Niederungen enthält das Sonnenlicht im Winterhalbjahr das UV-B-Spektrum des Sonnenlichts kaum, da dieses durch die Dunstschichten abgehalten wird. Wie wir gesehen haben, stellt die Wissenschaft einen Schutz vor Hautkrebs durch Sonnencremen wissenschaftlich ernsthaft in Frage. Stundenlanges Bräunen am Strand ist auch mit Sonnenschutzcremen gefährlich. Hinzu kommt,

dass die Haut nach ½ Stunde aufhört, Vitamin D3 zu bilden, um eine Überdosierung zu verhindern. Entscheidend ist also *der richtige Umgang mit dem Sonnenlicht*. In den Niederungen und im Sommer soll man möglichst oft Sonnenbaden. Menschen mit hellem Haar sollen jede Körperseite während 20 Minuten besonnen, Dunkelhaarige während ½ Stunde und dies immer ohne Sonnencreme, aber bei bedecktem Kopf.

Die meisten Melanome entstehen in gesunder Haut. Es gibt keine Belege dafür, dass die Beschädigung eines Nävus durch eine Verletzung die Umwandlung in ein malignes Melanom bewirken kann. Die Menschen haben durchschnittlich 20 Nävi auf der Haut. Das Risiko, dass im Laufe des Lebens ein Melanom entsteht, ist bei über 50 Nävi 4,8 Mal höher, als bei weniger als 10 Nävi. Anders bei *melanozytären Muttermalen* (aus pigmentbildenden Zellen bestehende Muttermale), wo zu 30 bis 40 Prozent ein Melanokarzinom entsteht. Auch bei einer hohen Anzahl von Nävuszellnävi oder dysplastischen Nävuszellnävi ist das Risiko deutlich erhöht. Dysplastisch bedeutet, dass die Zellen abnormal verändert sind.

Vererbung als Teilursache des malignen Melanoms

Die Genetiker fanden in den Tumorzellen zu 70 % eine Mutation im TERT-Gen. Dieses Gen codiert die Herstellung der Telomerase[219]. Das Enzym Telomerase stellt die Telomere her, das heisst die Enden der Chromosomen, welche verhindern, dass die Zellen sich unkontrolliert vermehren und zu Krebszellen werden. Zu 10–15 % erkranken auch andere Familienmitglieder an einem malignen Melanom. Der Erbgang soll autosomal dominant sein, die Penetranz, das heisst, das sich Auswirken der Mutation, ist jedoch sehr unterschiedlich. Zudem fanden die Genetiker in 40 % der Zellen von Melanokarzinomen Mutationen im CDKN2A-Gen. Die Produkte (p15/INK4b, p16/INK4a und p14/ARF), welche diese Gene herstellen, sollen jedoch als Tumorsuppresoren wirken, das heisst, als Schutz gegen die Umwandlung in Krebs, indem sie den Vermehrungszyklus der Zellen in der G1-Phase anhalten. Weitere Mutationen sollen den RAS- und PI3K/AKT-Signalweg beeinträchtigen, der das Zellwachstum kontrolliert und reguliert.

Es gibt verschiedene Arten von Melanomen. *Wenn braune Flecken dunkel sind und die feinen Härchen darin fehlen, ist es ganz wichtig, den Arzt aufzusuchen.* Es gibt auch eine Art des Melanokarzinoms, bei dem die Zellen so stark entartet sind, dass sie kein Pigment bilden können, so dass sie farblos sind.

Man unterscheidet vier Stadien des malignen Melanoms, je nach der Grösse, dem mikroskopischen (histologischen) Befund und der Ausbreitung des Tumors:

Stadium I
Primärtumor ≤ 2 mm dick bzw. ≤ 1 mm und Geschwürsbildung oder Mitosen in der Histologie.

Stadium II
Primärtumor > 2 mm dick bzw. > 1 mm und Ulzeration oder Mitose.

Stadium III
Absiedelung in die nächstgelegenen Lymphknoten oder Hautmetastasen in der Umgebung

Stadium IV
Metastasen in weiter entfernten Lymphknoten oder anderen Organen

Das maligne Melanom kann in irgendein Organ metastasieren, am häufigsten in die Leber, die Haut oder die Lunge. Eine Besonderheit des Melanoms ist, dass es in das Herz metastasieren kann.

Die Therapie des malignen Melanoms

Wegen der Streuungsgefahr darf man keine Biopsien entnehmen. Das Wichtigste ist eine unverzügliche chirurgische Entfernung des Primärtumors, 1 bis 2 cm im gesunden Gewebe, je nach Dicke des Tumors und bis zur Faszie (Bindegewebshülle) der darunter liegenden Muskulatur. Im Gesicht oder an den Fingern ist dies nicht möglich. Da wird der Tumor durch mikroskopisch kontrollierte Chirurgie entfernt, so dass man sicher sein kann, dass man ihn im gesunden Gewebe entfernt.

Ab einer Tumordicke von 1 mm wird empfohlen, zusätzlich den nächstgelegenen Lymphknoten („Wächterlymphknoten") zu entfernen und histologisch zu untersuchen. Ob dieser befallen ist, entscheidet sehr stark über die Prognose. Ist er befallen, werden auch weitere nahegelegene Lymphknoten entfernt.

Sowohl bei Melanomen mit einer grösseren Tumordicke ohne weiteren Lymphknotenbefall (Stadium II), als auch nach erfolgter Entfernung der Lymphknoten (Stadium III) wird im Allgemeinen eine *adjuvante Therapie* mittels Interferon alpha über 18 Monate empfohlen, da man vermutet, dass diese gegen ein Rezidiv wirke. Dass dies die Prognose verbessert, ist aber wissenschaftlich nicht nachgewiesen. Als „adjuvante Therapie" bezeichnet man in der Medizin ergänzende oder unterstützende Therapiemassnahmen.

Beim Melanom wird oft der Primärtumor nicht erkannt, sondern erst die Metastasen.

Für Patienten, die zuvor einmal an einem malignen Melanom erkrankt waren, werden regelmässige Kontrolluntersuchungen empfohlen, um Rezidive früh zu erkennen. Dabei ist die seelische Betreuung der Patienten ganz besonders wichtig. Man versucht, die Patienten allmählich wieder in den Alltag einzugliedern.
Wenn der Tumor bereits Metastasen in der Haut, den Lymphknoten oder in inneren Organen gebildet hat, ist die Chance auf eine Heilung gering. Dann überleben nur 10 bis 15 % der Patienten die folgenden fünf Jahre.

Palliative Therapien

An diesen Patienten wird eine ganze Reihe von Therapiealternativen erprobt, die in der Regel nur eine vorübergehende Besserung bewirken, ohne Aussicht auf eine Heilung: die Chemotherapie mit DTIC oder Fotemustin, chirurgische Eingriffe zur Verringerung der Tumormasse oder eine Strahlentherapie.

Versuche, das Tumorwachstum zu hemmen

Neue Therapieansätze versuchen durch Medikamente die Signalübertragung in den Tumorzellen zu blockieren: Bei 50 % der Patienten enthalten die Tumorzellen eine so genannte BRAFV600E/K-Mutation. Ist dies der Fall, so wird versucht, mit so genannten BRAF-Inhibitoren, wie *Vemurafenib* und *Dabrafenib* das Tumorwachstum zu hemmen. BRAF-Inhibitoren hemmen Signalwege der Krebszellen, die das Tumorwachstum fördern[220]. Doch werden die Tumorzellen nach ½ Jahr gegen diese Mittel resistent[221]. Mit so genannten MEK-Inhibitoren wie Trametinib oder Cobimetinib versucht man diesen Wirkungsverlust zu verzögern. Doch haben all diese Medikamente ein sehr hohes Nebenwirkungspotential.

Krebsimmuntherapie

Mit wieder anderen Medikamenten, zum Beispiel Ipilimumab, Nivolumab, Opdivo oder Pembrolizumab versucht man das Immunsystem zu stimulieren[222].

Das Melanokarzinom und die Ernährung

Diätetische Möglichkeiten zur Krebsbekämpfung

Gerade beim malignen Melanom ist entscheidend, dass die diätetischen Möglichkeiten zur Krebsbekämpfung intensiv genutzt werden, wie sie im Bircher-Benner Handbuch Nr. 17: Zur Verhütung und begleitenden Therapie der Krebskrankheit beschrieben sind.

Das Vorkommen, die Inzidenz, von malignen Hautmelanomen hat, wie schon gesagt, trotz öffentlicher Bemühungen zur Förderung des Sonnenschutzverhaltens bei gefährdeten Bevölkerungsgruppen weiter zugenommen.
In mehreren wissenschaftlichen Arbeiten wurde nachgewiesen, dass die folgenden bioaktiven sekundären Pflanzenstoffe: Traubenkern-Proanthocyanidine, Epigallocatechin-3-Gallat, Resveratrol, Rosmarinsäure, Lycopin und Feigenlatex signifikante krebsbekämpfende Wirkungen gegen Melanokarzinome haben[223].

In den letzten Jahrzehnten haben Erkenntnisse aus epidemiologischen und experimentellen Forschungen bedeutende Zusammenhänge zwischen der Ernährung und dem Risiko an einem Melanokarzinom zu erkranken gebracht[224]. Die Bedeutung der mehrfach ungesättigten Fettsäuren, Niacin/Nikotinamid, Folsäure und Vitamin D, zur Verhütung und Bekämpfung von Melanomen, sind derzeit noch umstritten. Alkohol erhöht das Risiko. In einer gross angelegten Studie (D.I.E.T.-Projekt) wird derzeit versucht, die beste Diät gegen Krebs zu ermitteln. Besonderes Augenmerk wird dabei auf den Einfluss der Ernährung auf das Mikrobiom des Darms gelegt und auf dessen Einfluss auf das Immunsystem[225,226].

Der Insulin-ähnlicher Wachstumsfaktor I (IGF-I) reguliert die Zellvermehrung und den Zelluntergang (Apoptose). Man vermutet, dass er bei der Tumorentwicklung eine Rolle spielt. In prospektiven Studien wurde gezeigt, dass eine hohe Konzentration an IGF-I im Blut mit einem höheren Risiko für Brust- und Prostatakrebs verbunden ist. Für das Melanokarzinom wurde dies in einer internationalen randomisierten Studie an 520 000 Teilnehmern aus 10 europäischen Ländern untersucht und konnte nicht bestätigt werden[227]. Die grosse Bedeutung eines gesunden Milieus im Darm und einer gesunden Darmflora (Mikrobiom) für die Verhütung von Krebs ist heute wissenschaftlich anerkannt[228,229,230,231].

Eine Grossuntersuchung in Norditalien zeigte, dass Melanompatienten besonders viel Brot und Teigwaren aus raffiniertem Auszugsmehl und Zucker gegessen hatten und bedeutend weniger Hülsenfrüchte, Olivenöl und Eier[232]. Adipositas erhöht das Risiko an einem Melanokarzinom zu erkranken[233,234,235]. Ein hoher Gehalt an Antioxydantien, wie Vitamin C, Vitamin E, gewisse Flavonoide, Carotenoide, besonders β-Caroten, Proanthocyanidine aus blauen Beeren, Auberginen, Lycopin und Lutein aus frischen Früchten und Gemüsen und Selen aus Nüssen, bewirkt einen hohen Schutz der Haut gegen die UV-A-Strahlung des Sonnenlichtes, welche für das Entstehen des Melanoms von Bedeutung ist[236,237,238].

Eine fettreiche Ernährung verstärkt das Wachstum des Melanokarzinoms. Durch den metabolischen Stress, den das Fett aus der Nahrung erzeugt, wird auch das

Wachstum von Knochenmetastasen des Melanoms verstärkt, indem die Fettzellen des Knochenmarks sich vermehren und durch IL-6-JAK2-Osteopontin, sowohl das Wachstum der Tumorzellen, als auch der knochenabbauenden Zellen (Osteoklasten), aktiviert wird[239].

Eine Reduktion des Eiweisses in der Nahrung und der Gesamtmenge der Mahlzeiten verlangsamt das Wachstum verschiedener Krebsarten. Fütterte man Mäuse mit der gleichen Menge an Nahrungskalorien, wie eine Gruppe von Vergleichstieren, die eine eiweissarme Diät erhielten, so verlangsamte die eiweissarme Diät das Wachstum bei drei Krebsarten. Die proteinarme Diät aktiviert in den Tumorzellen so genannte VIRE1α- und RIG1-Signale, so dass sie mehr ungefaltete Eiweisse herstellen. Dies bewirkt, dass Zytokine gebildet werden, die gegen den Tumor wirksam sind. Die Wissenschaftler schliessen daraus, dass eine eiweissarme Diät die Aktivität von CD-8-Suppressorzellen gegen den Tumor verstärkt[240].

Fasten bewirkt, dass Tumoren gegenüber einer Chemotherapie empfindlicher sind und schützt gleichzeitig die normalen Zellen gegen deren destruktive Wirkung, so dass auch die blutbildenden Stamm- und Immunzellen die Chemotherapie besser überleben. Zudem erhöht das Fasten die Aktivität der zytotoxischen, den Tumor-infiltrierenden CD8 (+)-Lymphozyten (Killerzellen), welche die Tumorzellen angreifen. Beim Melanokarzinom bewirkt dies eine starke Verlangsamung des Wachstums[241,242]. All diese wissenschaftlichen Untersuchungen bestätigen die enorme Bedeutung der Ernährung für die Verhütung und Heilung maligner Tumoren.

Krebs bedeutet ein Überhandnehmen eines Chaos im biologischen System. Nach unserer Erfahrung ist das „Frischsaftfasten“ gegen verschiedene Krebsarten hoch wirksam. Die ganz frisch aufgeschlossenen Früchte und Gemüse enthalten das hohe Potential an das biologische System der Zellen ordnender Energie aus der Photosynthese der Pflanzen und ein Maximum an biologisch hochaktiven Substanzen, an so genannten sekundären Pflanzenstoffen, deren Wirkung gegen Krebs wissenschaftlich nachgewiesen ist. Eine Therapie, die sich lohnt.

Die Ordnungstherapie der Hautkrankheiten

Wenn man die allgemein üblichen Therapien der Hautkrankheiten betrachtet, so erkennt man leicht, dass – abgesehen von den Infektionskrankheiten – nicht die Ursachen behandelt werden. Die Diagnose ist in der Regel ein reiner Symptomenbeschrieb. Von da an geht der Weg nicht zu den Ursachen, sondern direkt zu den Medikamenten, wenn nicht zur Chirurgie.

Ein gutes Beispiel hierfür ist die Psoriasis. Da sie als Autoimmunkrankheit gilt, wird sie immunsuppressiv behandelt. Doch ist die Autoimmunität nicht die Ursache der Psoriasis, sondern die Folge einer tief eingedrungenen Schädigung des Immunsystems, wegen eines kranken Milieus im Darm und eines kranken Stoffwechsels. Die Symptome sind nicht die Krankheit selbst, sie entstehen durch das fehlgeleitete Immunsystem, das versucht, die entstandene Störung zu beseitigen. Das Immunsystem ist unsere Lebenskraft. Jede Unterdrückung von Symptomen richtet sich gegen unsere Lebenskraft und schwächt uns. Darum werden die Krankheiten chronisch.

Hierin liegt das grosse „Missverständnis" unseres aktuellen medizinischen Paradigmas mit der Biologie des Menschen. Dies ist der Grund, warum die so genannten „Zivilisationskrankheiten" jedes Jahr häufiger werden, unsere Arztpraxen füllen und immer grössere Spitäler gebaut werden und dass heute 87 % der Menschen nicht natürlich sterben, sondern an „Zivilisationskrankheiten", trotz immer grösser werdendem Aufwand im „Gesundheitswesen".

Die „Naturheilkunde" versteht unsere Biologie als ein immenses offenes Regulationssystem, in welchem alle Vorgänge nicht linear, sondern kybernetisch ablaufen und ganz fein aufeinander abgestimmt sind. Unser Organismus ist ein geniales System komplexer dynamischer Ordnung. Krankheiten entstehen, wenn dieses System in Unordnung gerät und die Symptome entstehen durch die Anstrengung des Organismus, der versucht, die Ordnung wieder herzustellen. Findet er den Weg zur Ordnung nicht, so wird die Krankheit chronisch.

Ordnungstherapie ist jede therapeutische Handlung, die dazu angetan ist, den Weg zur ursprünglichen Ordnung der Gesundheit zurückzufinden. Die meisten Krankheiten, auch diejenigen der Haut, entstehen durch eine Art zu leben und sich zu ernähren, welche den vorgegebenen Bedingungen unserer Biologie entgegensteht. Wenn wir die Ursachen der Krankheit suchen und verstehen, sind wir bei fast allen Krankheiten in der Lage, diese zu beheben und dem Organismus zu helfen, den Weg zur Gesundheit zurück zu finden.

Auf diesem Weg zur Therapie der Ursachen ist der Patient der Hauptakteur und der Arzt sein Begleiter. Die Diät, welche an der Basis aller ordnungstherapeutischen Massnahmen steht, kann nur gelingen, wenn sie nicht die Diät des Arztes bleibt, sondern zur eigenen Diät wird, weil man verstanden hat, weshalb sie notwendig ist und was sie bewirkt. Dann hat die Krankheit ihren Sinn erfüllt und wird die Therapie zu einem eigenen, faszinierende Erlebnis, zu einer neuen Zuversicht, zu einem annehmbaren Weg für die Zukunft, einem Weg, der sich lohnt.

Die Diät

Die vegetabile Frischkostdiät dieses Buches ist für die Heilung der Neurodermitis, der Psoriasis, der Rosazea, der Vitiligo und aller anderen Hautkrankheiten entscheidend. Die lebendigen Pflanzen vermitteln das höchste Potential an biologisch verfügbarer Energie, an Vitalstoffen und biologisch aktiven, so genannten sekundären Pflanzenstoffen, welche das Immunsystem regulieren, das Mikrobiom des Darmes und den Stoffwechsel sanieren.
Damit die Bedeutung hiervon verstanden werden kann, folgen hier einige wissenschaftliche Grundlagen:

Bei Mäusen bewirkt eine *fettreiche Ernährung* die Bildung von Taurocholinsäure, eine pathologische Darmflora und eine chronische Darmentzündung[243]. Es wurde auch wissenschaftlich nachgewiesen, dass die *vegane Frischkostdiät* sehr rasche Veränderungen der Darmflora bewirkt, und zwar schon nach 3 Tagen der diätetischen Umstellung[244]. Diese Veränderung bleibt nur, wenn die Diät beibehalten wird (reversible Veränderung des Mikrobioms). Die beflissene Nahrungsindustrie fügt den meisten, auch den salzigen Fertigprodukten, als *Geschmacksverstärker* Fruktose bei. Diese Zugabe trägt zum Risiko für kardiovaskuläre Krankheiten und Adipositas wesentlich bei[245]. Wird über längere Zeit auf die Zufuhr gewisser Nährstoffe und sogenannter Ballaststoffe (unverdauliche Kohlenhydrate aus pflanzlicher Nahrung) verzichtet, oder werden bestimmte Nahrungsmittel wie Fleisch, Zucker, Fette übermässig gegessen, so entstehen *Veränderungen der Darmflora*, die erst nach sehr langer diätetischer Einwirkung rückgängig gemacht werden können (irreversible Veränderungen der Darmflora)[246].

Die Darm-Hautachse und die Darm-Hirn-Achse

Viele Menschen mit Psoriasis und mit anderen Hautkrankheiten leiden an einer emotionalen Depression. Schon haben wir über den direkten Einfluss der Symbionten unserer Darmflora auf unser Gehirn und die Haut berichtet. Dieser Einfluss ist so stark, dass die Wissenschaftler von einer Darm-Hirn-Achse und einer Darm-Haut-Achse sprechen. Noch sind viele Mechanismen der Darm-Hirnachse, welche unser Verhalten direkt beeinflussen, nicht geklärt, aber man weiss, dass die Darmflora das vegetative Nervensystem über den Nervus vagus direkt beeinflusst, Immunzellen aktiviert, welche zum Gehirn und in die Haut auswandern, und die Produktion von Cytokinen (Botenstoffe zwischen Immunzellen) und von Antikörpern bewirkt[247,248]. Bei Menschen mit einer Depression, wie sie bei Psoriasis häufig entsteht, wurde nachgewiesen, dass die Darmflora an deren Ursache stark beteiligt ist, so dass der Zustand des Milieus im Darm die Heilung sowohl der Depression, als auch der Psoriasis verhindert.

Die Darmflora wird durch Hormone und Botenstoffe des Nervensystems (Neurotransmitter) beeinflusst, deren Produktion sie wiederum beeinflusst. Gewisse Mikroben des Darms produzieren Botenstoffe des Nervensystems, wie Dopamin, Serotonin, Norepinephrin und GABA und beeinflussen die Insulinresistenz und dadurch die Blutzuckerregulation[249,250,251]. Keimfrei gezüchtete Mäuse haben um 25 % höhere Spiegel des Schilddrüsen-stimulierenden Hormons (TSH) und stark erniedrigte Werte der Botenstoffe Serotonin und Katecholamin[252,253]. In Tierversuchen fand man in der Darmflora erhöhte Blutspiegel des Sättigungshormons Leptin, bei einer Vermehrung der Bifidobakterien und Laktobazillen und verminderter Menge an Bakteroides und Prevotellabakterien.

Man nimmt an, dass das Nebennierenrindenhormon Cortisol, das Stressreaktionen und Entzündungsreaktionen hemmt, als Reaktion auf Entzündungserscheinungen, durch eine gesteigerte Aggressivität der Darmbakterien vermehrt gebildet wird[254,255]. Eine mikrobielle Therapie mit Laktobazillen und Bifidobakterien vermindert die Cortisolwerte im Blut[256]. Dies zeigt, dass die Darmflora auch eine ganz wichtige Rolle spielt für die Kontrolle von Stress und Entzündungen. Stress und das erhöhte Cortisol erhöhen die Durchlässigkeit der Darmschleimhaut, so dass Nahrungssubstanzen und Toxine durch die Darmwand in den Körper gelangen können, die davon abgehalten werden sollten[257]. Die Darmflora wirkt auf die Darmwand ein und beeinflusst deren Durchlässigkeit, ihre Funktion als Barriere[258,259,260].

Der Bedarf an einzelnen Nahrungsstoffen, die das biologische System des Menschen nötig hat, ist exakt geregelt. Durch körperliche Arbeit verändert er sich nur leicht. Nahrungsstoffe, die in unnötigem Übermass zugeführt werden, belasten den Stoffwechsel enorm. Sie müssen abgebaut und in nutzbare Stoffe umgebaut werden. Dies bedeutet einen enormen Verschleiss an Energie. Überschüssige Eiweisse müssen in Aminosäuren aufgespalten, die Amingruppen entfernt werden und sie müssen zu Glukosemolekülen aufgebaut werden, damit die Mitochondrien, die Kraftwerke der Zellen, sie verwerten können.
Entsteht zu viel Glukose, so kann sie nur zu geringem Teil, in Form von Glykogen, in der Leber gespeichert werden. Hohe Blutzuckerspiegel schädigen die Blutgefässe, durch direkte Verzuckerung deren Innenschicht (endotheliale Glykation). Dies bewirkt eine zunehmende Verhärtung der Gefässwände mit Bluthochdruck als Folge. Darum sind häufige hohe Blutzuckerspiegel eine der wichtigsten Ursachen für Bluthochdruck und Arteriosklerose mit all ihren Folgen. Eine Überernährung mit Eiweissen, tierischen Fetten und Mehlspeisen führt zu massiver Übersäuerung des Stoffwechsels nach jeder Mahlzeit. Dadurch entstehen stark oxydierende Substanzen (R.O.S.) und freie Radikale, welche die Erbsubstanz angreifen, so dass durch Genmutationen Krebszellen entstehen (oxydativer Stress).

Das Problem der Nahrungsenergie

Die offiziell anerkannten Diätempfehlungen basieren auf einem Verständnis der Nahrungsenergie in Form reiner Wärmeenergie (Kalorien) und damit auf dem *1. Hauptsatz der Thermodynamik*, der 1842 vom deutschen Arzt Julius Robert Mayer formuliert wurde. Er bildete 1847 die Grundlage für die Formulierung des Energieerhaltungsgesetzes von Hermann von Helmholtz. Dieses besagt, dass in einem geschlossenen System, bei mechanischen oder chemischen Prozessen, keine kalorische Energie verloren geht, sie bleibt erhalten.

1865 erkannte aber der deutsche Physiker Rudolf Clausius den Widerspruch des ersten Hauptsatzes zur Realität und formulierte den *zweiten Hauptsatz der Thermodynamik*, der besagt, dass wohl die thermische Energie in einem geschlossenen System nicht verloren geht, aber bei allen spontan ablaufenden, chemischen oder mechanischen Prozessen entsteht physikalisch gesehen Unordnung. Er nannte diese Unordnung Entropie und bewies damit, dass spontan ablaufende Prozesse nicht umkehrbar sind, so dass das Perpetuum mobile (ein Motor, der ohne Energiezufuhr läuft) nicht möglich ist.

Mit Clausius kam ein neues Verständnis der Qualität von Energien auf. Diese Erkenntnisse sind in die Wissenschaften der Chemie und Physik sofort aufgenommen worden, erstaunlicherweise aber bis heute nicht in die Medizin und die Ernährungswissenschaft. Maximilian Bircher-Benner hat dies in seiner 1905 in Berlin publizierten Ernährungslehre korrigiert und den zweiten Hauptsatz der Thermodynamik auf die Nahrungsenergie angewandt[261,262]. Damit bekamen die lebendigen Nahrungsmittel aus Pflanzen, welche über die Photosynthese verfügen, die höchste verfügbare Nahrungsenergie. Bircher-Benners Verständnis der Nahrungsenergie, nach ihrem qualitativen Wert, ist durch die neuen Forschungen der Biophysik, der Biophotonenforschung und der Molekularbiologie, in jeder Hinsicht bestätigt worden[263,264,265,266,267,268,269].

Die biophysikalische Qualität und Ordnung der Nahrungsmittel bildet die Basis der Diätetik, die diesem Buch zu Grunde liegt. Der erstaunliche Mangel des heutigen medizinischen Paradigmas an diesen Kenntnissen ist der Grund, dass eine dauerhafte Heilung der Adipositas und des Diabetes des Typs II, mit den allgemein üblichen Methoden reiner Kalorienreduktion, in der Regel nicht gelingt. Ganz anders sieht dies aus, wenn die in diesem Buch beschriebene Diät befolgt wird. Auch für die Heilung der Hautkrankheiten sind diese Erkenntnisse von grosser Bedeutung.

Zweierlei Nahrungsenergie

Die Physiker unterscheiden zweierlei Energie, geordnete und chaotische Energie. Geordnete Energie speichert Information. Chaotische Energie kann nichts speichern. Wärmeenergie (Kalorien) ist chaotische Energie. Höchstgeordnete Energie ist das Sonnenlicht. Dessen komplexer Informationsgehalt gleicht einer grossen Symphonie. Hören wir eine Symphonie, so entsteht keine Wärme, aber sie vermittelt Informationen: ein hochgeordnetes Klanggebilde, das präzise Empfindungen und Gefühle auslöst. Über seine komplexen Schwingungen vermittelt und ordnet das Sonnenlicht die genetisch vorgegebene Information, die für das Wachstum, die Differenzierung und Regeneration alles Lebendigen auf der Erde notwendig ist.

Ein grünes Blatt enthält rund hunderttausend Chlorophylltrichter. Der Trichter reflektiert das einfallende Licht hin zur Basis, wo zwei Chlorophyll-A-Moleküle, mit den Schwingungen der Sonnenlichtstrahlung synchron, in maximale Resonanz treten. Die Physiker nennen dies Kohärenz. Dabei werden die Wellen des Sonnenlichtes zu stehenden Wellen. Stehende Lichtwellen nennt man Photonen. Ihre Energie und damit die Information und Resonanz aus dem Sonnenlicht, durchströmt den ganzen Pflanzenkörper bis in die Wurzeln. Nur wenig davon wird als UV-Licht abgestrahlt, unsichtbar für unser Auge.

Alle lebendigen Zellen speichern in ihren Molekülen UV-Licht, ganz besonders in ringförmigen (aromatischen) Molekülen. Die weitaus stärkste Lichtspeicherung erfolgt aber in den Zellkernen, in der Doppelspirale der Erbsubstanz aus Desoxyribonucleinsäure (DNA). Diese Doppelspirale kann sich nach rechts oder nach links aufwinden oder sie kann kleeblattartige Ausstülpungen bilden, wobei sie ganz spezifische UV-Lichtspektren abstrahlt. Diese aufgewundene Doppelspirale der DNA dient als Hohlraumresonator für eine rhythmische Verstärkung des UV-Lichtes in den lebendigen Zellen. Die Verstärkung erfolgt nach dem LASER-Prinzip. Damit ein LASER zu arbeiten beginnt, muss er eine gewisse Basisenergie erhalten. Die Physiker nennen diese minimal notwendige Energie „LASER-Schwelle". Forscher der internationalen

Akademie für Biophotonenforschung haben in ihren Experimenten die LASER-Schwelle an pflanzlichen Zellgeweben gemessen[43].

Menschliche und tierische Zellen sind, genau wie die Pflanzen, Lichtgebilde, solange sie lebendig sind. Dies ist der Unterschied zwischen Leben und Tod. Auch sie speichern das Licht in ihrer Erbsubstanz, der Desoxyribonukleinsäure (DNA), als UV-Licht[40]. Aber uns fehlt die Fähigkeit zur Photosynthese und die direkte Sonnenbestrahlung der Haut genügt bei weitem nicht, um unsere Lichtspeicherung über der LASER-Schwelle zu halten.

Die Pflanzenzelle speichert die Photonen des Sonnenlichtes in ungeheurer Menge. Man konnte zeigen, dass die so genannte ultraschwache Zellstrahlung[41] eigentlich bloss eine Leckstrahlung ist, ein minimes Durchsickern des UV-Lichtes durch die Zellmembran. Messungen haben ergeben, dass die LASER-Amplifikation des Lichtes in der DNA 10^4-mal stärker ist als diejenige der besten technischen LASER-Geräte. So gleicht das Innere der Zellen einem gewaltigen Lichtraum. Man hat auch nachgewiesen, dass das Enzymsystem durch Licht 10^9-mal stärker aktiviert wird, als durch Wärme.

Unsere Photonenspeicherung muss täglich genährt werden, durch eine ausreichend grosse Menge an lebendigen, photonenhaltigen Nahrungsmitteln, an vegetabiler Frischkost.
Die Übertragung der Information der lebendigen Nahrungsmittel aus der Photosynthese auf unseren Organismus erfolgt, genau wie bei der Photosynthese, durch Informationsübertragung, durch Kohärenz. Dies bedeutet, dass unsere eigene Lebensempfindung, Lebensenergie und Lebensinformation in den etwa 50 Billionen Zellen unseres Körpers, dadurch immer wieder erneuert und geordnet werden, dass sie bei der Übertragung der Photonen mit den Schwingungsmustern und der komplexen Information des Sonnenlichtes, in gemeinsame Resonanz treten.

Im Zellinnern bestehen ganz andere energetische Verhältnisse als in der unbelebten Natur. Die Biophysiker bezeichnen das Zellinnere als Dissipatives System. Dissipative Systeme sind sich selbst ordnende Strukturen in Systemen, die fern vom thermodynamischen Gleichgewicht entstehen. Der russisch-belgische Forscher Ilya Prigogine hat für seine Arbeiten hierüber im Jahr 1977 den Nobelpreis erhalten.

Durch die intensive Photonenspeicherung ist die Energie im Zellinnern so weit vom thermodynamischen Gleichgewicht entfernt, dass der zweite Hauptsatz der Thermodynamik ungültig wird. Dadurch schlägt das Chaosprinzip, das ausserhalb alles Lebendigen gilt, um, in ein ordnendes Prinzip. Prigogine nannte dieses Kohärenzprinzip[49].

Fehlen die lebendigen Nahrungsmittel in unserer Nahrung, so vermindert sich der Photonengehalt in unseren Zellen. Der Lichtgehalt nimmt ab, bis die LASER-Schwelle unterschritten wird. Aus dem Ordnungsprinzip (Kohärenzprinzip nach Prigogine) verfallen die Zellen teilweise ins Chaosprinzip der Thermodynamik zurück und degenerieren.

Wir verstehen Krankheit als Verlust an Ordnung, Verlust an geordneter Information. Das Lebensprogramm gerät in Unordnung und durch den Mangel an lebendiger Nahrung kann es nicht mehr geordnet werden. Aus einer Vielzahl von Experimenten, die u.a. an der Universität Novosibirsk durchgeführt worden sind[270,271,272], geht hervor, dass die komplexen Vorgänge der Biochemie in unseren Zellen durch Information gesteuert sind. Bei Mangel an lebendiger Nahrung wird diese, durch die Gene der DNA vorgegebene Information, nicht mehr laufend erneuert und geordnet. Dadurch geraten die komplexen biochemischen Vorgänge unserer Zellen in Unordnung. Hier liegt die energetische Bedeutung der lebendigen pflanzlichen Rohnahrung: sie erneuert und kräftigt die ordnende Resonanz im biologischen System und verhindert dadurch dessen Degeneration.

Das Grundregulationssystem des zarten Bindegewebes (Matrix)

Im Körper sind alle Zellen der Organe in die Zwischenzellsubstanz des zarten Bindegewebes eingebettet. Dieses durchdringt alle Organe und Strukturen. Sie besteht aus einem dichten, molekularen Netzwerk (Matrix) aus Zucker-Eiweiss-Molekülen, die man Proteoglykane nennt und ist von einer reichhaltigen Flüssigkeit durchtränkt (Zwischenzellflüssigkeit). Das zarte Bindegewebe enthält spindelförmige Zellen, welche das Netzwerk der Zwischenzellsubstanz aufbauen und nach ihrer Notwendigkeit laufend anpassen. Die Blutkapillaren durchziehen diese Zwischenzellsubstanz mit ihrem Netzwerk, so auch die Nervenendigungen des vegetativen Nervensystems.

Ausserhalb des Gehirns und Rückenmarks sind die Kapillaren mit Absicht undicht. So können die Nährstoffe und Hormone des Blutes aus den Kapillaren in die Zwischenzellsubstanz hinaus austreten und durch das molekulare Netzwerk hindurch zu den Zellen gelangen. Dieses dient als Molekularsieb. Gleichzeitig ist es unser Leitungs- und Speichersystem für biologische Information, die Information in unserem lebendigen Organismus. Es gibt keinen direkten Kontakt der Blutkapillaren mit den Zellen unseres Körpers. Sie durchdringen die Zwischenzellsubstanz und machen dort ihre Schlaufe zu den abführenden Venen. Die Zwischenzellsubstanz wird durch das komplexe System der Lymphgefässe drainiert und in den Lymphknoten gereinigt. Dann wird sie als gereinigte Lymphe durch die grossen Lymphgefässe in das Venenblut zurückgeführt.

Die Nerven enden blind in der Zwischenzellsubstanz. Jede Information des Nervensystems zu den Zellen und von den Zellen zum Nervensystem, wird durch das molekulare Netzwerk der Proteoglykane hindurchgeleitet. Darum breitet sich jede Information immer im ganzen Körper aus: Das System reagiert immer als Ganzes, was sich die Akupunktur zu Nutze macht. Dieses komplexe System ist unser „Grundregulationssystem“[273]. Alle Zellen unseres Körpers werden durch die Zwischenzellsubstanz und das Netzwerk aus Proteoglykanmolekülen hindurch, mit biologischer Information, mit Hormonen, Nährstoffen und Sauerstoff versorgt.

Bei der allgemein verbreiteten Fehlernährung mit viel tierischem Eiweiss, Fett, mit industriell verkünstelter Nahrung, viel Zucker, Weissmehl, Kaffee und Alkohol, bilden sich durch anaerobe Fäulnisbakterien Toxine, die zusammen mit den sinnlos zugeführten Nährstoffen, über das Pfortadersystem in die Leber gelangen und diese massiv überfordern. Sie verschlacken auch deren Zwischenzellsubstanz, so lange, bis die innersten Leberzellen der Leberläppchen zu Grunde gehen und durch Fettzellen ersetzt werden. So entsteht die Fettleber. Alles, was die Leber nicht entgiften und wasserlöslich machen kann, geht über die Gallengänge zurück in den Darm. Von dort bekommt sie es immer wieder zugewiesen, um wiederum zu versuchen, es zu entgiften. So zirkulieren die Fäulnistoxine, die überschüssigen Nahrungsstoffe und Stoffwechselschlacken zwischen dem Darm und der Leber hin und her (enterohepatischer Kreislauf). Dabei entstehen Hämorrhoiden durch Überlastung der Venen des Enddarmes, da diese mit dem Pfortadersystem verbunden sind.

Zudem fallen bei der allgemein verbreiteten Fehlernährung im Stoffwechsel Riesenmengen an organischen Säuren an, stark oxydierende Ketonsäuren und andere so genannte R.O.S. (reactive oxydative species). Diese überfordern unsere antioxydativen Systeme massiv. (Vergleichen Sie hierzu das Kapitel über den oxydativen Stress und seine Folgen.) Oxydation bedeutet Degeneration. Durch Oxydation veränderte Eiweisse werden unlöslich und lagern sich als Amyloide überall, im ganzen Körper, in die Zwischenzellsubstanz ein. Die R.O.S. oxydieren das Cholesterin, das auf seinem Transport zu den Zellmembranen im Blut innerhalb des LDL-Moleküls durch ungesättigte Fettsäuren geschützt ist. Durch Oxydation wird es unlöslich und lagert sich in den Arterienwänden und im Herzen ein, an Stellen rascher Blutströmung (Fatty streaks). Dies geschieht als Beginn der Arteriosklerose heute schon in jungen Jahren.

Die durch die R.O.S. oxydierten Eiweisse werden unlöslich und lagern sich als Amyloide in die Netzstruktur der Zwischenzellsubstanz ein. Durch Einlagerung solcher β-Amyloide und TAU-Proteine in die Zwischenzellsubstanz des Gehirns entsteht die Alzheimerkrankheit, in den Arterienwänden die Arteriosklerose, der Herzinfarkt, der Hirnschlag, in den Venen die Krampfadern, in der Synoviaschicht der Gelenke die Arthritis, in den Knäuelchen der Nierenkapillaren (Glomerula) die Nephrose, bis hin zum diabetischen Nierenversagen, in der feinen, bindegewebigen Struktur der Knochen und Knorpel die Osteoporose und die Arthrose, in der Schilddrüse die Hashimoto oder die Basedowsche Entzündung, in den Augen das Glaukom, der graue und grüne Star, bis hin zur Erblindung durch die Degeneration der Netzhaut (Makuladegeneration). Bricht die Regulationsfähigkeit des biologischen Systems zusammen, so entsteht Krebs, da das Immunsystem die täglich entstehenden Krebszellen nicht mehr erkennen und eliminieren kann.

Jede degenerative Entartung von Molekülen erkennt das Immunsystem als fremd, so dass Autoimmunreaktionen hinzukommen, als missglückter Versuch des Immunsystems, die fremdartig erscheinenden Substanzen zu zerstören, so dass die degenerativen Phänomene, zusätzlich durch Autoimmunentzündungen beschleunigt werden, wie zum Beispiel bei der Psoriasis, der Vitiligo, der Sklerodermie oder dem Diabetes des Typs I.

Zum System der Grundregulation gehört auch das Milieu im Innern des Darms mit dem immensen Ökosystem der Darmflora. Wir haben gesehen, dass Autoimmunprozesse durch ein krankes Milieu im Darm und eine entartete Darmflora begünstigt werden, weil die Immunzellen unter solchen Bedingungen die notwendige Immunkompetenz nur mangelhaft erwerben können, um Fremd und Eigen, Nützliches von Schädlichem zu unterscheiden. Ein krankes Milieu im Darm ist ein riesiges Störfeld, das im ganzen Organismus die Grundregulation stark beeinträchtigt.

Das Integralgesetz der Nahrung[274]

Die von der Natur vorgegebenen pflanzlichen Nahrungsmittel entsprechen in der Zusammensetzung ihrer Inhaltsstoffe am genauesten dem biologisch vorgegebenen Bedarf. Dabei muss beachtet werden, dass die verschiedenen Teile der Pflanzen, die Blüten, Früchte, Kerne, Nüsse, Blätter, Stiele und Wurzeln unterschiedliche Inhaltsstoffe haben. Manche Pflanzen schützen sich durch Toxine vor dem Tierfrass. Toxische Anteile müssen gemieden werden. Berücksichtigt man dies, so wird man der Forderung nach einer Nahrungsökonomie am ehesten gerecht, wenn man die Pflanze als Integral betrachtet und in seiner Ernährung alle Anteile berücksichtigt.

Die Lebendigkeit der Nahrung

Wie wir gesehen haben, ist ein hohes Energiepotential, ein hoher Anteil an lebendiger Nahrung aus Pflanzen, welche zur Photosynthese fähig sind, von grösster Bedeutung zur Bekämpfung aller degenerativen Krankheiten, wegen ihrer regenerativen Wirkung durch den hohen Gehalt an gespeicherten Photonen, der komplexen, das biologische System ordnenden Information aus dem Sonnenlicht. Zur Heilung der Hautkrankheiten, der Adipositas und ihrer Folgekrankheiten, ist ein hoher Anteil an lebendiger, vegetabiler Frischkost (Rohkost) von mindestens 70 % und am Anfang jeder Mahlzeit genossen, entscheidend. Dabei muss das Vitamin B12 ergänzt werden, das in Pflanzen nicht vorkommt. Ist die Krankheit tief eingedrungen und sind Autoimmunphänomene beteiligt, so ist eine reine Rohkostdiät aus lebendigen Vegetabilien, Pflanzenmilch und Nüssen, über mehrere Monate, am wirksamsten. Sie enthält auch die Pflanzenstoffe mit pharmakologischer Wirkung, die so genannten sekundären Pflanzenstoffe (Phytochemicals) in reinster Form.

Die Bedeutung der Nahrungsökonomie[275]

Maximilian Bircher-Benner führte diesen Begriff in die Ernährungswissenschaft ein. Er bedeutet, dass die Nahrung in ihrer molekularen Zusammensetzung dem Bedarf des Organismus möglichst genau entsprechen muss. Ist dies nicht der Fall, steigert sich der Appetit und entsteht trotz grosser Nahrungsmenge ein Mangel an gewissen Nährstoffen.

Der Stoffwechsel ist erstaunlich leistungsfähig. In den Leberzellen ist er zudem um ein Vielfaches gesteigert. Dennoch hat seine Leistungsfähigkeit ihre Grenzen. Sind diese erreicht, so können die sinnlos zugeführten Nährstoffe nicht mehr ausgeschieden werden und bleiben im zarten Bindegewebe (Matrix) liegen, das wie ein Nährboden den ganzen Körper durchdringt. Durch die allgemeine Übersäuerung und den oxydativen Stress, werden sie in unlösliche Formen verwandelt und lagern sich überall im Körper um die Kapillaren herum ab, als organische Säuren und degenerative Eiweisse (Amyloide). Diese Einlagerungen sind auch an der Beschaffenheit der Haut und des Unterhautfettgewebes als knotige Ablagerungen sichtbar, landläufig als „Zellulitis" bezeichnet. Durch diese Einlagerungen entsteht auch eine Resistenz gegen Insulin und die anderen Hormone, welche den Appetit und den Energiehaushalt regulieren, was zu unkontrollierter Gewichtszunahme und Diabetes des Typs II führt.

Nahrungsökonomie bedeutet, dass die Ernährung in ihrer Zusammensetzung dem Bedarf unserer Biologie genau entsprechen muss, so dass nichts zu viel und nichts zu wenig zugeführt wird. Der Körper braucht sehr wenig Nahrung, aber deren Zusammensetzung muss möglichst genau auf den biologisch vorgegebenen Bedarf abgestimmt sein. Ein Übermass an sinnlos zugeführten Nahrungsstoffen kann unser biologisches System nicht bewältigen. Dies erzeugt die ganzen „Zivilisationskrankheiten", die unsere Spitäler und Arztpraxen füllen.

Die Nahrungsökonomie und die Nahrungsenergie sind für die Gesunderhaltung der komplexen Zwischenzellsubstanz und unseres Grundregulationssystems entscheidend, sowohl im Körper, in der Haut, als auch im zentralen Nervensystem, jenseits der Blut-Hirnschranke. Sinnlos und im Übermass zugeführte

Nährstoffe und Giftstoffe aus einem kranken, überlasteten, übersäuerten Stoffwechsel und einem kranken Milieu im Magen und Darm, können nicht bewältigt, nicht ausgeschieden werden. Darum bleiben sie, wie schon gesagt, als degenerative Stoffwechselschlacken im komplexen System der Zwischenzellsubstanz liegen. Dort behindern sie nach und nach den lebenswichtigen Austausch an Stoffen, Gasen, sowie die Speicherung und den Fluss der biologischen Information. Die Zwischenzellsubstanz, auch Matrix genannt, ist der Ort, wo die ganze Morbidität des „zivilisierten Menschen", seine Zivilisationskrankheiten, entstehen.

Sekundäre Pflanzenstoffe (Phytochemicals)

Nur in Pflanzen gibt es bioaktive, chemische Stoffe mit natürlicher, pharmakologischer Wirkung. Für die Verhütung und Heilung der Hautkrankheiten sind diejenigen mit antiinfektiöser, immunsteigernder, immunmodulierender und Krebs bekämpfender Wirkung besonders wichtig.

Nahrungsmittel gegen Krebs

Krebs ist kein Zufall. Wissenschaftlich anerkannt ist, dass bestimmte Ernährungsfaktoren Krebs begünstigen und ihn in Tierexperimenten auslösen. Bei Übergewicht ist das Krebsrisiko, auch des weissen und schwarzen Hautkrebses, erhöht. Nitrite aus gepökeltem Fleisch und gespritzten Wintergemüsen fördern Magenkrebs. Alkohol und reichliche tierische Nahrung fördert Brustkrebs, Prostatakrebs und Dickdarmkrebs. Eiweissreiche und an tierischen Fetten reiche Nahrung, sowie Kaffee, fördern Bauchspeicheldrüsenkrebs. Bei regelmässigem Alkoholkonsum, auch in moderater Menge, ist das Risiko für Mund- und Speiseröhrenkrebs deutlich erhöht. Aflatoxine aus angegrauten Nüssen erhöhen das Risiko, an einem Leberzellkrebs zu erkranken. Kaffee fördert Blasenkrebs. Reichliche tierische Nahrung fördert Dickdarmkrebs, Brustkrebs und Prostatakrebs. Wir verweisen auf das Bircher-Benner Handbuch Nr. 17: „Zur Verhütung und begleitenden Therapie der Krebskrankheit."

Wichtig ist auch zu wissen, dass Vegetarier nur halb so oft an Krebs erkranken wie Omnivoren[276]. Die Ernährung, welche das maligne Melanom bekämpft und ihm vorbeugt, wurde im entsprechenden Kapitel beschrieben (Seite 118). Ganz besonders vor Krebs schützende Nahrungsmittel sind: Brokkoli, Grünkohl, Karotten, Tomaten, Vollweizen, Vollgerste, frische Sojabohnen, Aprikosen, Zitronen, Knoblauch, Zwiebeln und Leinsamen, alle möglichst in rohem Zustand. Etwas weniger stark, aber doch entscheidend kräftig wirken aber auch alle anderen Gemüse und Früchte gegen Krebs[277,278,279]. Die Vitamine A, C, D und E und die Spurenelemente Selen und Zink sind für den Krebsschutz ganz wichtig. Die Werte müssen in den oberen Normbereich gebracht werden. Die so genannten Ballaststoffe der Pflanzennahrung binden im Darm krebserregende Substanzen an sich, so dass sie durch den Stuhl ausgeschieden werden. Sie vermindern wirksam deren Aufnahme ins Blut. Die Rohkostdiät erhöht den Sauerstoffgehalt aller Gewebe, was Krebszellen, gegenüber gesunden Zellen, benachteiligt. Fette sind zu vermeiden und durch hochwertige ungesättigte Pflanzenöle zu ersetzen.

Bei Krebsgefahr oder Krebs ist das Immunsystem erschöpft. Der informierte Arzt erkennt dies am Blutbild, an zu tiefen Lymphozyten im Verhältnis zu erhöhter Zahl der neutrophilen Granulozyten. Dabei ist die Bildung der Lymphzellen der Th1-Schiene erschöpft. Hier ist es wichtig, das einfach ungesättigte Olivenöl mit viel frischem Leinöl (Omega 3) zu kombinieren, um die Lymphozyten der Th2-Schiene zu veranlassen, die Aktivität der Zellen der Th1-Zellbildung zu mässigen, damit sich das Immunsystem erholen kann (Immunmodulation). Die Phytinsäure der Hülsenfrüchte und Getreide stimuliert ebenfalls die Aktivität der Killerzellen und wirkt dadurch stimulierend auf das Immunsystem. Knoblauch und Zwiebeln modulieren das Immunsystem in idealer Weise, indem sie es kräftigen und gleichzeitig entzündungshemmend wirken. Dies alles zu beachten ist für die Verhütung und Bekämpfung der verschiedenen Arten von Hautkrebs von grosser Bedeutung. Im Bircher-Benner Handbuch Nr. 4: „Frischsäfte, Rohkost und Früchtespeisen“, finden Sie Nahrungsmitteltabellen zu diesen Wirkungen.

Nahrungsmittel zur Bekämpfung der Infektionskrankheiten der Haut

Antimikrobiell (antibiotisch) und zwar auch gegen Viren, wirken ganz besonders Knoblauch, Kresse, Senf, Meerrettich, Vollgetreide, Tomaten, frisches Obst und Gemüse. Wir verweisen hier auf das Bircher-Benner Handbuch Nr. 5: „Zur Steigerung der Abwehrkräfte gegen Infektionen“.

Nahrungsmittel zur Kräftigung und Modulation des Immunsystems

Eine Mangelernährung oder die allgemein verbreitete Fehlernährung mit viel tierischem Fett und Eiweiss, schwächen das Immunsystem. Die Carotinoide, besonders β-Carotin aus rohen Früchten und Gemüsen, stimulieren die Vermehrung der Monozyten und Makrophagen (Fresszellen), die Bildung von Zytokinen, Tumor-Nekrosefaktor-α und Interleukin 1-β. β-Carotin erhöht auch die im Blut zirkulierenden natürlichen Killerzellen. Auch die Vitamine A, C und D stimulieren das Immunsystem. Die Flavonoide Quercetin und Tangeretin der Früchte und Gemüse modulieren das Immunsystem eher im Sinne einer vorübergehenden Dämpfung und wirken dadurch allergischen Reaktionen und Autoimmunkrankheiten entgegen. Gewisse Flavonoide hemmen auch die Prostaglandinbildung. Die Sulfide von Knoblauch und Zwiebeln wirken stark stimulierend auf die Immunabwehr, sowohl gegen Krebs, als auch gegen Infektionen.

Der nutritive Reiz

Die Diät kann ihre Wirkung viel besser entfalten, wenn durch den so genannten „nutritiven Reiz“ die Körperzellen vorgängig aufnahmefähig gemacht wurden. Zusätzlich zur Diät wird dieser ausgelöst durch den Einfluss von Licht, Luft, Wasser, körperlicher Tätigkeit. Auch die seelische Haltung hat einen grossen Einfluss auf den Heilungsvorgang. Durch eine angepasste Dosierung dieses „Reizes“ kann man selbst einen grossen Beitrag zu seiner Heilung leisten. Dabei muss man sich bewusst sein, dass auch hier die Regel gilt: schwache Reize fachen die Vitalität an, mittelstarke fördern sie und starke Reize hemmen die Vitalität.

Die Bedeutung der Bewegung

Verschiedene Arten der Bewegung sind sinnvoll. Dabei ist massvolle Anstrengung wirksamer als Kraft- und Leistungssport. Ein tägliches Wandern während mindestens einer Stunde gehört immer in den Therapieplan. Am wirksamsten ist gemässigtes Gehen, leicht aufwärts und leicht kühl gekleidet.

Die Bedeutung des Klimas

Für Ferien und Kuraufenthalte ist es wichtig, die Stärke des Reizes des Klimas zu beachten. Das Mittelgebirge, zwischen 600 und 800 m. ü. M. und die Ostsee, sind Regionen mit mittelstarkem Reiz. Sie sind besonders geeignet für Menschen, die an Herzbeschwerden leiden. Das Hochgebirge, über 1000 m. ü. M. und die Nordsee, sind starke Reizklimata. Sie sind für Herzkranke ungeeignet, aber ideal für Hautkranke, bei Allergien, Asthma und anderen Lungenbeschwerden, für geschwächte Menschen und wenn noch keine Beschwerden vorhanden sind.

Die Bedeutung des Schlafs

Besonders wichtig ist der Vormitternachtsschlaf, da nach der Mitternacht die erholenden, tiefen NON-REM-Schlafphasen fast nicht mehr vorkommen. Mindestens 8 Stunden, besser 9, sind notwendig, wo irgend möglich 2½ Stunden vor Mitternacht. Der REM-Schlaf, nach Mitternacht, dient wenig der Erholung, sondern der seelischen Verarbeitung und der Vertiefung des Gedächtnisses. Es ist die Zeit, wo Gelerntes und Erlebtes sich „setzt“ und die Auseinandersetzung mit Inhalten unseres unbewussten Seins stattfindet. Er ist entscheidend für die seelische Gesundheit. Schlaf ist durch nichts anderes zu ersetzen.

Hüten Sie sich vor chemischen Schlafmitteln. Sie zerstören nachhaltig die Schlaffähigkeit, schädigen das Gedächtnis und gefährden die seelische Gesundheit. Oft ist bei Schlafstörungen eine elektromagnetische Belastung vorhanden oder es liegt eine Angst zu Grunde, welche verhindert, dass man das für den Schlaf nötige Vertrauen findet. Dann ist ärztliches Verständnis von grosser Bedeutung. Tiefe Ängste können durch Psychopharmaka (Anxiolytika) nicht geheilt werden, wogegen die klassische Homöopathie in der Hand des erfahrenen Arztes und in hoher Potenz, von grosser Hilfe sein kann.

Die Bedeutung der Pflege der Haut

Die Haut ist das grösste Organ unseres Körpers. Nicht nur gibt sie uns das vollendete, harmonische Aussehen, sie hilft mit bei der Bildung von Vitalstoffen, sie schützt vor schädlicher Strahlung, vor Fremdstoffen, vor Verletzungen, wehrt sich gegen Eindringliche, reguliert den Wärmehaushalt, bewahrt die notwendige Feuchtigkeit, sie atmet und hilft mit bei der Ausscheidung von Giftstoffen.

Um all dies leisten zu können, muss sie atmen können, muss sie regelmässig in angemessenem Mass besonnt werden, belebt werden, durch sanfte Pflege, durch Trockenbürsten, durch sanftes Anregen ihrer Regulationsfähigkeit durch Wärme, im Wechsel mit anschliessendem angemessenem Reiz mit kalten Güssen, Duschen, Wechselbädern.
Luft, Licht und Wasser sind für das Hautleben ganz besonders wichtig. Durch sie wird die Durchblutung der einzelnen Hautschichten gefördert, damit sie funktionstüchtig bleiben oder wenn sie erkrankt ist, die Störungen möglichst rasch beseitigt werden. Zu warme und zu enge Kleidung verhindern die Hautatmung. Die natürliche Verdunstung auf der Körperoberfläche wird verhindert und die Haut verliert die Fähigkeit, auf Wärme – und Kältereize angemessen zu reagieren.

Das Luftbad

Ein regelmässiges Luftbad ist ganz wichtig für die Haut: man legt sich anfangs je 5 Minuten, dann jeden Tag etwas länger, pro Körperseite, in den Schatten, möglichst unbekleidet oder nur sehr luftig bekleidet. Dadurch wird die Regulationsfähigkeit der Haut täglich angeregt. Sehr gut kann man dies auch im Winter im Schlafzimmer bei geöffnetem Fenster tun.

Das Sonnenlichtbad

Ist die Haut krank, so legt man sich zwar unbekleidet an die Sonne, bedeckt sich aber zunächst mit einem roten Seidentuch, damit die Reizstrahlung aufgefangen wird und nur die heilende Strahlung wirksam werden kann. Sonnenbäder dürfen nur dort angewendet werden, wo die Haut nicht direkt lichtempfindlich ist. Die Psoriasis und die Akne vulgaris reagieren besonders gut auf Sonnenbestrahlung. Man beginnt zunächst mit 5 Minuten auf jeder Seite, wobei der Kopf im Schatten liegen muss. Wird dies gut vertragen, so kann man allmählich steigern bis auf 20 Minuten auf jeder Körperseite Den Abschluss bildet eine kühle Dusche. Im Winter kann dies wenigstens hinter einem grossen Fenster getan werden oder mit einer Quarzlampe („Höhensonne"), wobei aber mit nur 1 Minute begonnen werden darf. Nach 4 Bestrahlungswochen, sind 2 Wochen Pause notwendig.

Die Wasseranwendungen

Die Hydrotherapie wurde vom Französischen Arzt Théophile de Bordeu, und in Deutschland von den niederschlesischen Ärzten Siegmund Hahn (1664–1742) und besonders dessen Sohn Johann Siegmund Hahn (1696–1773) entwickelt. 100 Jahre später entdeckte der damalige Philosophie-Student Sebastian Kneipp (1821–1897) in der Münchener Hofbibliothek Johann Siegmund Hahns Büchlein: „Von der wunderbaren Wirkung des Wassers." Er heilte seine Tuberkulose im Winter mit kalten Bädern in der Donau und brachte die Hydrotherapie zu Weltruf. 1899 berief die Universität Wien Wilhelm Winternitz an einen neu errichteten Lehrstuhl, der die Hydrotherapie auf wissenschaftliches Niveau brachte. Maximilian Bircher-Benner gehörte zu seinen „Schülern".

Wasseranwendungen sind für die Therapie der Hautkrankheiten unentbehrlich. Sie regen die Blutzirkulation in der Haut an und kräftigen ihre Regulationsfähigkeit. Zarte Rötung und wohlige Durchwärmung zeigen an, dass die Haut wieder besser belebt ist und ihre Aufgaben besser erfüllen kann. Bei trockener Haut bessert sich die Schweisssekretion und die Qualität des Talgs, die Haut wird wieder weich und geschmeidig.

Die natürlichste Wasseranwendung ist das *Schwimmen*. Die kräftige Körperbewegung unterstützt die Blutzirkulation. Doch ist das Wasser noch immer in manchen öffentlichen Schwimmbädern chloriert, was sehr toxisch ist und die Haut angreift. Zudem gefährden die Chlordämpfe der Schwimmbäder für neurodegenerative Krankheiten.

Bei Hautkranken mit kräftiger Konstitution wirken Güsse mit kaltem Wasser gut. Vor jeder Anwendung mit kaltem Wasser muss der Körper gut durchwärmt sein.

Die wechselwarme Regendusche wird in vielen Fällen von Psoriasis als besonders wohltuend empfunden.

Bäder

Vollbäder mit Kamillenextrakt sind bei infektiösen Hautkrankheiten sehr wirksam. Die Kamille wirkt antibiotisch, entzündungshemmend und fördert die Regeneration der Gewebe.

Das Kleiebad ist besonders wirksam *bei stark juckenden Ekzemen*, auch *atopischen Ekzemen (Neurodermitis)*. Es wirkt beruhigend.

Badezusätze von Kamillen- oder Heublumenabsud wirken heilend auf *nässende Ekzeme.*

Bäder mit Mandelöl sind wirksam bei *trockener Neurodermitis.*

Als Dauerbad zur Durchwärmung, Beruhigung, Verbesserung des Schlafs kann es wohl tun, bis zu einer Stunde in diesem Bad zu bleiben, wobei man die Wassertemperatur durch Zugiessen beibehalten muss.

Bäder mit Mandelöl und ätherischem Lavendelöl: Gibt man ätherisches Lavendelöl dazu, so wirkt dieses beruhigend, antimikrobiell, entzündungshemmend und regenerierend. Lavendelöl wird auf allen Schleimhäuten sehr gut vertragen, ausser auf der Bindehaut der Augen. Dem Vollbad können 20 Tropfen reinen Lavendelöls zugesetzt werden. Wo sich Risse gebildet haben, kann es auch unverdünnt immer wieder direkt aufgetragen werden.

Bäder mit ätherischem Geranienöl haben ähnliche Wirkungen wie Lavendel, Geraniumöl wirkt aber auf den Schleimhäuten etwas aggressiver, so dass man es zuerst vorsichtig mit wenig versuchen muss.

Bäder mit Mandelöl und Zusatz von Hanföl oder Borretschöl: Diese Öle enthalten Gamma-Linolensäure, an der es bei der Neurodermitis in der Haut mangelt, da das Enzym Delta-6-Desaturase bei dieser Krankheit weniger aktiv ist, welches die Linolsäure in Gamma-Linolensäure umwandelt. Hanföl oder Borretschöl kann dem Mandelölbad zugefügt werden, zuerst vorsichtig, um zu beobachten, wie dies vertragen wird.

Das Heublumensitzbad oder Heublumenschenkelbad leitet Kopfschmerzen ab, fördert den Schlaf, regt die Regel an, wirkt krampflösend auf die Gebärmutter, die Blase, und den Darm. Das Heublumensitzbad ist eine gute Vorbereitung für das Kuhne'sche Reibesitzbad.
Man sitzt im Holztrog oder in der halbvollen Badewanne mit den Füssen ausserhalb im Trocknen. Auch der Oberkörper und die Arme sind im Trocknen.
Pro Sitzbad benötigt man einen Absud von ½ Pfund Heublumen.
Dauer: 15–20 Min. bei 38 °C, 2–3-mal pro Woche.

Das Kuhne'sche Reibesitzbad wirkt anregend auf die Unterleibsorgane und das hormonelle System. Man muss vorher gut durchwärmt sein.
Man setzt sich in der Badewanne, Dusche oder im Freien auf einen Schemel, vor welchen man einen Eimer mit kaltem Wasser hingestellt hat, die Füsse zu beiden Seiten des Eimers und klatscht die Innenseite der Oberschenkel, den Beckenboden und den Unterbauch bis zum Nabel mit einem kalt durchtränkten Handtuch ab. Man beginne mit 5-mal pro Sitzung und steigere bis auf 30–60-mal. Danach soll ein prickelndes Wärmegefühl vorhanden sein und man soll zugedeckt nachruhen.

Das Hauffe-Schweninger-Armbad ist eine spezielle Form von Armbad, bei dem man die Wassertemperatur innerhalb von 15–20 Minuten von 32 °C auf 39 °C steigert. Es entspannt die Koronararterien, entlastet das Herz, *entspannt die Bronchien, beruhigt Gedanken, wirkt beruhigend und entspannend.*

Kühle Lehmpackungen sind bei starkem Juckreiz und nässenden Ekzemen von grosser Hilfe und sind einfach durchzuführen. Heilerde kann in der Apotheke bezogen werden. Mit wenig kaltem Wasser wird sie zu einem dicken Brei angerührt und auf ein Leinenläppchen aufgetragen. Damit bedeckt man die kranken Stellen der Haut. Auch bei *Geschwüren an den Unterschenkeln* durch venöser Insuffizienz ist dies von grosser Hilfe.

Kräuterdämpfe mit Kamille und Heublumen
Bei der Acne vulgaris haben sie sich sehr gut bewährt: Man übergiesst dazu eine Handvoll Kamillen und Heublumen mit kochendem Wasser, setzt sich vor die Schüssel und bedeckt den Kopf und die Schüssel mit ein und demselben Frottiertuch, so dass der Dampf direkt auf die Gesichtshaut einwirkt. Nach 15 bis 20 Minuten spült man das Gesicht kurz mit kaltem Wasser ab. Danach tupft man es mit einem weichen Handtuch sanft ab. Jedes Reiben und Drücken ist dabei streng verboten, um nicht noch zusätzlich zu reizen.

Ein Wattebausch mit kaltem Wasser dient der *örtlichen Behandlung kleiner Furunkel.* Bircher-Benner empfahl immer wieder, die kranke Stelle mit einem in kaltes Wasser getauchten grossen Wattebausch abzutupfen. Dies verbessert die Durchblutung, entfernt die lästige Hitze und fördert die Selbstheilung, so dass der Furunkel besser ausreift. Man soll auch keine Furunkel aufstechen oder ausdrücken, bevor sie ganz reif sind. Furunkel sollen nicht antibiotisch behandelt werden, da sie unter Antibiotika schlechter ausreifen und Rezidive eher zu erwarten sind. Wenn nötig, kann mit der Neuraltherapie sehr wirksam nachgeholfen werden.

Das Dauerlichtbad: Kohlendampfglühbirnen sind noch immer erhältlich. Die tunnelförmigen Bettlichtbögen mit 8 Lampen, die über den liegenden Patienten ins Bett gestellt werden, mit einer Decke darübergelegt, wurden für die Therapie der Tuberkulose und anderer Infektionskrankheiten verwendet. Sie sind aus den Krankenmagazinen der Gemeinden verschwunden. Diese Therapie eignet sich besonders für die Neurodermitis und die Psoriasis. Das Bettlichtbad darf aber nur mit 2–4 Lampen eingeschaltet werden, so dass man nicht schwitzt. Es bewirkt eine milde, allgemeine Entspannung und Durchwärmung
Dauer: 20–60 Min., anschliessend Ruhe, evtl. Schlaf.

Das Lichtschwitzbad wirkt entwässernd, entgiftend, das Körpergewicht senkend und erhöht die Widerstandskraft gegen Infektionskrankheiten. Unter dem Lichtbogen ist der Patient gut bis zum Kopf eingehüllt. 8 Birnen werden angezündet bis zum Schweissausbruch. 5 Minuten schwitzen pro Körperseite, dann kurze, kalte Abwaschung. Nachdampfen und 1 Stunde nachruhen im Bett. Es eignet sich nicht für die Neurodermitis, da das Schwitzen meistens Jucken hervorruft. Aber zur Pflege gesunder Haut und für die anderen Hautkrankheiten ist es hilfreich.

Das aufsteigende Armbad bewirkt eine Erweiterung der Gefässe im ganzen Körper, so dass es den Blutdruck entlastet. Einen oder beide Arme bis Mitte Oberarm in Wasser von 38 °C tauchen (Waschbecken), langsam Temperatur steigern bis auf 45 °C. Dauer 20 Min. Anschliessend ½–1 Std. liegen, tief atmen.

Das Wechselfussbad leitet Kopfschmerzen ab, fördert den Schlaf, durchwärmt den Körper. Man verwendet zwei Becken, eines mit warmem Wasser zwischen 38° und 45 °C, das andere mit kaltem Wasser. Man taucht die Füsse zuerst 3 Minuten ins warme, dann ¼–½ Min. ins kalte Wasser und sofort wieder ins warme und so 2–3-mal im Wechsel. Immer mit kaltem Wasser aufhören.

Das Wassertreten wirkt beruhigend, entlastet den Kopf und das Herz. Besonders wirkt es bei Benommenheit und schmerzendem Kopf. In einem Bach oder Becken, das bis zu den Knöcheln mit kaltem Wasser gefüllt ist, geht man an Ort und Stelle 1–6 Minuten lang. Anschliessend soll man eine Stunde wandern. Im Sommer kann man stattdessen früh morgens in einer Tauwiese laufen.

Die wechselwarme Waschung belebt den Kreislauf, fördert die Wärmeregulation, regt die Haut an. Mit einem gut genässten Frottierhandtuch wird Glied um Glied einzeln warm und dann sofort kalt abgewaschen, anschliessend trockenreiben. (Reihenfolge: Arme, Beine, Brust, Bauch, Rücken.)

Die Wechseldusche wirkt wie die wechselwarme Waschung. Man duscht sich mit der Brause 2 Min. heiss, bis man gut durchwärmt ist, dann ½–¼ Minute kalt, 2–3mal hintereinander im Wechsel, bis prickelnde Rötung und innere Wärme entsteht.

Der Nackenguss wirkt gegen eine emotionale Depression. Nach gründlicher Durchwärmung unter der Dusche begiesst man sich den Nacken kalt, trocknet sich ab und legt sich zur Ruhe.

Das Trockenbürsten belebt die Haut und den Kreislauf. Es lässt sich gut mit einem Luftbad kombinieren. Mit einer nicht zu rauhen und nicht zu harten Naturbürste den Körper, Glied um Glied, kräftig abbürsten bis zur Durchwärmung. Dauer: 5–10 Min.

Empfindliche Menschen reagieren rascher und besser auf solche Anwendungen. Es können Teilanwendungen und Ganzanwendungen gemacht werden.

Allgemeine Richtlinien zur Ordnungstherapie

Die Grundpfeiler der Therapie sind

Im Therapieplan müssen folgende vier Bereiche beachtet und konsequent angegangen werden:

- Die in diesem Buch beschriebene Diät
- Die Lebensordnung
- Das Körpertraining
- Die körperliche und seelische Hygiene

Zur Durchführung der Diät

Wie wir gesehen haben, ist der Zustand des Milieus im Darm und des enteralen Immunsystems für die Verhütung und Heilung der meisten Hautkrankheiten entscheidend.

Aus der Grundlagenforschung und aus klinischen und epidemiologischen Arbeiten ist heute die Basis gelegt worden für ein Umdenken, für ein frühzeitiges Angehen der Ursachen, schon im Kindesalter und für eine ganz andere, neue Ernährung, so wie sie in unseren Handbüchern beschrieben ist.

Die Ernährung soll für gesunde Menschen aus *drei Mahlzeiten* bestehen. Unsere Hormonspiegel richten sich nach dem Sonnenstand, dem Tageszyklus mit Maximum am Mittag. Darum ist es biologisch vorgegeben, dass die eigentliche *Hauptmahlzeit am Mittag* sei, mit morgens und abends einer leichten, frugalen Nebenmahlzeit. Nur bei Diabetes sind zwei bis drei weitere kleine Zwischenmahlzeiten notwendig.

Jede Mahlzeit muss *mit Früchten beginnen* wegen ihres hohen Gehaltes an vor Krebs schützenden Flavonoiden, denn diese wirken nur während rund 4 Stunden. Obst ist reich an Enzymen, so dass es ganz leicht verdaulich ist. Früchte bleiben, besonders wenn man dazu etwas trinkt, nicht im Magen liegen. Das Obst gelangt direkt in den Zwölffingerdarm und unterhält im ganzen Darm die gesunde Darmflora. Zum Obst können Nüsse und Mandeln genossen werden. Am Mittag soll *Salat und Rohgemüse* nachfolgen, fein und geschmackvoll zubereitet und schön angerichtet. Da nun die Speisen längere Zeit im Magen bleiben, soll man nun *nicht mehr trinken,* um die Säure und Verdauungsenzyme im Magen nicht zu verdünnen. Zum Anrichten sollen für die Salatsaucen ausschliesslich *kalt gepresste Pflanzenöle* verwendet werden, wie Sesam-, Sonnenblumen-, Raps-, Distel- oder Olivenöl. Dabei soll immer ⅓ Leinöl zugegeben werden, um den Gehalt an Omega-3-Fettsäuren sicherzustellen. Olivenöl enthält überwiegend einfach ungesättigte Fettsäuren, so dass es im Gegensatz zu allen mehrfach ungesättigten Pflanzenölen erwärmt werden darf (bis zu 170 °C) und an warme Speisen gegeben werden darf.

Gekochte Speisen sind nicht nötig, jedoch besonders im Winter zur Hauptmahlzeit angenehm. Um gesund zu bleiben, sollten sie der Rohkost nachfolgen und höchstens 30 % der Mahlzeit ausmachen. Am geeignetsten sind ein bis zwei Gemüse und dazu etwas Vollreis, Kartoffel, Mais, Hirse, Quinoa oder Gerste in Vollkornqualität im Dampfkochtopf oder Steamer zubereitet. *Salz* muss sparsam eingesetzt werden, besonders, wenn ein Bluthochdruck schon besteht. Wegen der Verschmutzung der Meere geben wir heute dem Steinsalz den Vorrang gegenüber dem Meersalz. Man kann mit wenig Salz sehr geschmackvoll kochen und stattdessen mit Zwiebeln, Knoblauch und Kräutern aller Art einen reichen, duftenden Geschmack erreichen. Dies kann man leicht erlernen. Vergleichen Sie hierzu unser Bircher-Benner Handbuch Nr. 9: „Essensfreude ohne Kochsalz“, mit bewährten Rezepten aus der berühmten Bircher-Benner Klinik.

Als *Frühstück* eignet sich besonders das Birchermüesli nach dem in diesem Buch vorhandenen Originalrezept mit Mandelpüree und dazu eine frisch zubereitete Mandel- oder Sesammilch. Auch zum Müesli soll etwas Leinöl zugegeben werden. Wegen des Gehalts des Obstes an Fruktose und Sorbit benötigt diese Früchtespeise wenig Insulin. Das Birchermüesli sättigt voll bis zum Mittagessen. *Alle Reizmittel,* wie koffeinhaltige Getränke, müssen gemieden werden.

Am Beginn jeder Diät zur Heilung einer Hautkrankheit, ist eine mehrwöchige Heildiät aus reiner vegetabiler Frischkost (Rohkost) angezeigt. Diese bewirkt eine tiefgreifende Umstellung des Stoffwechsels, des Milieus im Darm und der Darmflora und eine Ausscheidung der Stoffwechselschlacken im zarten Bindegewebe. Sobald die Symptomatik der Haut sich beruhigt hat, kann ⅓ warme, gekochte oder gebackene Kost nachfolgen. Die Mengen der warmen Kost sollen klein gehalten werden, besonders bei Übergewicht. Ist ein Diabetes mellitus vorhanden, so empfehlen wir, nach dem Bircher-Benner Handbuch Nr. 7 für Diabetiker vorzugehen.

In Verbindung mit einer neuen, allgemein gesunden Lebensweise mit viel Vormitternachtsschlaf, täglichem Wandern und Bewegen, einer guten, geordneten Einteilung des Tages und dem Meiden aller Reizstoffe, erfüllt die in diesem Buch beschriebene Heildiät die Forderung nach einer vollständigen Ausheilung des Darms und seines Mikrobioms, des Immunsystems und des Stoffwechsels, so dass die Voraussetzung für die Heilung durch die Ursache der Krankheit gegeben ist. Nach der Ausheilung der Hautkrankheit genügt die frischkostreiche Vollwertkost. Es ist aber wichtig, immer wieder Rohkostwochen einzuplanen.

Man achte auf einen hohen Gehalt an bioaktiven sekundären Pflanzenstoffen und Vitaminen, besonders die Vitamine A, B-Komplex, C, D, E, und Vitamin B12 und die Spurenelemente Chrom und Zink müssen in den oberen Normbereich gebracht werden. Lezithin, Inosit und Cholin, oft als Halbvitamine bezeichnet, wie auch die Omega-3-Fettsäuren, sind wichtige Stabilisatoren der Zellmembranen und deren „Kraftwerke", der Mitochondrien. Sie sind zudem für die korrekte Verteilung der Fettstoffe (Lipide) im Körper von grosser Bedeutung und sollen in der Nahrung reichlich vorhanden sein. Reich an Inosit sind Bohnen, Zitrusfrüchte, Vollkorn, Nüsse und grünes Blattgemüse. Cholin ist in vielen Gemüsen, wie Soja, Bohnen und Kohl reichlich vorhanden. Meist ist es in den Pflanzen an Lecithin gebunden.

Das Phospholipid Lezithin ist nicht nur im Eigelb, sondern auch in allen Pflanzen, besonders reichlich in Ölsaaten, wie Leinsamen und Sonnenblumenkernen und anderen Pflanzensamen, in Getreidekeimen, in Vollkorn und Sojabohnen enthalten. Lezithin schützt die Darmwand vor Bakterien und Toxinen. Es enthält mehrfach ungesättigte Fettsäuren und ist am Schutz des Cholesterins beteiligt, das im LDL-Molekül „verpackt" von seinen Syntheseorten in der Leber und Darmschleimhaut zu den Membranen der Zellen des ganzen Körpers und in das Myelin der Nervenscheiden des peripheren und zentralen Nervensystems gelangt. Seine mehrfach ungesättigten Fettsäuren sind besonders anfällig auf oxydativen Stress, wogegen die vegetabile Frischkost (Rohkost) in hohem Masse wirksam ist.

Kur- und Speisepläne

Die erste Diätstufe, die Frischsaft-Mandelmilchdiät

Zur Vereinfachung haben wir die Diät in vier Stufen eingeteilt. Die erste Diätstufe, die Frischsaft-Pflanzenmilchdiät, eignet sich für den Anfang, da sie eine rasche Umstellung des intestinalen Milieus und des Stoffwechsels bewirkt. Gut ist, wenn man sie während der Ferien für 5–7 Tage durchführen kann. Wenn man nicht berufstätig ist, kann man diese Stufe ohne Weiteres 3–4 Wochen lang durchführen. Nach der ersten Umstellung fühlt man sich dabei manchmal etwas verträumt, erhält mehr Zugang zu verdrängten Gefühlen und Erlebnissen, dann fühlt man sich sehr wohl.

Die zweite Diätstufe, die vegane Rohkostdiät

Nach dieser Frischsaft-Mandelmilchdiät soll man auf die II. Diätstufe übergehen, auf die vegetabile Rohkost. Krankheiten, bei denen Autoimmunität oder Allergien bedeutend sind, wie die Neurodermitis, die Rosazea, die Psoriasis, der Lupus erythematodes oder die Sklerodermie, heilen am raschesten aus, wenn man über viele Wochen bis Monate auf dieser Diätstufe bleibt. Dabei lohnt es sich, immer wieder einen Frischsafttag dazwischenzuschalten. Je tiefer die Krankheit ins Immunsystem eingedrungen ist, desto länger muss man auf dieser Diätstufe bleiben.

Neben ihrem hohen Gehalt an bioaktiven sekundären Pflanzenstoffen, entfaltet diese Diät eine enorme Heilungskraft durch ihr hohes biologisches Energiepotential aus der in den Photonen der lebenden Pflanzenzellen gespeicherten Information. Hinzu kommt, dass sie die Überwucherung des Mikrobioms mit pathologischen Keimen am raschesten beseitigt, was, wie wir gesehen haben, von grosser Bedeutung ist für die Heilung sämtlicher Hautkrankheiten.

Die dritte Diätstufe: vegane, Weizen- und Hefe-freie Diät mit ⅓ warmer Vollwertkost

Sobald die Erscheinungen der Hautkrankheit praktisch ganz verschwunden sind, kann man auf die III. Diätstufe übergehen, die vegane, weizenfreie Vollwertkost. Mit Hefeextrakten muss man vorsichtig sein, da viele Menschen auf diese allergisch reagieren. Dies kann aus dem IgG-4-Allergietest abgelesen werden. Dieser Test ist bei allen Hautkrankheiten, bei denen Allergien und Autoimmunphänomene bedeutend sind, ganz wichtig, damit die Diät individuell angepasst werden kann.

Die vierte Diätstsufe: die laktovegetabile Vollwertkost

Sobald die Krankheit längere Zeit ganz ausgeheilt ist, kann man ganz vorsichtig Weizen und etwas Milchprodukte einführen, immer unter Beobachtung, ob man dies verträgt. Gesäuerte Milchprodukte wie Joghurt, Kefir, Sauerrahm oder Quark sind vorzuziehen.

Immer muss der Vitamin-D3-Spiegel und der Vitamin-B12-Spiegel kontrolliert werden. Beide müssen an der oberen Normgrenze gehalten werden, auch Zink und Selen. Die Diät ist sehr reich an Folsäure, Vitamin E und mehrfach ungesättigten Pflanzenölen. Es lohnt sich, die Diät immer durch 3 × 1 Esslöffel kaltgepresstes Leinöl zu ergänzen, damit sie von den immunmodulierenden Omega-3-Fettsäuren genug enthält.

Die Heilung der meisten Hautkrankheiten verlangt viel Konsequenz und Geduld, aber es lohnt sich unbedingt, konsequent zu sein und durchzuhalten.

Anmerkungen zur ersten Diätstufe

Am Anfang kann das Körpergewicht um 1–2 kg fallen, bei entsprechender Harnflut. Denn es wird viel Wasser mit Giftstoffen ausgeschieden. Sind die Symptome stark, so kann eine Reihe einfacher Hilfen gegeben werden, Kompressen, Umschläge, Massage, Dauerbad usw., wie sie in der unten stehenden Übersichtstabelle aufgestellt sind.

Bei starken Reaktionen empfehlen wir, den Frischsaft/Mandelmilch-Diättag für weitere 1–2 Tage zu wiederholen, bis alle Symptome vorüber sind, um dann weiter auf Stufe II: Rohkost, später auf Rohkost mit Zulage – und schliesslich auf fettarme, salzlose Übergangsdiät aufzubauen (siehe Kurplan 1. Woche Seite 141, Menüs und Rezepte).

Mögliche Reaktionen bei der ersten Diätstsufe, der reinen Frischsaft-Mandelmilchdiät und deren Behandlung

Typische Reaktionen an Fastentagen (Vollfasten oder Bettsafttag)	**Gegenmassnahmen*** * Alle hier erwähnten Wasseranwendungen sind auf S. 131 erklärt
Kopfschmerzen, Migräne, Übelkeit, Erbrechen, belegte Zunge, Hunger, Durst (erster Nachmittag, nächster Morgen überwunden)	Dunkles Zimmer, frische Luft, vollständiger Nahrungsstopp, Bittertee oder Blähungstee, Kamillentee, Zitronensaft
Verstopfung, Blähungen	Heisse Bauchkompressen, Leibwickel, auch nachts Heisse oder kalte Rückenkompressen auf Nacken und Rücken, je nach Bedürfnis und Aussentemperatur Ableitende, krampflösende Bindegewebsmassage Abführen: 2–3 mal 1 Liter Kamilleneinlauf, Treacle (Einlauf mit Zuckermelasse, 2–3 Essl. auf ½ Liter Wasser).
Niedergeschlagenheit, Heftigkeit, Gereiztheit, Unruhe, Affektausbrüche	Aussprache Ruhige, sichere, vertrauende Atmosphäre. Wenn nötig Ortswechsel zum Safttag
Unkontrollierbarer Diskussionsschwall	Nie persönlich nehmen von heftigen Äusserungen und Unfreundlichkeiten, stets Freundlichkeit und Interesse in der Umgebung des Fastenden
Schlafstörung (2 bis 5 Nächte)	Zitronenschalentee und Honig (siehe Rezept Seite 147), einige Rosinen abends, Dauerbad, Wadenwickel, Wassertreten, Beinmassage

Typische Reaktionen an Fastentagen (Vollfasten oder Bettsafttag)	**Gegenmassnahmen*** * Alle hier erwähnten Wasseranwendungen sind auf S. 131 erklärt
Unbestimmte Glieder- und Gelenkschmerzen (Entwässerung, Blutzuckersturz, Steife, Muskelkrämpfe, Unruhe in den Beinen u. a. m.)	Lauwarmes Dauerbad, Wechselabreibungen oder mildes Lichtbogenbad
Verfrühte oder verspätete Monatsblutungen (öfters verfrüht)	Periodenableitende oder -anregende Bindegewebsmassage (nach Elisabeth Dicke)
In den Wechseljahren: starke Wallungen, dann auffallender Rückgang klimakterischer Erscheinungen Herzklopfen, Herzschmerzen	Reibesitzbad nach Kuhne Heublumensitzbad Silbermanteltee (siehe Rezept Seite 148) Armbad nach Hauffe (aufsteigende Temperatur)
Krämpfe in der Nieren- und Lebergegend, Magen, Darm und Gebärmutter	Wadenwickel kalt, Massage der Krampfzonen, warmes Bad, heisse Kompressen, Heublumensitzbad
Allergische Krisen, vorübergehend (Nesselfieber, Asthma, Schnupfen usw.)	Gegen allergische Zustände: ableitende Massnahmen, harntreibende Tees, Kamillentee, Stiefmütterchentee Abführen: Karlsbader Salz oder Glaubersalz (1 Suppenlöffel auf 200 g laues Wasser)

Diätplan für die erste Diätstufe

Beispiel für einen Frischsafttag

Morgens:
2 dl (200 g) Fruchtsaft je nach Jahreszeit
1 ½ dl (150 g) Mandelmilch oder Pinienmilch
1 Tasse Hagebuttentee

Mittags:
2 dl (200 g) Fruchtsaft
1 ½ dl Gemüsesaft
1 ½ dl Sesammilch oder Mandelmilch

Abends:
wie morgens

Rezepte siehe Kapitel Säfte, Milcharten

Gemischte Säfte

Die Früchte ergeben, jede Art für sich, sehr gute, reine, unvermischte Frischsäfte. Sind mehrere aufeinanderfolgende Säftefasttage vorgesehen, so ist zu empfehlen, die Säfte je nach Jahreszeit und Geschmack auch zu kombinieren.

Beispiele

1. Erdbeeren (durch ein Sieb gestrichen oder mit der Zentrifuge bereitet) gemischt mit Himbeeren und Orangen.

2. Heidelbeeren (behandelt wie oben) gemischt mit Brombeeren und Pfirsich.

3. Orange oder Mandarine gemischt mit Banane.

4. Kirschen gemischt mit schwarzen Johannisbeeren.

5. Trauben gemischt mit Orangen oder schwarzen Johannisbeeren.

Frucht- und Gemüsesäfte durch Milchsäuregärung gewonnen*

*An Tagen, wo die Zubereitung mit einer Saftzentrifuge nicht möglich ist, können zur Not als Ersatz milchsäurevergorene Säfte (Biotta, Eden) verwendet werden. Die Milchsäuregärung von Gemüsesäften macht diese ohne Schädigung der Enzyme, Vitamine, sekundären Pflanzenstoffen und Kolloide haltbar und bereichert sie mit Milchsäure und Acetylcholin, was die

Darmperistaltik anregt. Sie enthalten aber nicht mehr das hohe, heilende Energiepotential der lebendigen Pflanzenzellen.

Anmerkungen zur II. Diätstufe, der veganen Rohkostdiät ohne Weizen

In dieser Diätstufe ist das ganz reiche Angebot der pflanzlichen Frischkost enthalten. Die Mahlzeiten sollten, wenn möglich, mit einem Frischsaft oder mindestens mit Früchten begonnen werden. Geeignet sind drei Mahlzeiten, denn es ist wichtig, dass das Verdauungssystem dazwischen etwa vierstündige Ruhepausen erhält. Verspürt man dazwischen Hunger, so ist es besser die Mengen der Mahlzeiten etwas zu erhöhen, als Zwischenmahlzeiten einzulegen. Da diese Diät für den Organismus ökologisch (schonend) ist, fehlt hier die so genannte „spezifisch dynamische“ Verschleisswärmebildung durch einen Abbau nutzloser Nahrungseinheiten. Dadurch wirkt die Diät kühlend.

Vorübergehend kann es zu einer verminderten Körperwärme kommen, die einer spontanten, periodisch einsetzenden Aufwärmung des Organismus durch eine Art Umschaltreaktion im Stoffwechsel und Hormonsystem Platz macht. Wer bei der Rohkost friert, kann ohne Weiteres eine aus frischen Gemüsen zubereitete Gemüsebouillon zu sich nehmen, wie sie im Rezeptteil beschrieben ist (Seite 157). Werden würzige Gemüsesorten wie Wirz, Sellerie und Zwiebeln verwendet, so wird das Salzen überflüssig.

Die Rohgemüse dürfen mit einer feinen Salatsauce zubereitet werden, die aber keine tierischen Produkte und möglichst wenig Salz enthalten sollte. Dabei soll je nach Rohgemüse oder Salat eine andere, passende Sauce zubereitet werden. Auch hier finden sich geeignete Rezepte in diesem Buch (Seite 153). Auch bei dieser Diätstufe empfehlen wir den Genuss von ungerösteten Mandeln und ungesalzenen Nüssen verschiedenster Art, sowie von Sonnenblumen-, Pinien- und Kürbiskernen.

In der ersten Zeit kommen oft periodisch Salzgelüste auf, die sich aber mit der frischen Gemüsebouillon leicht stillen lassen. Bei starkem Verlangen nach Brot und Backwaren kann das Knabbern von Mandeln helfen. Süssgelüsten kommt Obst, allenfalls etwas Dörrobst entgegen. Doch verschwinden diese Gelüste in aller Regel nach ein bis zwei Wochen ganz und machen einem neuen, viel differenzierteren Geschmacksempfinden Platz. Bei Einladungen kann bei dieser Diätstufe schon einiges mitgegessen werden, und die gelegentliche Ausnahme wird meistens gut vertragen, wenn auf die tierischen Produkte verzichtet werden kann und man die Mengen anpasst.

Ältere Menschen sollten nach 2 Wochen den Natriumspiegel kontrollieren lassen, da manchmal die Nieren dieses nicht mehr vollständig zurückresorbieren können. Sinkt er ab, so soll etwas mehr Salz an die Salatsaucen gegeben werden.

Die Diätstufe II kann, wenn nötig, zur Heilung chronischer Krankheiten über viele Monate eingehalten werden, ohne dass ein Mangel an irgendeinem Nahrungsstoff entsteht, ausser dass das Vitamin B12 ergänzt werden muss. Sie ist vollständig und hochwertig und bringt ein besonderes Wohlbefinden und eine grosse geistige und körperliche Leistungsfähigkeit hervor.

Viele Menschen befürchten einen Eiweissmangel. Salatblätter haben bereits 8 % Eiweiss, Getreidekörner rund 25 %. Die Rohkostdiät vermindert bei Übergewicht zuverlässig die übermässigen Fettpolster, während die Muskelmasse voll erhalten bleibt. Eiweissreiche Nahrung baut keine Muskulatur auf. Man denke daran, was ein kräftiger Ochse oder ein Gorilla frisst: Gras, Karotten, Kräuter.

Das Bircher-Benner Handbuch Nr. 4: „Frischsäfte, Rohkost und Früchtespeisen", enthält viele weitere Angaben und Erklärungen zur Rohkostdiät und Tabellen zur besonderen Wirkung bestimmter Nahrungsmittel gegen verschiedene Störungen der Gesundheit, Krankheiten und Krebs. Es lohnt sich, auch dieses Buch sorgsam zu studieren.
Speisepläne und Rezepte finden Sie im Kapitel Speisezettel dieses Buches.

Ein Beispiel für eine Woche Rohkostdiät

1. Tag
Morgens:
250 g Müesli mit Früchten je nach Jahreszeit
20 g Nüsse: Mandeln, Baumnüsse, Haselnüsse, Paranüsse, Pinienkerne, Pistaziennüsse.
Aber keine Erdnüsse!
ca. 150 g Früchte je nach Jahreszeit
1 Mandelmilch
1 Tasse Kräutertee

Mittags:
Früchte und Nüsse
1 Mandelmilch
Rohgemüse: Sellerie, Tomaten, Feldsalat

Abends:
wie morgens, hie und da zusätzlich Dörrfrüchte (Naturdatteln, Feigen, Malagatrauben)
1 Mandelmilch

2. Tag
Morgens und abends:
wie oben

Mittags:
Früchte und Nüsse wie oben
1 Mandelmilch
Rohgemüse: Karotten, Gurken, Kopfsalat

3. Tag
Morgens und abends:
wie oben

Mittags:
1 Mandelmilch
Rohgemüse: Blumenkohl, Karotten, Endivie

4. Tag
Morgens und abends:
wie oben

Mittags:
Früchte und gekeimte Getreidekörner
1 Mandelmilch
Rohgemüse: Schwarzwurzeln, Peperoni (milde Pfefferschoten), Wirsing

5. Tag
Morgens und abends:
wie oben

Mittags:
1 Mandelmilch
Rohgemüse: Topinambur (Erdartischocken), Tomaten, Gartenkresse

6. Tag
Morgens und abends:
wie oben

Mittags:
Früchte und Weizenkeime
1 Mandelmilch
Rohgemüse: Kohlrabi, Radieschen, Spinat

7. Tag
Morgens und abends:
wie oben

Mittags:
Früchte und Nüsse
1 Mandelmilch
Rohgemüse: Tomaten mit Rettich gefüllt, Stangensellerie, Kopfsalat

Anmerkungen zur III. Diätstufe, der veganen Vollwertkostdiät ohne Weizen

Der Weizen muss bei Hautkrankheiten bei dieser Stufe weggelassen werden, da er, verbunden mit der äusserst weit verbreiteten Milchunverträglichkeit, allergische Reaktionen unterhält. Industriell gefertigte Würzen enthalten fast alle Hefeextrakt, welche aus demselben Grund ebenfalls noch weggelassen werden muss.

Beispiel für 1 Woche

1. Tag
Morgens:
Birchermüesli, Rezept mit Mandelpüree
Früchte nach Jahreszeit
1 Mandelmilch
1 Scheibe Buchweizenvollkornbrot mit Nussbutter
Kräutertee

Mittags:
Früchte
1 Mandelmilch
Rohgemüse: Rote Rüben, Gurken, Schnittsalat
Gekochte Speisen: Rosenkohl, Kartoffelpüree (mit Gemüsebouillon und Nussbutter)

Abends:
wie morgens

2. Tag
Morgens:
wie oben

Mittags:
Früchte
1 Mandelmilch
Rohgemüse: Chicorée mit Tomatenwürfelchen und Feldsalat
Gekochte Speisen: Kerbelsuppe
Blattspinat, Vollreis

Abends:
Früchte
1Mandelmilch
Schrotbrei mit Nussbutter oder Mandelrahm
Fruchtsaft
Kräutertee

3. Tag
Morgens:
wie oben

Mittags:
½ Grapefruit
1 Mandelmilch
Rohgemüse: Karotten, Sauerkraut, Kopfsalat
Gekochte Speisen: Kartoffelsuppe, Karotten-Gemüse, Kümmelkartoffeln

Abends:
Birchermüesli, Rezept mit Mandelpüree
Früchte, Nüsse
1 Mandelmilch
1 Scheibe Buchweizenvollkornbrot mit Nussbutter und Hagebuttenmarmelade
Kräutertee

4. Tag
Morgens:
wie oben

Mittags:
Früchte
1 Mandelmilch
Rohgemüse: Sellerie, Zucchetti, Gartenkresse
Gekochte Speisen: Tomaten gedämpft, Riz Créol
Orangensulz-Köpfchen

Abends:
Birchermüesli mit Mandelpüree zubereitet, Früchte
Buchweizenbrot, Nussbutter
Kräutertee

5. Tag
Morgens:
wie oben

Mittags:
Früchte
1 Mandelmilch
Rohgemüse: Blumenkohl, Lattich, Peperoni
Gekochte Speisen: Hafergrützsuppe
Bohnen, Schmorkartoffeln (mit Nussbutter)

Abends:
1 Glas Mandelmilch mit Orangensaft gemixt
Tomatenreis (Rezept Seite 172)
Kopfsalat
Kräutertee

6. Tag
Morgens:
wie oben

Mittags:
Früchte
1 Mandelmilch
Rohgemüse: Fenchel, Tomaten, Nüssli-(Feld-)salat
Gekochte Speisen: Minestra, Polenta

Abends:
Birchermüesli mit Mandelpüree zubereitet
Früchte
1 Mandelmilch
Buchweizenvollkornbrot, Nussbutter
Kräutertee

7. Tag
Morgens:
wie oben

Mittags:
Früchte
1 Mandelmilch
Belegte Pumpernickelbrötchen, Kopfsalat
Gekochte Speisen: Chicorée, Petersilienkartoffeln
Gefüllte Äpfel

Abends:
Fruchtsalat und Nüsse
1 Mandelmilch
Buchweizenvollkornbrot, Nussbutter, Hagebuttenkonfitüre
Kräutertee

Anmerkung für Patienten mit Bluthochdruck

Bei rund 70 % der Menschen entsteht durch den allgemein üblichen Salzkonsum Bluthochdruck. Aber auch bei den anderen beschädigt das Kochsalz die Innenschicht der Blutgefässe durch Versalzung der feinen Zellstrukturen der innersten Zellschicht, des Endothels. Dieses reguliert den Aufbau der ganzen Gefässwand. Versalzung und Verzuckerung dieser Schicht sind die wichtigste Ursache der Arteriosklerose, die schon früh im Leben beginnt. Wir verweisen hier auf das Bircher-Benner Handbuch Nr. 9: „Essensfreude ohne Kochsalz." Und das Handbuch Nr. 19: „Für Bluthochdruck-, Herz- und Arterioskleroseskranke".

Beispiel für 5 Tage einer salzlosen Diät, für Menschen mit Bluthochdruck

1. Tag
Morgens:
Müesli oder Früchte oder Fruchtsaft
Mandelmilch
Buchweizenbrot mit Malzextrakt statt Salz gebacken, Butter oder Nussbutter
Hagebutten- oder Kräutertee
Nüsse gerieben oder ganz

Mittags:
Früchte, Dörrfrüchte und Nüsse
Mandelmilch

Rohgemüse: Karotten, Löwenzahn, Kopfsalat
Gekochte Speisen: Gemüsebrühe salzlos, mit Kräutern
Schwarzwurzeln mit Nussbuttersauce, Tomatenkartoffeln

Abends:
Müesli oder Fruchtsalat oder ½ Grapefruit
Mandelmilch
Suppe und Pumpernickel
oder Backkartoffeln mit Kräuternussbutter und Salat

2. Tag
Morgens und abends:
wie oben

Mittags:
Früchte und Nüsse
Mandelmilch
Rohgemüse: Karotten, Lauch, Sauerkraut
Gekochte Speisen: Tomaten, gefüllt mit Reis
Zitronencreme

3. Tag
Morgens und abends:
wie oben

Mittags:
Früchte, Dörrfrüchte und Nüsse
Mandelmilch
Rohgemüse: Rettich, Zucchetti, Kopfsalat
Gekochte Speisen: Hafersuppe, gedämpfter Kohl, Kümmelkartoffeln

4. Tag
Morgens und abends:
wie oben

Mittags:
Früchte und Nüsse
Mandelmilch
Rohgemüse: Schwarzwurzeln, Tomaten, Endivie
Gekochte Speisen: Spinat, Maisschnitten
Apfelkompott

5. Tag
Morgens und abends:
wie oben

Mittags:
Früchte und Nüsse
Mandelmilch
Rohgemüse: Sellerie, Gurken, Feldsalat
Gekochte Speisen: klare Reissuppe, Karotten, Lyoner Kartoffeln

Beispiel für eine Dauerdiät der Diätstufe III, zur Weiterführung der Heilung einer Hautkrankheit, nachdem die akuten Symptome abgeklungen sind

Dauerdiät für die III. Diätstufe (Beispiel für 1 Woche)

1. Tag
Morgens:
Müesli, Früchte, Nüsse
Mandelmilch
Buchweizenvollkornbrot, Butter oder Nussbutter
Kräutertee

Mittags:
Früchte und Nüsse
Mandelmilch
Rohgemüse: Karotten, Chicorée, Kopfsalat
Gekochte Speisen: Blumenkohlsuppe, Spinat, Bouillonkartoffeln

Abends:
Müesli oder Fruchtsalat, Nüsse
Mandelmilch
Buchweizenbrot oder Pumpernickel mit Butter oder Nussbutter
Oder Haferbrei mit Sanddorn-Vollfrucht
oder: Minestra

2. Tag
Morgens und abends:
wie oben

Mittags:
Früchte, Nüsse
Mandelmilch
Rohgemüse: Fenchel, Tomaten, Kopfsalat
Gekochte Speisen: Zwiebelsuppe, Chicorée, Safranreis

3. Tag
Morgens und abends:
wie oben

Mittags:
Früchte, Nüsse
Mandelmilch
Rohgemüse: Sellerie, Rotkraut, Nüssli-(Feld-)salat
Gekochte Speisen: Bohnen, Kartoffelsalat
Gefüllte Äpfel

4. Tag
Morgens und abends:
wie oben

Mittags:
Früchte, Nüsse
Mandelmilch
Rohgemüse: Rote Rüben, Gurken, Kopfsalat
Gekochte Speisen: Kartoffelsuppe, Endivien, Tomatenreis

5. Tag
Morgens und abends:
wie oben

Mittags:
Früchte, Nüsse
Mandelmilch
Rohgemüse: Rettich, Zucchetti, Kopfsalat
Gekochte Speisen: Tomatensuppe, Lauchgemüse, Ofenkartoffeln mit Zwiebeln bestreut

6. Tag
Morgens und abends:
wie oben

Mittags:
Früchte, Nüsse
Mandelmilch
Rohgemüse: Gemischte Rohkost von Fenchel, Chicorée und Tomatenwürfelchen, Kopfsalat
Gekochte Speisen: Karottensuppe, Tomatengemüse, Maisschnitten

7. Tag
Morgens und abends:
wie oben

Mittags:
Früchte, Nüsse
Mandelmilch
Rohgemüse: Schwarzwurzel, Nüssli-(Feld-)salat, Cicorino rosso
Gekochte Speisen: Artischocken mit Kräutersauce,
Karotten und Erbschen mit Kartoffelpüree
Erdbeeren mit flüssigem Rahm

Geeignete Kräutertees

Folgende Tees sind bei Hautkrankheiten besonders geeignet (siehe Rezepte Seite 147):
Pfefferminztee, Verveinetee, Solidagotee, Hagebuttentee, Lindenblütentee

Rezepte

In den Diätstufen I bis III und bei Unverträglichkeit von Milch, Ei oder Weizen dürfen Rezepte, die mit einem * versehen sind, nicht verwendet werden.

Frischsäfte

Für die Zubereitung von Säften werden die Rohgemüse gründlich gereinigt, mit einer Handpresse oder elektrischen Zentrifuge gepresst und sofort serviert. Jedes Stehenlassen bedeutet Werteverlust.

Wird eine kleine Handpresse verwendet, müssen Früchte und Gemüse zerkleinert werden. Äpfel, Birnen und alle Knollengemüse fein raffeln, Blattgemüse und Kräuter fein wiegen.

Im Reformhaus gibt es hochwertige Trauben-, Frucht- und Gemüsesäfte, denen aber – im Gegensatz zu den Frischsäften – das hohe Energiepotential der lebendigen Pflanzenzellen fehlt.

Fruchtsäfte

Ungemischte Fruchtsäfte (ohne jeglichen Zusatz)
Orangen, Mandarinen, Grapefruits, Äpfel, Birnen, Trauben, Erdbeeren, Heidelbeeren, Johannisbeeren, Cassis, Himbeeren, Pfirsiche, Aprikosen, Pflaumen, Mango, Kaki, Kiwi.

Gemischte Fruchtsäfte
z.B. Orangen, Mandarinen, Grapefruits, Kaki oder Beerensaft mit Apfelsaft oder Beerensaft mit Pfirsich-, Aprikosen- oder Pflaumensaft oder geschlagene Bananen mit Orangen-, Beeren-, Pfirsich-, Mango- oder Aprikosensaft.

Beigaben
Je nach Wunsch oder Vorschrift: Zitronensaft, Honig, Ahornsirup, Fruchtkonzentrat, Mandelmilch und wenn der Patient auch magenkrank ist: Leinsamen-, Reis- oder Gerstenschleim.

Gemüsesäfte

Frisch verabreicht weisen sie einen hohen Mineral-, Vitalstoff- und Vitamingehalt auf. Jeder Saft hat seinen speziellen Wert.

Ungemischte Gemüsesäfte
Tomaten, Karotten, Randen (Rote Bete), Rettich, Kohl, Sellerie, Kartoffeln, sämtliche Blatt-, Knollen- und Wurzelgemüse.
Im Frühling Blutreinigungskur mit Brennnessel-, Sauerampfer- und Löwenzahnsaft.

Gemischte Gemüsesäfte
Karotten, Tomaten, Spinat zu gleichen Teilen (schmeckt vorzüglich)
Tomaten und Karotten
Tomaten und Spinat
Andere Mischungen (und Cocktails) können nach eigenem Geschmack kombiniert werden.

Abwechslungsweise Zugaben
Sauerampfer, Brennnessel, Schnittlauch, Petersilie, Zwiebeln, zarte Sellerieblätter oder Knollen und andere Kräuter mitpressen.

Weitere Beigaben
Pro Glas (1½–2 dl): etwas Zitronensaft, evtl. etwas Fruchtkonzentrat. Evtl. Leinsamen-, Reis- oder Gerstenschleim. Es können auch andere Blattgemüse oder Salate verwendet werden, z.B. Weisskraut, Kohl, Kopfsalat, Endivien, Feld-(Nüssli-)salat, Lattich, Löwenzahn.

Schleim als Zusatz zu Säften
Der Schleim wird den Rohsäften zu ⅓ beigemischt; er neutralisiert die Schärfe des Frucht- oder Gemüsegeschmacks, ist aber nur anzuwenden, wenn der Patient Sodbrennen hat, da er auch magenkrank ist. Das Tagesquantum des Getreideschleims kann einmal täglich zubereitet und in der Thermosflasche bis zum Gebrauch aufbewahrt werden.

Reis- oder Gerstenschleim
1 gehäuften Teel. Reis- oder Gerstenvollkornmehl mit 2 dl kaltem Wasser anrühren und unter ständigem Rühren 5 Min. kochen. Erkalten lassen.

Leinsamenschleim
1 Essl. Leinsamen waschen, in 2 dl Wasser 10 Min. kochen, absieben und erkalten lassen.

Gesundheits-Tees

Für Tees sollen möglichst die ganzen Blätter verwendet werden, da die ätherischen Öle bei feiner Zerstückelung (Sachetform) verloren gehen. Bitter- und Blähungstees ungesüsst trinken, anderen Tees kann man etwas Honig und/oder verdünnten Zitronensaft beifügen.

Bittertee
Wermut, Tausendgüldenkraut, Benediktenkraut zu gleichen Teilen mischen, anbrühen und 5 Min. ziehen lassen.
Bei Appetitlosigkeit ½ Std. vor den Mahlzeiten 2–3 Essl. davon trinken (leicht galletreibend), verdauungsfördernd.
Sensible Menschen nehmen nur Tausendgüldenkraut (Zubereitung wie Kamillentee).

Wermuttee alleine
Anbrühen und 5 Min. ziehen lassen.
Starker Bittertee, stark galletreibend, magensaftfördernd.
Schluckweise tagsüber trinken.

Blähungstee
Kümmel, Fenchel, Anis: zu gleichen Teilen mischen, anbrühen und 20 Min. ziehen lassen.
Bei Blähungen nach den Mahlzeiten 1 Tasse voll trinken.

Kamillentee
Nur ganz kurz anbrühen, ist die Kamille länger im Wasser, verursacht sie Bauchschmerzen.
Korrekt angebrüht, wirkt die Kamille gegen Leibschmerzen.
Wirkt reinigend und beruhigend auf den Magen-Darm-Kanal.
Für Einläufe und Spülungen.

Pfefferminztee
Nur anbrühen.
Beruhigend, galletreibend, den Dünndarm anregend.

Verveinetee (Eisenkraut)
Nur anbrühen.
Beruhigend, entschleimend, galletreibend.
In Frankreich sehr beliebter Genusstee, nachmittags und abends.

Melissentee
Nur anbrühen.
Sehr beruhigend, auch vor dem Schlafen zu trinken.

Zitronenschalentee (beruhigend)
1 biologisch gezogene, ungespritzte Zitrone waschen, die Schale dünn abschneiden, ca. 5 Min. mit ½ l Wasser leise kochen und 10 Min. stehen lassen, absieben.

Orangenblütentee (schlaffördernd)
2–3 Blüten 2–3 Min. kochen, etwas ziehen lassen und absieben. Mit Honig süssen.
Beruhigend. Vor dem Schlafen trinken.

Leinsamentee
1 Essl. Leinsamen in ½ l Wasser 7–10 Min. kochen und etwas ziehen lassen.
Entschleimend, leicht abführend, den Magen beruhigend.

Bärentraubenblättertee
1½ Essl. Bärentraubenblätter in 5 dl Wasser 5 Min. leise kochen, 10 Min. stehen lassen, absieben.
Bei Blasenentzündungen.

Lavendeltee
1 Teel. Lavendelblüten anbrühen, etwas stehen lassen.
Beruhigend, harmonisierend, entzündungshemmend.
Bei Schlaflosigkeit.

Hagebuttentee
2–3 Essl. Hagebuttenkörner und -schalen in 1½ l Wasser 12 Std. einweichen, dann ½–¾ Std. leise kochen, absieben. Den Rest der gekochten Hagebutten kann man am folgenden Tag nochmals mit den frischen Hagebutten aufkochen.
Leicht galletreibend und wassertreibend, erfrischend, anregend.

Frauenmanteltee
2 Essl. Blätter, ½ l Wasser. Anbrühen, 10 Min. ziehen lassen. Schutz bei Frauenleiden.

Silbermanteltee
Wie Frauenmanteltee

Heidelbeertee
1 Esslöffel getrocknete Heidelbeeren, 12 Stunden einweichen und 5 Minuten kochen. Absieben.
Stopfend, beruhigend.

Solidagotee (Goldrute, Heidnisch Wundkraut)
2 Essl. mit ½ l Wasser 1 Min. kochen, 10 Min. ziehen lassen. Bei Wassersucht, Blasen- und Nierenentzündungen.
Wassertreibend. 2–3 Tassen pro Tag.

Birchermüesli

Alle Rezepte sind für 1 Person berechnet.

Das Apfelmüesli
Das Original-Apfelmüesli, wie es Dr. Bircher-Benner seinerzeit erfunden und tausendfach erfolgreich an seinen Patienten angewendet hat, ist auch nach unserer langjährigen Erfahrung eine der besten Diätspeisen geblieben. In der Zusammensetzung der Nährstoffe wurde es der Muttermilch nachgebildet.

Am besten eignen sich für das Müesli die sauren, weissfleischigen, saftigen Äpfel, z. B. Klaräpfel, Gravensteiner, Sauergrauech, Menznauer Jäger, Jonathan, Ontario, Rubinette, Glockenäpfel, Braeburn, Champagner-Reinetten, Cox-Orange. Granny Smith, Topaz, aber auch frische Galaäpfel u. a.

Verwendet man trockenere und fade Apfelsorten, so kann das Aroma angereichert werden mit etwas frisch abgeriebener Schale von biologisch kultivierten, ungespritzten Orangen oder Zitronen oder auch mit Orangensaft, oder auch mit etwas Hagebuttenmus oder frisch geriebenem Ingwer.

Apfelmüesli mit Mandel- oder Sesampüree (streng)
(wenn tierisches Eiweiss verboten ist)
1 Essl. Haferflocken
3 Essl. Wasser
½ Essl. Zitronensaft
1 Essl. Mandel- oder Sesampüree
1 Essl. Honig
3 Essl. Wasser

200 g Äpfel
1 Essl. Haselnüsse oder Mandeln, gerieben

Haferflocken 12 Stunden einweichen. Zitronensaft, Püree, Honig und Wasser mit dem Schwingbesen zu einer sämigen Sauce rühren, Haferflocken beifügen und Äpfel (wie im Grundrezept beschrieben) daruntermischen. Nüsse darüberstreuen, sofort servieren.

Apfelmüesli mit Joghurt, Sauer- oder Buttermilch (mild)*
Ungeeignet bei Milchunverträglichkeit, stärker verdauungsfördernd, herber, weniger sättigend, geeignet bei einer Diät zur Gewichtsreduktion.
1 Essl. Haferflocken
3 Essl. Wasser
2 Essl. Bifidus-Joghurt oder
Bifidus-Sauer- oder Buttermilch
1 Teel. Honig
200 g Äpfel
1 Essl. Haselnüsse oder Mandeln, gerieben

Die Haferflocken 12 Stunden (fürs Frühstück über Nacht) einweichen. Haferflocken mit Joghurt oder Sauermilch und Honig zu glatter Sauce rühren. Die gewaschenen, von Stiel und Fliege befreiten Äpfel auf der Bircherraffel direkt in die Sauce reiben und öfters umrühren, damit das Müesli appetitlich weiss bleibt. Die Nüsse darüberstreuen und sofort servieren. Nie stehen lassen.

Varianten: Statt Haferflocken können Reis-, Gerste-, Roggen-, Hirse-, Buchweizen- oder Sojaflocken verwendet werden.

Andere Variante: 1 Teel. eingeweichte Haferflocken mischen mit 1 Teel. Getreidekörner (24 Std. in Wasser einweichen, dann auf ein Sieb leeren, kalt abspülen, ganz, geschrotet oder gemixt).

Apfelmüesli mit Rahm (mild)*
(speziell angereichertes Rezept bei erwünschter Gewichtszunahme. Für Diabetiker ohne Honig und ohne Haferflocken, wenn fettarm vorgeschrieben den Rahm durch Joghurt ersetzen)
1 Essl. (8 g) feine Haferflocken
3 Essl. Wasser
½ Essl. Zitronensaft
3–4 Essl. Rahm
1 Essl. Honig
200 g Äpfel
1 Essl. Haselnüsse oder Mandeln, gerieben

Zubereitung wie Grundrezept.

Müesli mit Beeren oder Steinobst
(besonders reich an Vitamin C, Polyphenolen und Flavonoiden)
Zubereitung einer Mandel- oder Sesampüree-Sauce oder Joghurt-Sauce*.
Zuletzt beifügen:
150–200 g Erdbeeren oder Himbeeren, Heidelbeeren, Johannisbeeren, Cassis oder Brombeeren, mit der Gabel leicht zerdrückt
oder
150–200 g Zwetschgen, Pfirsiche oder Aprikosen, entsteint und durch die Hackmaschine getrieben oder mit dem Messer fein geschnitten (Steinbobst regt die Darmtätigkeit an).

Müesli mit verschiedenen Früchten
Folgende Kombinationen schmecken besonders gut:

Erdbeeren und Himbeeren
Erdbeeren, Himbeeren und Johannisbeeren
Erdbeeren und Äpfel
Brombeeren und Äpfel
Äpfel mit feingeschnittenen Orangen- und Mandarinenschnitzen
Äpfel und Bananen
Äpfel und Pfirsiche
Sauce: Mandelpüree- oder Sesampüree-Sauce oder Joghurt-Sauce.
Nur frische Früchte, keinesfalls Früchte aus der Dose (Fruchtsalat etc.!) verwenden.

Müesli mit getrockneten Früchten
Stehen einmal keine frischen Früchte zur Verfügung, kann man das Müesli auch mit Dörrobst (Äpfel, Aprikosen, Zwetschgen, Birnen) zubereiten. 100 g getrocknete Früchte werden gewaschen, 12 Std. in kaltem Wasser eingeweicht und durch die Hackmaschine getrieben. Mit Mandelpüree- oder Sesampüree-Sauce oder Joghurtsauce* vermengen. Bei Dörrobst soll man unbedingt auf gute Qualität ohne Konservierungs- und Bleichmittel achten, sonst könnten Magen- und Darmstörungen auftreten.

Müesli mit Kondensmilch*
Sollten einmal weder Mandel- oder Sesampüree noch Frischjoghurt vorrätig sein, so kann das Müesli auch mit Kondensmilch nach dem Originalrezept zubereitet werden. Nachteil: Die Kondensmilch ist meist gezuckert.

Gekeimte Getreidekörner

Besonders hoher Gehalt an Vitamin E- und B-Gruppe. Wirken allgemein kräftigend.
1. Tag, abends: Körner im Sieb unter dem fliessenden Wasser waschen, in ein Schüsselchen geben. Mit Wasser überdecken. Zimmertemperatur, Ofennähe.
2. Tag, morgens: Abspülen und auf flachem Teller trocken ausbreiten. Zimmertemperatur, Ofennähe.
abends: In das Schüsselchen geben und mit Wasser überdecken. Zimmertemperatur, Ofennähe.
3. Tag, morgens: Abspülen und auf dem Teller trocken ausbreiten.
abends: In das Schüsselchen geben und mit Wasser überdecken. Zimmertemperatur, Ofennähe.
Am 4. Tag sollten die Körner 1–2 cm lange Keime entwickelt haben und sind so genussbereit.

Einfacher ist die Zubereitung gekeimter Getreidekörner in den praktischen Keimapparaten, die in verschiedenen Grössen erhältlich sind.

Gekeimte Getreidekörner eignen sich zur Zubereitung von Müesli, aber auch als Zulage zu Salaten und Rohgemüse.

Rohgemüse und Salate

Bei der Zubereitung von Rohgemüsen und Salaten beachte man drei Punkte:

1. Frische und Qualität
Für alle Diäten und für eine vollwertige Alltagsernährung sollen nur sonnengereifte, biologisch gezüchtete Gemüse und Salate verwendet werden. Sie sind nicht nur gesundheitlich, sondern auch geschmacklich am besten. Heute ist das Angebot aus biologisch geführten Betrieben mit Qualitätsgarantie sehr gross; auch in Supermärkten wird Biogemüse angeboten. Natürlich ist es besonders schön, Gemüse und Salate aus dem eigenen Garten zu gewinnen, diese sind noch wertvoller. Kräuter und Tomaten lassen sich auch auf dem Balkon ziehen. Man wähle junge, zarte Blattsalate und Wurzelgemüse, nicht gebleicht, ohne welke Blätter oder angefaulte Strünke. Für eine Heildiät ist es besonders wichtig, nur ganz frische und qualitativ erstklassige Pflanzen zu verwenden.
Rohgemüse werden direkt vor dem Essen zubereitet und immer sofort mit der Sauce vermischt. Beim Stehenlassen an der Luft nimmt der Vitamingehalt der zerkleinerten Gemüse und Salate deutlich ab.

2. Gute Reinigung
Biologisch und ohne Jauchedüngung angebaute Gemüse enthalten keine Wurmeier. Trotzdem müssen alle frischen Pflanzen gründlich und sorgfältig gereinigt werden. Dabei ist zu bedenken, dass wasserlösliche Substanzen wie Vitamin C, Vitamine der B-Gruppe und Mineralstoffe und teilweise auch die sekundären Pflan-

zenstoffe im Wasser ausgelaugt werden, so dass sie nicht lange eingelegt bleiben sollen.

3. Harmonische Zusammenstellung
Jeder Salatteller soll wenn möglich aus dem *Dreiklang: Wurzel-Frucht-Blatt* bestehen. Besonders grüner Blattsalat gehört in der Heildiät immer dazu. Bei den Saucen ist Abwechslung für die verschiedenen Zutaten der Rohkost erwünscht.

Ein farblich schön zusammengestellter Salatteller erfreut nebst dem Gaumen auch das Auge und regt den Appetit an.

Kleine Garnituren aus Kräutern, Radieschen, jungen Karotten oder Oliven machen das Rohgemüsegericht noch farbenfroher und festlicher. Die Dreizahl sollte jedoch im Alltag pro Mahlzeit nicht überschritten werden; ein übertriebenes Vielerlei kann die Verdauung stören.

Die Reinigung der Blattgemüse

Bei Kopfsalat, Endivien, Lattich, Eisberg und ähnlichen Grünblattsalaten, bei Weisskraut, Kohl und Rotkraut usw. die Blätter auseinandernehmen und einzeln unter dem laufenden Wasser sorgfältig reinigen. Mehrere Male nachspülen und gut ausschwingen.
Kleinblättrige Salate wie Feld-(Nüssli-) und Schnittsalat, Spinat, Löwenzahn, Kresse, Rucola, Cicorino und Rosenkohl mehrmals in kleinen Portionen durchspülen, Würzelchen und zähe Stiele entfernen.
Chicorée und Cicorino halbieren, äussere Blätter entfernen und gut durchspülen.

Reinigung der Wurzelgemüse

Sellerie, Karotten, Rettich, Radieschen, Randen, Kohlrabi, Schwarzwurzeln: Mit einer Bürste unter dem laufenden Wasser reinigen, schälen und sofort in die fertige Sauce raffeln oder hobeln und gut mischen, damit die Gemüse ihre frische Farbe nicht verlieren.

Reinigung der Gemüsefrüchte

Tomaten waschen und in Schnitze oder Scheiben schneiden. Gurken schälen und kleinschneiden oder hobeln. Biologisch gezogene junge Gurken brauchen nicht geschält zu werden.
Für Salate nur junge, zarte Zucchetti verwenden, gut waschen, nicht schälen, in Ringe oder Stäbchen schneiden.
Grüne und gelbe Peperoni (Paprikaschoten) sind weniger scharf als die roten. Waschen, halbieren, Kerne entfernen und kleinschneiden. Leider stammen heute Peperoni fast ausschliesslich aus Hors-sol-Anbau.
Blumenkohl und Broccoli in grössere Stücke zerlegen, rüsten und gründlich unter laufendem Wasser reinigen.
Stangensellerie waschen, schälen, zähe Teile wegschneiden.
Lauch und Fenchel halbieren, rüsten und unter der Brause waschen.

Salatsaucen

Verwenden Sie die verschiedenen Saucen je nach ärztlicher Vorschrift.

Ölsauce (mild)
1 Essl. Öl (Raps-, Sonnenblumen- oder Olivenöl aus erster Kaltpressung, Distelöl, Baumnussöl). Immer ⅓ Leinöl oder Hanföl zugeben.
1 Teel. Zitronensaft oder biol. Obstessig
evtl. Knoblauch, gepresst
1 Teel. frische oder 1 Messerspitze getrocknete Kräuter

Alle Zutaten vermischen und die Sauce sämig schwingen. Sehr schmackhaft wird die Sauce durch einen Spritzer Sojasauce oder Kelpamare.
Diese klassische Salatsauce passt zu allen

Blattsalaten (Kopfsalat, Lattich, Kresse usw.) und Fruchtsalaten (Tomaten, Gurken usw.).

Quarksauce*
1 Essl. Magerquark
3 Essl. Buttermilch
½ Teel. Zitronensaft
frische, feingehackte Kräuter

Alle Zutaten mit dem Schwingbesen gut vermischen.
Passt besonders gut zu Wurzelgemüsen (Karotten, Sellerie, Rettich usw.)

Joghurtsauce (streng)*
(für die fettarme Diät)
2–3 Essl. Joghurt
einige Tropfen Zitronensaft
evtl. etwas Zwiebeln, gerieben
evtl. Knoblauch, durchgepresst
1 Teel. frische oder 1 Messerspitze getrocknete Kräuter

Alle Zutaten mit dem Schwingbesen gut vermischen.
Eine erfrischende Sauce zu Kresse oder Spinat, zu Fruchtsalaten (Tomaten, Gurken) und zu Wurzelgemüsen (Kohlrabi, Rettich, Radieschen).

Rahmsauce (streng)*
2 Essl. Sauerrahm
1 Teel. Magerquark
1 Teel. Zitronensaft
ganz wenig Pfeffer
1 Teel. frische oder 1 Messerspitze getrocknete Kräuter

Mit dem Schwingbesen alle Zutaten gut vermischen.
Passt zu fast allen Wurzel- und Fruchtsalaten. Zur Abwechslung kann man den Zitronensaft durch Orangensaft ersetzen, gibt der Rohkost eine neue Note. Zu Sellerie-, Randen- (Rote-Bete-) oder Chicoréesalat kann man dieser Sauce etwas frisch geriebenen Meerrettich beifügen, schmeckt sehr anregend.

Mandelpüree- oder Sesampüree-Sauce (mild)
(Bei Diätstufe II und III, ohne tierisches Eiweiss)
1 Essl. Mandel- oder Sesampüree
3 Essl. Wasser
1 Teel. Zitronensaft
evtl. Knoblauch, durchgepresst
1 Teel. frische oder 1 Messerspitze getrocknete Kräuter

Sesam- oder Mandelpüree mit dem Wasser langsam glattrühren und dann die übrigen Zutaten dazugeben.
Diese sehr schmackhafte Sauce passt ausgezeichnet zu Wurzelgemüsen.

Mayonnaise

Mayonnaise, klassisches Rezept*
für 4 Personen:
1 Eigelb
1 Essl. Zitronensaft
2 dl Öl
Zwiebel, Kräuter, wenig Kelpamare

Das Eigelb mit einigen Tropfen Zitronensaft gut zerquirlen. Unter gleichmässigem Rühren mit dem Schwingbesen das Öl tropfenweise beifügen. Wird die Mayonnaise zu dick, mit etwas Zitronensaft verdünnen. Zuletzt nach Belieben würzen.

Für 1 Portion:
1 Essl. Mayonnaise
1 Teel. Zitronensaft
1 Teel. frische oder
1 Messerspitze getrocknete Kräuter
Alles gut vermischen.

Mayonnaise aus Soja-Vollkornmehl statt Ei (mild)
(Rezept bei veganer Ernährung der Stufen II und III und Verbot von tierischem Eiweiss)
(ergibt 6–8 Portionen)
2 Essl. Soja-Vollkornmehl

6 Essl. Wasser
2 dl Öl

Soja-Vollkornmehl und Wasser zu einer glatten Masse verrühren, Öl langsam unter ständigem Rühren mit dem Schwingbesen beifügen.
Die Mayonnaise kann im Kühlschrank ein paar Tage aufbewahrt werden.

Für 1 Portion braucht man:
1 Essl. Mayonnaise
1 Teel. Zitronensaft
evtl. etwas Senf
1 Teel. frische oder 1 Messerspitze getrocknete Kräuter

Alle Zutaten gut vermischen.
Mayonnaise ist beliebt zu vielen Gemüsefruchtsalaten und Wurzelgemüsen.

Rohgemüse und passende Saucen

Saucen für gemischte Rohgemüse

Chicorée mit Tomatenwürfelchen	Ölsauce oder Mayonnaise*
Peperoni und Fenchel	Ölsauce
Fenchel, Chicorée und Tomatenwürfelchen	Mayonnaise*
Fenchel und Karotten	Rahmsauce* oder Mayonnaise
Blumenkohl und Karotten	Rahmsauce oder Mayonnaise
Tomaten und Peperoni	Ölsauce oder Mayonnaise*
Tomaten roh, gefüllt mit Gurken	Ölsauce oder Mayonnaise*
mit Sellerie	Rahmsauce*
mit Blumenkohl	Rahmsauce*

Bei der zweiten und dritten Diätstufe kann Sojarahm und vegane Mayonnaise verwendet werden.

Sauerkrautsalat
Sauerkraut ist ein besonders wertvolles Rohgemüse, vor allem im Winter. Es ist roh leichter verdaulich als gekocht und wirkt galletreibend und desinfizierend. Verwenden Sie nach Möglichkeit das salzarme Bio-Sauerkraut. Eine Beigabe von klein geschnittenem rohem Sauerkraut kann Geschmack und Bekömmlichkeit von gedämpftem Sauerkraut wesentlich verbessern. Für einen Salat wird Sauerkraut gelockert und klein geschnitten, mit einigen Kümmelkörnern oder gemahlenem Kümmel, 3–4 zerkleinerten Wacholderbeeren, gehackter Zwiebel und einem in kleine Streifen geschnittenen Apfel oder kleingewürfelter frischer Ananas vermischt. Als Sauce wählt man Ölsauce. Dazu passen besonders gut Ackersalat (Rapünzchen) und ein rohes Wurzelgemüse.

Gemixte – pürierte Rohgemüse
Schreibt der Arzt „pürierte Kost“ vor, so können gewisse Rohgemüse zusammen mit der Sauce im Mixer gemixt werden, dies als Übergang von saftförmiger zu normaler Rohgemüsenahrung. Bei sehr krankem Darm, bei Autoimmunkrankheiten mit Durchfall oder Malabsorption werden pürierte Rohgemüse besser vertragen als Frischsäfte.

Beispiele

1 Tomate 70 g, 1 Handvoll Spinat 30 g, 1 kleine Karotte 70 g, eine Messerspitze Majoran, mit Ölsauce
1 Tomate 70 g, 1 Handvoll Kopfsalat 20 g, 1 kleines Stück Sellerie 20 g, mit Rahmsauce (als Gewürz Liebstöckel)
Randen (rote Bete) 30 g, Zucchetti 40 g, Kopfsalat 20 g, mit Rahmsauce (als Gewürz Dill)
Sellerie 40 g, Karotten 40 g, Spinat 20 g, Mandelpüreesauce (als Gewürz Rosmarin).

Vorschläge für passende Saucen zu Salaten und Rohgemüse

Art des Salates	Zubereitung	Sauce	Kräuter
Kopfsalat	nicht zerkleinern	Ölsauce	Schnittlauch, Zwiebel
Schnittsalat	nicht zerkleinern	Ölsauce	Schnittlauch, Zwiebel
Endivien	1 cm breite Streifen	Ölsauce	Zwiebel, Petersilie
Feldsalat	nicht zerkleinern	Ölsauce	Zwiebel, Petersilie
Kresse	nicht zerkleinern	Joghurtsauce	Schnittlauch
Spinat	½ cm breite Streifen	Joghurtsauce	Pfefferminze
Kohlsalate	Blätter halbieren	Ölsauce	Schnittlauch, Basilikum
Weisskraut	hobeln	Ölsauce	Liebstöckel, Bohnenkraut, Thymian, Kümmel
Sauerkraut		Öl	Wacholder, Lorbeer
Rosenkohl	hobeln	Ölsauce	Rosmarin, Basilikum
Wirsing	hobeln	Ölsauce oder Mayonnaise	Liebstöckel, Thymian, Bohnenkraut, Kümmel
Tomaten	Scheiben oder Würfel	Ölsauce o. Joghurtsauce	Basilikum, Thymian oder Oregano
Gurken	hobeln	Ölsauce	Dill
Fenchel	fein schneiden	Rahmsauce oder Ölsauce	Dill, Schnittlauch, Petersilie
Peperoni	feine Streifchen	Ölsauce oder Mayonnaise	Schnittlauch
Rettich	hobeln oder raffeln	Quarksauce	Schnittlauch, Petersilie
Radieschen	hobeln o. fein schneiden	Joghurtsauce	Schnittlauch, Petersilie
Stangensellerie	fein schneiden	Ölsauce o. Mandelpüreesauce	Schnittlauch, Thymian
Zucchetti	Raffeln o. Scheiben	Ölsauce o. Mandelpüreesauce	Dill, Borretsch, Basilikum
Rübchen	fein raffeln	Joghurt- o. Orangensauce	Schnittlauch, Liebstöckel
Sellerie	fein raffeln	Rahmsauce	Ingwer
Randen	fein raffeln	Rahmsauce	Meerrettich
Blumenkohl, Broccoli	Röschen abschneiden, Storzen raffeln	Knoblauchsauce	Schnittlauch
Chicorée	Streifen schneiden	Rahmsauce	Estragon, Petersilie
Topinambur	raffeln	Mayonnaise	Majoran, Thymian
Kohlrabi	hobeln oder raffeln	Joghurtsauce o. Rahmsauce	Thymian, Liebstöckel
Rotkraut	hobeln	Mandelpüreesauce	etwas geraffelter Apfel, Kümmel, Liebstöckel

Schnittlauch, Petersilie und Zwiebeln können nach Geschmack und mit Mass jedem Rohgemüse zugefügt werden.

Milcharten

Pflanzenmilch soll immer frisch zubereitet werden. Industrielle Fertigprodukte sind minderwertig, oft uperisiert und mit Zutaten versehen, um sie haltbar zu machen. Erhitzte mehrfach ungesättigte Pflanzenöle enthalten freie Radikale und erregen Krebs.

Mandelmilch
Vegetabile Eiweiss-Öl-Nahrung, reich an wertvollen ungesättigten Pflanzenölen, besonders an Linolsäure, welche für die Haut ganz wichtig ist. Mild und lindernd.
1 Essl. Mandelpüree
1 ½ Teel. Honig
1 ½ dl Wasser und ½ dl Obstsaft (bewirkt eine leichte Eindickung)

Mandelpüree und Honig mit dem Schneebesen verrühren und das Wasser tropfenweise zugeben. Zum Schluss den Obstsaft beifügen.

Mandelmilch aus frischen Mandeln
besonders leicht verdaulich
1 ½ Essl. Mandeln, geschält (keine bitteren!)
1 Teel. Honig
1 ½ dl Wasser

Mandeln, Honig und Wasser im Mixer mischen, evtl. zusätzlich passieren.

Pinienkernmilch
sehr reich an leicht verdaulichen, den Stoffwechsel schonenden vegetabilen Ölen und Eiweiss
1 ½ Essl. Pinienkerne, gewaschen
1 Teel. Honig
1 ½ dl Wasser

Zubereiten wie Mandelmilch.

Sesammilch
2 dl Wasser (kalt oder warm)
1 gestr. Essl. Sesampüree
1 Teel. Zitronensaft
1 Teel. Honig

Sesampüree und Honig mit dem Schneebesen verrühren und das Wasser tropfenweise zugeben, mischen und zum Schluss den Zitronensaft beifügen.

Sesamrahm
Wie Sesammilch, aber mit weniger Wasserzusatz. Als Rahmersatz bei gekochten Gerichten und bei Desserts.

Sesamfrappé
Wie Sesammilch oder Sesamrahm mit Beigabe von Obstsaft, Süssmost, Obstkonzentraten.

Sojamilch
1 Tasse Sojabohnen
7 Tassen Wasser
1 Essl. Fruchtzucker
Wasser

Sojabohnen waschen und trocknen, in einer Mandelmühle mahlen. 2 Std. einweichen, dann 20 Min. im Einweichwasser unter ständigem Rühren kochen und passieren. Wasser beifügen bis zur Konsistenz der Kuhmilch. Fruchtzucker zugeben und erkalten lassen. Im Reformhaus ist Sojamilch im Tetrapack erhältlich.

Butter, Pflanzenfette und Öle

In der Bircherküche verwenden wir für die Rohkost ausschliesslich kaltgepresste Öle sowie Mandel- und andere Nusspürees, für die Zubereitung gekochter Nahrung auch sparsam frische Butter und ungehärtete Pflanzenfette. Ungesättigte Pflanzenöle sollen grundsätzlich nicht erhitzt werden, da sich dadurch die ungesättigten Fettsäuren in gefährliche Radikale verwandeln können.

Frische Butter
zum Verfeinern der Gerichte.

Reform-Pflanzenmargarine und Reform-Speisefette
(in der Schweiz z. B. Nussella, Becel, Olima, in Deutschland Vitaquell, Eden) sind Pflanzenfett-Emulsionen aus natürlich festen, also ungehärteten Fetten wie Kokosöl oder Palmkernöl in Verbindung mit einem höchstmöglichen Anteil flüssiger Öle und Keimöle, insbesondere Sonnenblumen- oder Olivenöl. Pflanzenfette, die Sonnenblumen- oder Rapsöl enthalten sollen nicht erhitzt werden.

Nussmus und Mandelpüree
besitzen einen sehr feinen nussähnlichen Geschmack. Vielseitig auch als Schonkost verwendbar oder anstelle von frischer Butter oder Pflanzenmargarine zu Gemüsen, Kartoffeln, Reis, Teigwaren.

Sonnenblumenöl kaltgepresst, Maiskeimöl, Distelöl, Leinöl, Olivenöl kaltgepresst biologisch schonend behandelt
sind reich an ungesättigten Fettsäuren und für die meisten Menschen leichter verdaulich als erhitzte Butter. Die Pflanzenöle sollen aber, wie erwähnt, nicht erhitzt werden, da sich dabei gefährliche Radikale bilden können. Olivenöl darf bis 170 °C erhitzt werden, da es nur einfach ungesättigte Fettsäuren enthält.

Leinöl
Frisches, kalt gepresstes Leinöl hat einen leichten Eigengeschmack. Es enthält 60 % Omega-3-Fettsäuren, welche für die Modulation des Immunsystems ganz wichtig sind. Man soll täglich mindestens 3 × 1 Esslöffel Leinöl zu sich nehmen. Es kann dem Müesli zugegeben werden. Die Ölsauce für Salate soll immer ⅓ Leinöl enthalten. Wird der Geschmack ausgeprägt, ist es ranzig und darf nicht mehr verwendet werden. Leinöl muss kühl, gut verschlossen und im Dunkeln aufbewahrt werden. Hingegen ist es als Kur besonders zu empfehlen. Ein Zusatz von Zitronensaft zu Leinöl oder Avocados schützt die Omega-3-Fettsäuren vor Oxydation.

Schonendes Kochen und Dämpfen

Heute wird kaum eine Hausfrau oder Berufstätige auf den Dampfkochtopf verzichten wollen. Man spart viel Zeit und behält die wertvollen Inhaltstoffe im Gemüse zurück, da man fast kein Wasser zugeben muss. Die in den Rezepten angegebenen Kochzeiten sind ohne Dampfkochtopf berechnet. Die Kochzeit im Dampfkochtopf beträgt nur ⅓ bis ¼ der normalen Kochzeiten.

Bei Suppen lohnt sich der Einsatz des Dampfkochtopfs bei praktisch allen Rezepten ganz besonders.
Auch bei vielen Gemüse- und Kartoffelrezepten kann man im Dampfkochtopf schonend dämpfen und erhält in viel kürzerer Zeit Gerichte, deren Farbe, Aroma, Vitamine und Nährstoffe erhalten bleiben. Man kann bei Gemüse (nicht bei Kartoffeln) die Kochzeiten auch beim konventionellen Dämpfen nach Wunsch verkürzen, wenn man die Gemüse knackiger, „mit Biss“ liebt.
Bei Getreidespeisen ist der Einsatz des Dampftopfes für Sorten mit langen Kochzeiten (z. B. Vollkornreis) empfehlenswert, nicht aber für Teigwaren.

Suppen

Die Rezepte sind für 1 Person berechnet.

In den folgenden Suppen- und Gemüserezepten wird sehr viel Gemüsebrühe verwendet. In einem kleinen Haushalt lohnt es sich jedoch nicht, täglich frische Gemüsebrühe zuzubereiten. Stattdessen kann man gewöhnliches Wasser und zum Wür-

zen vegetabile Gemüsebouillonwürfel (auch salzfrei) oder -pasten verwenden. Man muss aber darauf achten, dass diese oft Hefeextrakt enthalten und teils zu salzig sind. Hefeextrakt wird von vielen Menschen nicht vertragen. Dazu beachte man das Resultat der IgG-4-Testung.
Rahm* verfeinert Suppen und Gemüse, man kann aber meist auch Milch* oder Sojamilch verwenden.
Wenn eine Weizenallergie besteht, soll das in den Rezepten angegebene Vollkornmehl durch Reis-, Hirse- oder Hafermehl ersetzt werden.

Gemüsebrühe
als einzige Ausnahme ist dieses Rezept für 4 Personen berechnet

1 Essl. Reform-Pflanzenfett
1 Zwiebel
2 Karotten
1 kleiner Sellerie (150 g)
Kohl, Mangoldblätter
1 Lauchstengel
3–4 l Wasser
½ Lorbeerblatt
1 Prise Meersalz
Liebstöckel, Basilikum oder
andere vorzugsweise frische
oder getrocknete Kräuter

Zwiebel mit der braunen Schale halbieren und Schnittfläche im heissen Fett goldgelb rösten. Die kleingeschnittenen Gemüse beifügen und mindestens ¼ Std. zugedeckt, auf kleiner Flamme dämpfen. Mit dem Wasser ablöschen und 2 Stunden auf kleiner Flamme kochen. Nach Belieben würzen.

Gemüsebouillon
3 dl Gemüsebrühe
evtl. wenig Kelpamare
10 g Nussmus oder Reform-Pflanzenfett
Petersilie, Schnittlauch, frischgehackte Kräuter

Die nach obigem Rezept zubereitete Gemüsebrühe über Nussmus oder Pflanzenfett und Kräuter anrichten. Evtl. mit Kelpamare nachwürzen. Gemüsebrühe kann portioniert eingefroren werden, damit sie als Zutat stets bereit ist.

Griessklösschen*
10 g Butter
1 ½ Essl. feiner Griess
½–1 Ei*
1 Prise Salz
Majoran, Muskat
6 dl Gemüsebrühe

Die Butter schaumig rühren. Griess und Ei mit der Butter gut vermengen, Salz und Gewürze beifügen und ½ Stunde ruhen lassen. Mit einem Kaffeelöffelchen Klösschen formen, diese in die kochende Gemüsebouillon geben und 15 bis 20 Minuten leicht ziehen lassen.

Reissuppe, klare
½ Essl. Reform-Pflanzenfett
etwas gehackte Zwiebel
1 kleine Karotte
etwas Sellerie und Lauch
1 Essl. Reis
1 Prise Salz
6 dl Gemüsebrühe
Schnittlauch

Zwiebel, feingeschnittene Gemüse und Reis zusammen dämpfen. Heisse Gemüsebrühe zufügen und 15–20 Minuten kochen. Über feingeschnittenen Schnittlauch und Pflanzenfett anrichten.

Reissuppe, gebundene
½ Essl. Reform-Pflanzenfett
etwas Sellerie
1 kleine Karotte
etwas Lauch
1 Essl. Reis
½ Essl. Vollkornmehl
6 dl Gemüsebrühe oder Wasser
Liebstöckel, Petersilie, Basilikum, Majoran
evtl. wenig Sojasauce

½ Essl. Rahm* oder Sesamrahm
(Rezept Seite 155)
Schnittlauch

Die feingeschnittenen Gemüse im Fett dünsten. Das Vollkornmehl darüberstreuen, mit der Gemüsebrühe ablöschen und 30 Minuten kochen. Würzen mit Sojasauce und den Kräutern. Rahm und feingeschnittenen Schnittlauch in die Suppenschüssel geben, die Suppe darüber anrichten.

Kräutersuppe
1 Essl. Vollkornmehl* oder Reismehl
1 dl Milch* oder Wasser
5 dl Gemüsebrühe
½ Essl. Rahm* oder Sojarahm
evtl. 5 g Butter oder Pflanzenmargarine oder Nussmus oder
1 Eigelb*
Liebstöckel, Basilikum, Estragon, Majoran, Schnittlauch, evtl. Muskat oder Kümmel

Vollkornmehl mit etwas kalter Milch oder kaltem Wasser anrühren und in die kochende Gemüsebrühe einrühren.
15 Minuten kochen.
Mit den Kräutern würzen. Rahm* und evtl. Butter oder Pflanzenmargarine oder Nussmus oder das Eigelb* in die Suppenschüssel geben, Suppe darüber anrichten und zerquirlen.

Hafercremesuppe
½ Essl. Reform-Pflanzenfett
2 Essl. feine oder grobe Haferflocken
6 dl Gemüsebrühe
etwas Sellerie
½ Essl. Rahm* oder Sesamrahm (Rezept Seite 155)
evtl. wenig Miso, Schnittlauch, evtl. Muskat oder Kümmel

Haferflocken mit oder ohne Pflanzenfett kurz andämpfen, Gemüsebrühe und Sellerie beifügen. Feine Haferflocken 10 Minuten, grobe mindestens 20 Minuten leise köcheln lassen. Nach Belieben würzen. Rahm* oder Sesamrahm und Schnittlauch in die Suppenschüssel geben und die passierte Suppe darüber anrichten.

Hafergrützsuppe
½ Essl. Reform-Pflanzenfett
2 Essl. Hafergrütze
etwas Zwiebel, gehackt
7 dl Wasser oder Gemüsebrühe
1 dl Milch
etwas Sellerie, in feine Würfelchen geschnitten
1 Prise Meersalz oder wenig Miso
evtl. 1 Essl. Rahm*
Schnittlauch, Petersilie, Majoran oder Borretsch

Zwiebel und Grütze mit oder ohne Pflanzenfett dünsten. Gemüsebrühe und Milch sowie Sellerie beifügen und 45–60 Minuten kochen. Nach Belieben mit Meersalz oder Miso würzen. Rahm* und Kräuter in die Suppenschüssel geben und die fertige Suppe darüber anrichten.

Griesssuppe*
1 Essl. Griess
5 dl Gemüsebrühe
½ Essl. Rahm* oder Sesamrahm (Rezept Seite 155)
1 Eigelb* oder
5 g frische Butter oder Pflanzenfett oder Nussmus
1 Prise Steinsalz oder wenig Kelpamare
Kümmel, evtl. Muskat
Liebstöckel, Basilikum. Majoran, Petersilie, Schnittlauch

Griess in die kochende Gemüsebrühe einrühren, Kelpamare und Kümmel beifügen, ½ Std. köcheln. Mit Kräutern beliebig würzen. Rahm und Eigelb oder Butter, oder Pflanzenfett, oder Nussmus in die Suppenschüssel geben und die fertige Suppe darüber anrichten.

Tomatensuppe
½ Essl. Reform-Pflanzenfett
etwas Zwiebel, Sellerie und Lauch
1 kleine Karotte
1 Knoblauchzehe
1 Tomate
1 Essl. Vollkornreismehl
6 dl Gemüsebrühe
1 Prise Steinsalz
evtl. etwas Tomatenpüree
1 Prise Fruchtzucker oder Succanat
Rosmarin, Oregano
5 g Butter oder Pflanzenfett oder Nussmus
½ Essl. Rahm* oder Sesamrahm (Rezept Seite 155)
Schnittlauch

Kleingeschnittene Gemüse mit oder ohne Pflanzenfett dämpfen, zuletzt die Tomate beifügen. Vollkornmehl darüberstreuen und mit Gemüsebrühe ablöschen. ½ Stunde köcheln, dann passieren. Gewürze und evtl. etwas Tomatenpüree beifügen. Butter oder Pflanzenfett (oder Nussmus) und Rahm* in die Suppenschüssel geben und die fertige Suppe darüber anrichten. Mit kleingeschnittenem Schnittlauch bestreuen. Nach Wunsch 1 Essl. Reis als Einlage in die Suppe geben oder fettlos geröstete Brotwürfelchen darüberstreuen.

Sommerliche Tomatensuppe
4 reife Sommertomaten
1 Prise Fruchtzucker oder Succanat
1 Prise Meersalz
1 Essl. Rahm* oder Sesamrahm (Rezept Seite 155)

Die Tomaten in Stücke schneiden, kurz aufkochen, würzen und passieren. Rahm dazugeben und die Suppe lauwarm oder kalt servieren.

Verschiedene Gemüsesuppen (Karotten, Spinat, Broccoli, Blumenkohl)
½ Essl. Reform-Pflanzenfett
etwas gehackte Zwiebel
1 ½ Essl. Vollkornmehl
1 Prise Meersalz
5 dl Gemüsebrühe
1 dl Milch* oder Sojamilch
1 Essl. Rahm* oder Sesamrahm (Rezept Seite 155)
Gemüse: 1 kleingeschnittene Karotte oder 1 kleine Tasse Spinat, gemixt oder fein gehackt, kleingehackter Broccoli oder Blumenkohl (einige Röschen separat kochen und zurückbehalten)

Zwiebel und Karotten oder Broccoli oder Blumenkohl mit oder ohne Pflanzenfett dämpfen, Vollkornmehl* oder Reismehl darüberstreuen und leicht mitdämpfen. Mit Gemüsebrühe und Milch ablöschen und 20–40 Minuten köcheln. Bei der Spinatsuppe zum Schluss den Spinat beifügen und nicht mehr kochen. Die fertige Suppe über den Rahm in der Suppenschüssel anrichten. Bei der Broccoli- und Blumenkohlsuppe die zurückbehaltenen Röschen beifügen.
Würzen: Für die Karottensuppe Selleriekraut oder Liebstöckel, Rosmarin oder Majoran, 1 Teel. Kümmel.
Für die Spinatsuppe einige Pfefferminzblätter, Petersilie, Schnittlauch, 1 Prise Muskat.
Für die Broccoli- und Blumenkohlsuppe wenig Basilikum, Petersilie, Schnittlauch, Estragon.

Kerbelsuppe
½ Essl. Reform-Pflanzenfett
etwas Zwiebel
1 mittlere Kartoffel, in Würfel geschnitten
½ Essl. Vollkornmehl* oder Reismehl
5 dl Gemüsebrühe
1 Prise Steinsalz
1 Essl. Kerbel, gehackt
1 Essl. Rahm* oder Sesamrahm

Zwiebel mit oder ohne Pflanzenfett anziehen lassen. Kartoffel beifügen, Vollkornmehl darüberstreuen und mit Gemüsebrühe ablöschen, salzen. ½ Std. kochen und passieren. Kerbel und Rahm* in die Suppenschüssel geben, Suppe darüber anrichten.

Zwiebelsuppe
½ Essl. Reform-Pflanzenmargarine
1 Zwiebel
1 Essl. Mehl* oder Reismehl
5 dl Wasser oder Gemüsebrühe
1 Teel. Nussmus
Kelpamare
Basilikum, Muskat

Die in Streifen geschnittene Zwiebel in der Pflanzenmargarine gut durchdämpfen, Mehl darüberstreuen und kurz mitdämpfen. Wasser oder Gemüsebrühe beifügen und ½ Stunde kochen. Würzen. Das Nussmus in die Suppenschüssel geben und die Suppe darüber anrichten. Nach Belieben kann man die Suppe passieren.

Kartoffelsuppe
½ Lauch, in feine Streifchen geschnitten
½ Karotte, in feine Rädchen geschnitten
½ Essl. Vollkornmehl* oder Reismehl
5 dl Gemüsebrühe
1 mittlere Kartoffel, kleingeschnitten
1 Prise Meersalz oder wenig Miso
Basilikum, Majoran
1 Essl. Rahm* oder Sesamrahm

Lauch und Karotte in wenig Gemüsebrühe dämpfen. Vollkornmehl darüberstreuen, mit der Gemüsebrühe ablöschen. Kartoffel beifügen und weichkochen. Würzen. Basilikum, Majoran und evtl. Rahm in die Suppenschüssel geben und die fertige Suppe darüber anrichten.

Minestra
½ Essl. Reform-Pflanzenfett
2 Essl. Lauch
etwas Zwiebel, feingehackt
einige Sellerieblätter
½ Teller Mangoldblätter
7 dl Wasser oder Gemüsebrühe
1 Essl. Liebstöckel oder Thymian
½ Knoblauchzehe, ausgepresst
Basilikum, Petersilie, Schnittlauch
1 Prise Steinsalz
15 g Teigwaren* oder Reis
5 g Butter oder Pflanzenmargarine
oder Nussmus

Zwiebel, Lauch, Sellerieblätter und Mangold, alles kleingeschnitten, langsam dämpfen. Gemüsebrühe beifügen, würzen und ½ Std. kochen. Teigwaren oder Reis 15–20 Minuten mitkochen. Zum Verfeinern Rahm* oder Nussmus oder Pflanzenmargarine beifügen.

Gemüse

Spinat, gehackt
¼ l Gemüsebrühe
200 g Spinat (dicke Stiele entfernen)
¼ Knoblauchzehe, durchgepresst
1 Prise Meersalz
Pfefferminzblätter, Salbei
1 Tasse roher Spinat
evtl. etwas frische Butter oder Reform-Pflanzenmargarine

Spinat in der Gemüsebrühe kurz abwellen, abgiessen, hacken, wiegen oder mixen. Spinat in die Pfanne zurückgeben und heiss werden lassen. Knoblauch, Salz und Kräuter beifügen. Den rohen Spinat sehr fein wiegen oder mixen, vor dem Anrichten beifügen und etwas frische Butter oder Pflanzenmargarine dazugeben.

Spinat, ganze Blätter (en branches)
300 g Spinat (dicke Stiele entfernen, den gröberen Winterspinat evtl. zuerst abwellen)
1 Essl. Pinienkerne
evtl. 1 Essl. Rosinen
1 Prise Steinsalz
Pfefferminzblätter, Salbei, Petersilie
evtl. etwas flüssige Butter oder Reform-Pflanzenmargarine

Spinat nicht zugedeckt auf kleiner Flamme mit ganz wenig Wasser dünsten. Pinienkerne, Gewürze und evtl. Rosinen beifügen und noch kurz weiterdämpfen. Zum Schluss evtl. flüssige Butter oder Pflanzenmargarine daruntermischen.

Lattich
1 Lattich
1 l Wasser
etwas Zwiebel, gehackt
½ Essl. Reform-Pflanzenfett
1 dl Gemüsebrühe
1 Prise Steinsalz
2 Essl. Rahm* oder Sesamrahm

Lattich halbieren, im Wasser halbweich kochen, abtropfen lassen, zusammenlegen und in feuerfeste Form geben. Zwiebel im Pflanzenfett anziehen lassen und über das Gemüse verteilen. Gemüsebrühe und Meersalz beifügen und 30–40 Min. im Ofen schmoren. 5 Min. vor dem Anrichten den Rahm* darübergiessen.

Endiviengemüse
1 grosser Endivienkopf

Zubereitung genau gleich wie beim Lattich.

Chicorée gedämpft
2 Stangen Chicorée
½ Essl. Reform-Pflanzenfett
3 Essl. Gemüsebrühe
1 Prise Steinsalz
Majoran, Thymian
etwas Butter oder Pflanzenmargarine oder Nussmus

Chicoréestangen halbieren und in die Pfanne einschichten. Erwärmtes Pflanzenfett sowie Gemüsebrühe über die Chicorée geben, würzen und zugedeckt auf kleiner Flamme ½ Std. dämpfen. Zum Schluss zerlassene Butter oder Pflanzenmargarine oder Nussmus über das angerichtete Gemüse verteilen.

Krautstiele an Béchamelsauce
3 Stengel Krautstiele
½ Essl. Reform-Pflanzenfett
½ dl Gemüsebrühe
wenig Zitronensaft oder 1 Teel. Mandelpüree
1 Prise Steinsalz
Estragon, Petersilie und Schnittlauch
Béchamelsauce* kann mit Reismehl zubereitet werden (Rezept Seite 175).

Die in 3 cm lange Stücke geschnittenen Krautstiele im Pflanzenfett dünsten, Gemüsebrühe mit Zitronensaft oder Mandelpüree beifügen und zugedeckt auf kleiner Flamme ½ bis ¾ Std. weich kochen, würzen. Das fertige Gemüse mit Béchamelsauce mischen.

Stangensellerie
3–4 Stangen Stangensellerie
½ Zwiebel, gehackt
etwas Apfel, fein geschnitten
1 dl Gemüsebrühe
1 Teel. Mandelpüree
1 Prise Steinsalz oder
wenig Sojasauce
Selleriekraut

Die in 8 cm lange Stücke geschnittenen Stangensellerie in eine Pfanne legen. Zwiebel und Apfel ohne Fett leicht andünsten und darüber verteilen. Gemüsebrühe und Mandelpüree beifügen und ½ bis ¾ Std. weich kochen. Würzen.

Überbackener Fenchel mit Frischkäse-Crème*
1 grösserer oder 2 kleine Fenchel
1 Prise Steinsalz
Pfeffer
einige Tropfen Zitrone
1 Frischkäse*

Fenchel vierteln und in wenig Wasser halbweich dämpfen. Die einzelnen Lagen des Fenchels auseinanderziehen und in eine feuerfeste Form legen. Mit Zitronensaft beträufeln, salzen und pfeffern. Den

Frischkäse mit 2 Esslöffeln Fenchelsud verrühren und auf dem Gemüse verteilen. Im heissen Ofen überbacken. Statt Frischkäse kann auch etwas Soja- oder Sesamrahm verwendet werden.

Gemüsecurry
1 Essl. Olivenöl
1 Frühlingszwiebel
200 g Gemüse (z.B. Lauch, Karotten, Zucchetti, Spargel)
½ Teel. Vollkornmehl* oder Reismehl
1 Messerspitze (oder mehr, je nach Geschmack) Curry
½ Teel. Gemüsebrühe
½ Orange
1 Teel. Sultaninen
1 Prise Vollzucker (Succanat)
1 Prise Steinsalz, Pfeffer

Die in feine Ringlein geschnittene Frühlingszwiebel im leicht erwärmten Öl anziehen lassen. Mehl und Curry darüberstreuen und mit der Gemüsebrühe ablöschen. Die kleingeschnittenen Gemüse zugeben und zugedeckt ca. 15 Minuten dämpfen. Von der Orange zwei, drei Schnitze zurückbehalten, den Rest auspressen und die Sultaninen im Saft einlegen. Wenn das Gemüse weich ist, Sultaninen und Orangensaft beigeben, heiss werden lassen und mit Zucker, Salz und Pfeffer abschmecken. Anrichten und die Schnitze darüber verteilen.

Karotten gedämpft
3–4 Karotten
1 dl Gemüsebrühe
1 Teel. Mandelpüree
je 1 Prise Fruchtzucker und Steinsalz
Majoran, Thymian, Rosmarin, Petersilie

Die in Scheiben oder Stengelchen geschnittenen Karotten in der Gemüsebrühe 30–45 Min. dämpfen, evtl. das Mandelpüree beigeben. Würzen. Zum Schluss die gehackte Petersilie darüberstreuen.

Erbsen und Karotten
½ Essl. Reformpflanzenfett
100 g frische süsse Erbsen, enthülst
1 dl Gemüsebrühe
Majoran, Thymian, Liebstöckel, Petersilie, Schnittlauch
150 g in Scheiben geschnittene Karotten, nach dem obigen Rezept für gedämpfte Karotten zubereitet.

Erbsen kurz im Pflanzenfett dünsten, Gemüsebrühe beifügen, weich kochen. Würzen. Karotten und Erbsen mischen oder auf der Platte abwechslungsweise anrichten.

Erbsen auf französische Art
¼ Salatkopf oder Lattich
150–200 g Erbsen, enthülst
1 dl Gemüsebrühe
1 Prise Steinsalz
Petersilie, Schnittlauch
Majoran, Thymian, Liebstöckel
10 g Nussmus
1 Teel. Vollkornmehl* oder Reismehl

Den in feine Streifen geschnittenen Salatkopf oder Lattich zusammen mit den Erbsen in der Gemüsebrühe auf ganz kleinem Feuer dämpfen, bis sie weich sind. Würzen. Nussmus mit Vollkornmehl mischen, dazugeben und kurz aufkochen.

Kefen (Zuckererbsen) gedämpft
200 g Kefen
1 dl Gemüsebrühe
1 Prise Steinsalz
1 Prise Vollzucker (Succanat)
etwas Petersilie oder Liebstöckel
Schnittlauch
Majoran, Thymian
frische Butter oder Pflanzenmargarine oder Nussmus

Kefen und Kräuter in der Gemüsebrühe zugedeckt ½ bis ¾ Std. dämpfen. Würzen und beim Anrichten frische Butter oder Pflanzenmargarine oder Nussmus darübergeben.

Grüne Bohnen mit Tomaten
½ Essl. Reformmargarine
½ Zwiebel
250 g Bohnen
wenig Knoblauch
Bohnenkraut, Petersilie
1–2 Tomaten
1 Prise Steinsalz
etwas Kümmel, Majoran, Liebstöckel

Die gehackte Zwiebel in der Reformmargarine dünsten. Die Bohnen, die in kleine Würfel geschnittenen Tomaten und die Kräuter beifügen und ca. 1 Stunde dämpfen, wenn nötig etwas Wasser zugeben. Würzen.

Sellerie, gedämpft
½ Essl. Reformmargarine
½ Zwiebel
½ Sellerie
1 dl Gemüsebrühe
1 Prise Steinsalz
etwas Zitronensaft, Majoran
1 Teel. Mandelpüree
feinste Apfelscheibchen, Nüsse

Die gehackte Zwiebel in der Reformmargarine dünsten, den in kleine viereckige Scheiben geschnittenen Sellerie mit der Gemüsebrühe beifügen und in ½ bis ¾ Std. weich kochen. Würzen. Zum Verfeinern Mandelpüree beifügen und nach Wunsch auch einige Apfelscheibchen mitdämpfen. Zum Schluss mit gehackten Nüssen bestreuen.

Sellerie mit Béchamelsauce*
1 kleinen Sellerie wie oben zubereiten und zuletzt mit einer Béchamelsauce (Rezept Seite 175) vermischen. Béchamelsauce kann auch mit Reismehl zubereitet werden.

Randengemüse (Rote Bete)
Wurzelspitzen und Blätter bis ca. 2 cm abschneiden, gut waschen, ohne die Haut zu verletzen.

350 g Randen
1 dl Gemüsebrühe
je 1 Prise Fruchtzucker und Steinsalz
¼ Lorbeerblatt, Liebstöckel, Kümmel, Muskat
ganz wenig Knoblauch, Petersilie
etwas Zitronensaft, Zitronenmelisse
1 Essl. Vollkornmehl* oder Reismehl, kalt angerührt
1 Essl. Mandelpüree

Die Randen im Dampfkochtopf in ca. 25 Min. weich kochen. Schälen und in feine Scheiben schneiden. In der Gemüsebrühe mit den Kräutern und Gewürzen gut mischen und ¼ Std. leicht kochen. Zum Binden das Vollkornmehl darunterrühren und am Schluss das Mandelpüree beifügen.

Topinambur
250 g Topinambur
etwas Gemüsebrühe
1 Prise Steinsalz
Basilikum
1 Teel. Mandelpüree

Die Topinambur wie Kartoffeln in der Schale (s. Rezept Seite 168) kochen. Schälen, in Scheiben schneiden und in der Gemüsebrühe weich dämpfen. Würzen und zum Verfeinern das Mandelpüree daruntermischen.
Man kann die Topinambur auch mit Béchamelsauce (Rezept Seite 175) und etwas geriebenem Käse anrichten.

Tomatengemüse
4–5 Tomaten
½ Essl. Reform-Pflanzenfett
½ Zwiebel
Fruchtzucker
1 Prise Steinsalz
ein wenig Knoblauch
Rosmarin, Majoran, Basilikum
evtl. 1 Essl. Maizena (Maismehl)
Petersilie oder Schnittlauch oder Dill

Zwiebel und Fruchtzucker im Pflanzenfett in der Bratpfanne leicht bräunen. Die Tomaten mit kochendem Wasser überbrühen und schälen, in Stücke schneiden, zu den Zwiebeln geben und mitdämpfen, bis sie etwas eingekocht sind. Knoblauch und Gewürze beifügen und fertig kochen; zum Binden das Maizena daruntermischen.
Über die angerichteten Tomaten reichlich gehackte Petersilie oder andere Kräuter streuen.

Tomaten gedämpft
2–3 Tomaten
1 Prise Steinsalz
10 g Reform-Pflanzenfett oder Butter
¼ Zwiebel, gehackt
Provence-Kräuter (Basilikum, Rosmarin, Thymian, Salbei), Petersilie

Die Zwiebel ohne Fett leicht anziehen lassen. Die halbierten Tomaten auf ein eingefettetes Blech oder in die feuerfeste Form legen. Kleine Stücklein Pflanzenfett oder Butter auf jede Tomatenhälfte geben, ebenso die gedünstete Zwiebel und die Kräuter darüber verteilen. Im Ofen kurz dämpfen.
Nach Belieben werden einige Tomaten gemixt oder ganz fein gehackt, mit Rahm vermischt, rasch aufgekocht und über die angerichteten Tomaten verteilt.

Tomaten, gefüllt
2–3 Tomaten
1 Teel. Reis pro Tomate
1 Prise Steinsalz
Butter oder Pflanzenmargarine oder Nussmus
etwas Zwiebel und Knoblauch
Rosmarin, Majoran, Thymian, Basilikum
Lorbeer, Muskat
evtl. Gemüsebrühe

Von den Tomaten den Deckel abschneiden und aushöhlen. Das Tomatenmark hacken und mit 1 Teel. ungekochtem Reis und den Kräutern und Gewürzen vermischen. Die Masse einfüllen, Butterflöckchen oder Pflanzenmargarine oder Nussmus daraufgeben und die abgeschnittenen Deckel aufsetzen. Im Ofen bei guter Unterhitze 20–30 Min. backen.

Tomaten à la provençale
2 Tomaten
1 Prise Steinsalz
1 Essl. gehackte Petersilie
1 Essl. Paniermehl* oder Reispaniermehl (Brösel)

Tomaten halbieren, mit Meersalz bestreuen, auf ein Blech geben. Paniermehl und Petersilie mischen und mit einem Löffel auf die Tomaten verteilen. Im Ofen 15 Min. backen.

Zucchetti-Tomatengemüse
½ Essl. Reform-Pflanzenfett
½ Zwiebel, gehackt
300 g Zucchetti
50 g Tomaten
1 Prise Steinsalz
Knoblauch, Rosmarin. Majoran, Thymian, Basilikum
Petersilie, Schnittlauch, Dill
evtl. etwas Maizena (Maismehl)
1 Teel. Mandelpüree

Zwiebel im Pflanzenfett anziehen lassen. Zucchetti in Würfel schneiden, Tomaten schälen und ebenfalls in Würfel schneiden. Beide Gemüse zugeben und weich schmoren. Würzen. Wenn sich zuviel Flüssigkeit gebildet hat, wird etwas angerührtes Maizena und 1 Teel. Mandelpüree zuletzt beigefügt.

Peperoni, grüne, gelbe oder rote
Sie eignen sich sehr gut als Beigabe zu anderen Gerichten.
150–200 g Peperoni
½ Essl. Reform-Pflanzenfett
½ Zwiebel, gehackt
1 Prise Steinsalz
Knoblauch, Rosmarin, Majoran, Thymian, Basilikum, Petersilie

Peperoni in Streifen schneiden und zusammen mit Zwiebel, Kräutern und Gewürzen in der Bratpfanne im Pflanzenfett zugedeckt ½ Std. dämpfen.

Ratatouille
50 g Peperoni
100 g Zucchetti
50 g Auberginen
1 Tomate
½ Zwiebel, gehackt
wenig Knoblauch
1 Essl. Reform-Pflanzenfett
1 Prise Steinsalz
Rosmarin, Majoran, Thymian, Basilikum, Petersilie

Peperoni, Zucchetti, Aubergines und Tomate (geschält) in Würfel schneiden. Zwiebel und Knoblauch im Pflanzenfett dämpfen, Gemüse beigeben und 1 Std. zugedeckt dämpfen. Würzen. Wenn zuviel Saft entsteht, abgedeckt einkochen lassen.

Aubergines
1 Essl. Reform-Pflanzenfett
400–500 g Aubergines
evtl. etwas Gemüsebrühe
Steinsalz
1–2 Tomaten

Die Aubergines waschen, evtl. schälen, die in Würfelchen geschnittenen Aubergines im Pflanzenfett dünsten und weichdämpfen, Salzen. Mit einigen Tomatenhälften oder mit etwas Tomatengemüse garnieren.

Artischocken
1 Artischocke
¾ l Wasser
1 Essl. Zitronensaft
1 Prise Steinsalz

Die Stengel dicht an den Artischocken abschneiden. Die untersten harten Blätter entfernen und die Spitzen abschneiden. Halbieren und Blüte herausschneiden, unter dem laufenden Wasser waschen und Schnittfläche mit Zitronensaft einreiben. Wasser zum Kochen bringen, Zitronensaft und Meersalz beifügen und die Artischocke darin weich kochen, ca. ¾ Std. Abtropfen lassen und auf warmer, mit Serviette belegter Platte anrichten.
Mit Joghurtsauce* (Rezept Seite 152) oder Ölsauce servieren.

Spargeln
½ Bund Spargeln
1 l Wasser
1 Prise Steinsalz
geriebener Käse*
Nussmus

Die Spargeln waschen und grosszügig schälen. Grüne Spargeln kann man fast ganz belassen. Wasser zum Kochen bringen, die Spargeln in 20–30 Min. weich kochen (grüne brauchen viel weniger lang), mit dem Schaumlöffel herausnehmen und auf einer mit Serviette belegten Platte anrichten. Geriebenen Käse darüberstreuen und mit flüssigem Nussmus begiessen. Statt geriebener Käse* kann auch Sojarahm verwendet werden.
Als Variante Sauce Vinaigrette (siehe Rezept 177) dazu servieren.

Blumenkohl oder Broccoli
(nur aus biologischem Anbau)
1 kleiner Blumenkohl oder Broccoli (250 g)
1 Teel. Reform-Pflanzenfett
1 Knoblauchzehe
1 dl Gemüsebrühe
1 Prise Steinsalz, Pfeffer
Pinienkerne oder Mandelsplitter

Blätter und Strunk unter der Blume abschneiden. Strunk schälen und in grössere Stücke schneiden, Blume in Röschen teilen. Die gehackte Knoblauchzehe im Pflanzenfett hell dünsten, Blumenkohl oder Broccoli beifügen und kurz mitdünsten. Mit der Gemüsebrühe ablöschen und etwa 5 Minuten köcheln lassen. Mit Salz und Pfeffer würzen. Pinienkerne oder Mandelsplitter ohne Fett kurz in der Bratpfanne rösten und über das Gemüse verteilen.

Kohlrabi mit Kräutern
1 Kohlrabi
1 dl Gemüsebrühe
1 Essl. zarte Kohlrabiblätter, gehackt
1 Essl. Rahm* oder Sojarahm
Béchamelsauce* (Rezept Seite 175) kann auch mit Reismehl zubereitet werden

Kohlrabi in 4 Stücke, dann in feine Scheibchen schneiden und in der Gemüsebrühe zugedeckt ½–¾ Std. kochen, zuletzt die Kohlrabiblätter und den Rahm beifügen.
Die Béchamelsauce mit verschiedenen gehackten Kräutern vermischen und über die fertiggekochten Kohlrabi anrichten.

Rosenkohl, gedämpft
½ Essl. Reform-Pflanzenfett
200 g gereinigter Rosenkohl
1 dl Gemüsebrühe
1 Prise Steinsalz
Muskat, Basilikum

Den Rosenkohl im Pflanzenfett leicht dämpfen, Gemüsebrühe beifügen und ½ Stunde weichdämpfen. Würzen. Evtl. beim Anrichten etwas flüssige Butter darübergeben.

Kohl oder Weisskraut, gedämpft
(bei Blähsucht meiden. Kohl bläht nur wenn gekocht. Alle Kohlarten gut kauen, roher Kohlsaft stets erlaubt!)
½ Essl. Reform-Pflanzenfett
½ Zwiebel, gehackt
250 g junger Kohl
1 dl Gemüsebrühe
evtl. etwas Kelpamare
Muskat, Kümmel, 1 Prise Steinsalz
Basilikum oder Liebstöckel

Zwiebel im Pflanzenfett dünsten, den in 2 cm Streifen geschnittenen Kohl beifügen, dämpfen, bis das Gemüse zusammenfällt. Mit Gemüsebrühe ablöschen und auf kleinem Feuer ½ Std. weichkochen. Würzen.
Grüner, ausgewachsener Kohl muss zuerst kurz in Wasser abgewellt werden.

Kohl, gehackt
(bei Blähsucht meiden)
200 g Kohl
1 l Wasser
½ Essl. Reform-Pflanzenfett
etwas Knoblauch
1 kl. Essl. Mehl* oder Reismehl
1 dl Gemüsebrühe oder halb Milch*, halb Gemüsebrühe
1–2 Essl. Rahm* oder Sojarahm
Kelpamare, Muskat, Kümmel, Petersilie
1 Prise Steinsalz

Kohl in 4 Stücke schneiden, im Wasser weichkochen, dann abtropfen lassen und fein hacken. Im Pflanzenfett kurz dünsten, etwas feingehackten Knoblauch und Mehl darüberstreuen und ¼ Stunde kochen, dann Gemüsebrühe oder Milch beifügen und heiss werden lassen. Würzen. Mit Rahm verfeinern.

Rotkraut
(bei Blähsucht meiden)
½ Essl. Reform-Pflanzenfett
250 g Rotkraut
½ Essl. Zitronensaft
½ Apfel
½ Essl. Reis
1 dl Gemüsebrühe
½ dl Traubensaft oder Süssmost
1 Apfel
etwas Butter
1 Prise Steinsalz

Das feingehobelte Rotkraut im Pflanzenfett dünsten. Zitronensaft, den in feine Scheibchen geschnittenen Apfel sowie den Reis dazugeben und weiterdünsten. Mit Gemüsebrühe und Traubensaft oder

Süssmost ablöschen und auf kleiner Flamme zugedeckt 1–1½ Stunde weichdämpfen. Den zweiten Apfel schälen, in Schnitze schneiden, mit Butter bestreichen und auf einem Blech im Ofen schmoren. Zur Garnitur des angerichteten Rotkrauts.

Lauchgemüse
(bei Blähsucht meiden!)
200 g gerüsteter Lauch
½ Essl. Reform-Pflanzenfett
1 dl Gemüsebrühe
½ Essl. Rahm
1 Prise Steinsalz
evtl. etwas geriebener Käse*

Den Lauch in 10 cm lange Stücke schneiden, in die Bratpfanne einschichten, Pflanzenfett und Gemüsebrühe darübergeben und zugedeckt langsam schmoren. Zuletzt Salz und Rahm beifügen, evtl. geriebenen Käse darüberstreuen.

Salate von gekochten Gemüsen

Karotten, Sellerie, Randen (Rote Bete), Bohnen, Blumenkohl, Broccoli, Zucchetti, Mangold oder Krautstiele eignen sich besonders gut für diese Salate.
Die Gemüse werden in Gemüsebrühe oder Wasser weichgekocht, abgetropft und kleingeschnitten (Würfelchen, Scheibchen, Röschen, Streifen). Mit Salatsauce oder mit Vinaigrette oder Mayonnaise anmachen. Als Gewürz Zwiebeln und gehackte Kräuter.

Kartoffelsalat
200 g Kartoffeln
½ dl Gemüsebrühe
1 Essl. Mayonnaise* (Rezept Seite 152)
½ Essl. Zwiebeln, gehackt
Borretsch, Schnittlauch, Petersilie, Zitronenmelisse, Majoran, Thymian, Dill

Die Kartoffeln im Dampftopf weichkochen, noch heiss schälen und in Scheiben schneiden. Die heissgemachte Gemüsebrühe darübergiessen und etwas stehen lassen, dann die Mayonnaise daruntermischen. Mit Zwiebel und Kräutern würzen. Anstelle von Mayonnaise kann man Öl, Zitronensaft und Rahm gut zerquirlen und mit den Kartoffeln vermischen.

Kartoffelsalat mit Gurken
1 grosse Kartoffel
¼ Gurke
2 Essl. Joghurtsauce* (Rezept Seite 152)
½ Knoblauchzehe
Dill oder Borretsch, Schnittlauch,
Petersilie, Zwiebel

Die Kartoffel wie oben beschrieben vorbereiten. Die geschälte Gurke auf grober Raffel raffeln und dazugeben. Mit Joghurtsauce vermischen und mit Zwiebel und Kräutern würzen.
Vor dem Anrichten die Salatschüssel mit der Knoblauchzehe ausreiben.

Salade niçoise*
1 gekochte Kartoffel
1 kleine Tomate
Radieschen
einige Gurkenscheiben
1 hartgekochtes Ei*
1 Essl. Öl
½ Essl. Zitronensaft
1 Prise Steinsalz
Petersilie, Schnittlauch oder Dill,
Zitronenmelisse, Borretsch
einige Kopfsalatblätter

Kartoffel, Tomate, Radieschen und das Ei in Scheiben schneiden und zusammen mit den Gurkenscheiben mit der Salatsauce aus Öl, Zitronensaft, Meersalz und Kräutern anmachen. Direkt vor dem Servieren die Kopfsalatblätter in breite Streifen schneiden und mit dem Salat vermischen oder den Salat auf die Kopfsalatblätter anrichten.

Reissalat
50 g Reis
2 dl Wasser
2 Essl. Quarksauce* (Rezept Seite 152)
oder Sojasauce
½ Essl. Zwiebel, gehackt
¼ Tomate
Schnittlauch, Petersilie oder Basilikum
einige Salatblätter

Reis im Wasser kochen, kurz abspülen und erkalten lassen. Zwiebel, feingewürfelte Tomate und Kräuter unter die Quarksauce geben.
Den Reis mit der Sauce vermischen und auf Salatblätter anrichten.

Selleriesalat mit Soja-Mayonnaise
½ kleiner Sellerie
½–1 Essl. Zitronensaft
2 Baumnüsse
evtl. ¼ Apfel
1 Prise Steinsalz
1 Essl. Soja-Mayonnaise (Rezept Seite 152)

Die rohe Sellerieknolle in streichholzdünne Streifen schneiden oder hobeln. Zitronensaft darüberträufeln, um ein Braunwerden zu verhindern. Die grob gehackten Baumnüsse und den geraffelten Apfel dazugeben und mit der Mayonnaise vermischen.

Gemüsesülzchen
2½ dl Gemüsebrühe
2 g Agar-Agar
einige Tropfen Zitronensaft
etwas Kelpamare
frische Gurkenscheiben
Tomatenwürfelchen
gekochte Broccoliröschen
gekochte Erbsen
gekochte, kleingeschnittene Bohnen

Agar-Agar ist ein pflanzliches Gallertpulver, das anstelle der tierischen Gelatine für Gemüse- und Fruchtköpfchen, Saucen und Puddings usw. verwendet wird.

Das Agar-Agar-Pulver in die lauwarme Gemüsebrühe geben und langsam erhitzen, bis das Geliermittel gut aufgelöst ist. Mit Zitronensaft und Kelpamare würzen. In ausgespülte Förmchen etwas Sulze einfüllen, fest werden lassen. Mit Gemüsescheibchen garnieren, wieder Sulze darübergeben, festwerden lassen usw., bis die Förmchen gefüllt sind.
Die erkalteten Sülzchen stürzen und auf Salatblättern servieren.

Kartoffelgerichte

Kartoffeln in der Schale (Pellkartoffeln)
3–4 kleine Kartoffeln
Wasser

Kartoffeln abbürsten und waschen. Pfanne mit gelochtem Einsatz oder Drahtsieb mit Wasser bis zum Einsatz füllen, Kartoffeln hineingeben, zudecken und 30 bis 40 Minuten kochen. Im Dampfkochtopf sind sie in 8–10 Minuten weich.

Backkartoffeln
3–4 kleine Kartoffeln
1 Essl. Öl
Butter oder Nussmus

Die Kartoffeln abbürsten, waschen. Auf der oberen Seite die Haut 3–4mal einritzen, mit Öl bepinseln und auf eingefettetem Blech bei mittlerer Hitze 30–40 Min. backen. Auf die fertigen Kartoffeln je ein Stückchen Butter oder Nussmus geben.

Quarkkartoffeln*
3–4 kleine Kartoffeln
50 g Magerquark
1–2 Essl. Milch* oder Rahm*
Schnittlauch oder Kümmel oder Majoran
1 Prise Steinsalz

In die obere Seite der Kartoffeln eine Rille schneiden und zubereiten wie Backkartoffeln. Für die Füllung Quark mit Milch oder Rahm schaumig rühren und

Gewürze beifügen. Mit einem Löffel über die Rille der gebackenen Kartoffeln verteilen oder mit dem Dressiersack aufspritzen.

Kümmelkartoffeln
2–3 mittelgrosse, längliche, schmale Kartoffeln
1 Teel. Kümmel
1 Prise Steinsalz
1 Essl. Öl

Die Kartoffeln abbürsten, waschen und durch die schmale Mitte halbieren. Kümmel mit Steinsalz vermischen und auf die Schnittflächen streuen. Die Kartoffeln mit der Schnittfläche nach unten auf ein gefettetes Blech legen, mit Öl bepinseln und ¾ Std. bei mittlerer Hitze backen.

Bouillonkartoffeln
250 g Kartoffeln
1–2 dl Gemüsebrühe
1 Prise Steinsalz
Liebstöckel, Thymian
10 g Butter oder Pflanzenmargarine oder Nussmus

Kartoffeln waschen, schälen, halbieren oder in Stücke schneiden und in der Gemüsebrühe mit Steinsalz und den Gewürzen weichkochen. Butter oder Pflanzenmargarine oder Nussmus über die angerichteten Kartoffeln verteilen.

Rahmkartoffeln*
200 g Kartoffeln
Zwiebel, gehackt
1 dl Gemüsebrühe
1 Prise Steinsalz
½ dl Rahm*, evtl. Milch*
Thymian, Muskat
Petersilie

Kartoffeln schälen, in Scheibchen schneiden, zusammen mit der Zwiebel ohne Fett kurz anziehen lassen und mit der Gemüsebrühe und den Gewürzen weichkochen. Zuletzt Rahm oder Milch beifügen. Die angerichteten Kartoffeln mit gehackter Petersilie bestreuen. Kann auch mit Sojarahm zubereitet werden.

Kartoffeln mit Tomaten
200 g Kartoffeln
½ kl. Zwiebel
1 dl Gemüsebrühe
1 kl. Tomate
1 Prise Steinsalz
1 Essl. Rahm* oder Sesamrahm (Rezept Seite 155)
Majoran oder Rosmarin oder Thymian

Die gehackte Zwiebel und die geschälten, in Scheiben geschnittenen Kartoffeln ohne Fett kurz anziehen lassen, dann mit der Gemüsebrühe halbweich kochen. Die geschälte Tomate in Schnitze schneiden, beifügen und fertig kochen. Würzen. Zuletzt Rahm oder Sesamrahm dazugeben.

Kartoffelschnee
4 Kartoffeln
Wasser
getrocknete Tomaten
Butter oder Pflanzenmargarine oder Nussmus

Kartoffeln waschen, schälen, in Stücke schneiden und im Dampf mit wenig Wasser weichkochen. Durch die Kartoffelpresse direkt auf eine warme Platte spritzen. Flüssige Butter oder Pflanzenmargarine oder Nussmus darübergeben und mit feingeschnittenen getrockneten Tomaten garnieren.

Kartoffelpüree
4 Kartoffeln
wenig Wasser
1 dl Milch* oder Sojarahm
Muskat
evtl. 1 Essl. Rahm*
1 Prise Steinsalz
feingehackter Majoran, feingehackter Kümmel
etwas Knoblauch
getrocknete Tomaten

Kartoffeln schälen, in Stücke schneiden und im Dampf weichkochen. Durch die Kartoffelpresse passieren. Milch erwärmen, das Kartoffelpüree dazugeben, schaumig rühren und würzen. Evtl. mit Rahm* verfeinern. Auf heisse Platte anrichten und mit den fein geschnittenen getrockneten Tomaten oder mit goldgelb gerösteten Zwiebelringen garnieren.

Kartoffelpfluten
4 Kartoffeln
1 dl Milch* oder Sojamilch
10 g Butter
10 g Butter oder Nussmus
1 Prise Steinsalz
Muskat

Die Kartoffeln zubereiten wie Kartoffelpüree, mit Steinsalz und Muskat würzen. Kleine Schöpfkelle in heisse Butter tauchen, Pfluten ausstechen und auf heisser Pfanne anrichten. Weitere Butter oder Nussmus darübergeben.

Schmorkartoffeln
2 kleine Kartoffeln
wenig Wasser
1 Prise Steinsalz
1 dl Gemüsebrühe
1–2 Essl. Rahm* oder Sesamrahm (Rezept Seite 155) oder Nussmus
Muskat, Thymian
Petersilie

Kartoffeln schälen und halbieren, im Dampf halbweich kochen. Mit der Schnittfläche nach unten in eine feuerfeste Platte legen. Gemüsebrühe darübergiessen, würzen und im Ofen schmoren, bis die Flüssigkeit eingekocht ist. Rahm* oder Nussmus darübergeben und mitschmoren, bis die Kartoffeln leicht gebräunt sind. Mit der Schnittfläche nach oben anrichten und mit gehackter Petersilie bestreuen.

Kartoffelschnitten mit Spinat
1 grosse Kartoffel
1 dl Gemüsebrühe
1 Prise Steinsalz
100 g Spinat
etwas Butter oder Pflanzenmargarine oder Nussmus
Knoblauch, Petersilie, Schnittlauch
evtl. Pfefferminze oder Salbei, Muskat

Die geschälte Kartoffel der Länge nach in 1 cm dicke Scheiben schneiden und sorgfältig weichkochen. Auf ein bebuttertes Blech legen. Den Spinat zubereiten wie Blattspinat (Rezept Seite 160), würzen und auf die Kartoffeln verteilen. Evtl. geriebenen Käse* darüberstreuen und Butter oder Pflanzenmargarine oder Nussmus in kleinen Stückchen darauflegen. Kurz im Ofen überbacken.

Lyoner Kartoffeln
1 Essl. Reformmargarine
½ Essl. Olivenöl
3 kleine Kartoffeln
1 kleine Zwiebel

Reformmargarine und Öl erhitzen. Die geschälten, in Scheiben geschnittenen Kartoffeln im heissen Fett halbweich kochen. Die in Streifen geschnittene Zwiebel beifügen und fertigbacken.

Kartoffelstengelchen (roh gebraten)
3 grosse Kartoffeln
½ Essl. Reformmargarine oder
½ Essl. Olivenöl
1 Prise Steinsalz
Muskat, Rosmarin

Die Kartoffeln schälen, in Stengelchen schneiden und in einem Tuch trocknen. Margarine oder Öl erhitzen und die Stengelchen hineingeben. Kurze Zeit zugedeckt und dann etwa ½ Stunde abgedeckt weiterbraten. Salzen und würzen.

Kartoffel-„Gulasch"
1 Zwiebel
1 grosse Kartoffel
1 grüne Peperoni
1–2 dl Wasser
1 Prise Steinsalz
Majoran, Thymian, Rosmarin, Petersilie

Zwiebel und Kartoffel in kleine Würfel, Peperoni in Stücke schneiden und zusammen, mit dem Wasser bedeckt, in ca. 15 Minuten weich kochen. Kräftig würzen und anrichten.

Ayurvedische Kartoffeln
(ein apartes, sehr aromatisches Gericht, für 3–4 Portionen)
5 grosse Kartoffeln
½ Liter Sojamilch
1 Packung Soja-Crème (Ersatz für Crème fraîche)
je 1 Bund frischer Dill, frischer Schnittlauch, frische Petersilie
½ Zitrone, ausgepresst
1–2 Teel. Kurkuma
½ Teel. Curry
Sojasauce

Die gut gebürsteten Kartoffeln in dicke Scheiben schneiden und ca. 5 Minuten kochen. Inzwischen in einer Pfanne die Sojamilch, vermischt mit der Soja-Crème, langsam erhitzen (auf keinen Fall kochen!). Kurkuma nach Geschmack und Curry darunterrühren und mit Sojasauce abschmecken. Die Kartoffelscheiben in die Sauce legen und ca. 10 Minuten leicht köcheln lassen. Zum Schluss die frischen kleingehackten Kräuter über die Kartoffeln streuen und sofort servieren.

Getreidespeisen

Japanischer Reis
80 g Vollreis
1½–2 dl Gemüsebouillon
1 Prise Steinsalz
10 g Butter
oder Pflanzenmargarine
oder Nussmus
1 kl. geschälte Zwiebel, mit Lorbeerblatt und Gewürznelke besteckt

Den Reis in die kochende Bouillon mit besteckter Zwiebel geben und 40 Minuten kochen. Erkalten lassen, Zwiebel entfernen. Den Reis im Ofen wieder heiss werden lassen und beim Anrichten erwärmte Butter oder Pflanzenmargarine oder Nussmus darübergeben.

Risotto
80 g Vollreis
½ Essl. Reformmargarine
1 Essl. Zwiebel, gehackt
2 dl Gemüsebrühe oder Wasser
1 Prise Steinsalz
getrocknete Pilze
frische Kräuter nach Geschmack, Rosmarin
10 g frische Butter oder Pflanzenmargarine oder Nussmus
evtl. 10 g Parmesan*

Zwiebel in der Margarine anziehen, Reis beifügen und dünsten, bis er glasig ist. Gemüsebrühe oder Wasser heiss dazugeben und al dente (30–40 Minuten) kochen. Die feingehackten, getrockneten Pilze und Kräuter beigeben und etwas mitkochen. Zuletzt Butter oder Pflanzenmargarine oder Nussmus und geriebenen Parmesan" mit der Gabel daruntermischen.

Safranreis
Zubereitung wie Risotto. Eine Messerspitze Safranpulver mit etwas Bouillon auflösen und beifügen.

Riz creol mit Gemüsen
½ Essl. Reform-Planzenfett
80 g Vollreis
2 Essl. Gemüse, sehr fein gewürfelt (Lauch, Sellerie, Karotten)
2 dl Gemüsebrühe
1 Prise Steinsalz
frischgehackte Kräuter nach Geschmack

Reis und Gemüse andämpfen, heisse Gemüsebrühe und die Kräuter dazugeben und 30–45 Min. kochen.

Tomatenreis
80 g Vollreis
½ Essl. Reformmargarine
1 Essl. Zwiebel, gehackt
wenig Knoblauch, ausgepresst
1 grosse Tomate
ca. 1 dl Gemüsebrühe
1 Prise Steinsalz
Rosmarin, Majoran, Muskat
evtl. Basilikum
etwas Vollzucker (Succanat)
10 g Butter oder Pflanzenmargarine

Zwiebel und Knoblauch in der Margarine anziehen, Reis beifügen und dünsten, bis er glasig ist. Geschälte, in Würfel geschnittene Tomate beigeben. Gemüsebrühe dazugiessen, Gewürze beifügen und 30–45 Min. kochen. Zuletzt frische Butter oder Pflanzenmargarine daruntermischen.

Reis mit Zucchetti
½ Essl. Reform-Pflanzenfett
80 g Vollreis
1 Essl. Zwiebel, gehackt
150 g zarte Zucchetti
1 Prise Steinsalz
1 ½ dl Gemüsebrühe oder Wasser
frischgehackter Dill
10 g Butter oder Pflanzenmargarine
oder Nussmus

Zucchetti in Würfel schneiden. Weitere Zubereitung wie Tomatenreis (s. oben).

Reis mit Spinat
80 g Vollreis
½ Essl. Reformmargarine
100 g Spinat
etwas Zwiebel, gehackt
2 dl Gemüsebrühe oder Wasser
1 Prise Steinsalz
Muskat und Pfefferminze
10 g frische Butter oder Pflanzenmargarine oder Nussmus

Spinat grob schneiden. Weitere Zubereitung wie Tomatenreis (s. oben).

Reis mit Erbsen (Risi bisi)
80 g Vollreis
150 g zarte Erbsen, enthülst
½ Essl. Reformmargarine
etwas Zwiebel, gehackt
je 1 Prise Fruchtzucker und Meersalz
½ dl Gemüsebrühe
etwas Zwiebel, gehackt
1 ½–2 dl Wasser
10 g Butter oder Pflanzenmargarine
oder Nussmus
Petersilie

Zwiebel mit Fruchtzucker und Steinsalz in der Margarine dünsten. Die Erbsen beifügen und leicht mitdämpfen, dann Gemüsebrühe zugiessen und die Erbsen weichkochen. In einer separaten Pfanne einen Risotto (nach obigem Rezept) zubereiten. Zuletzt die gekochten Erbsen daruntermischen. Über den angerichteten Reis Butter oder Pflanzenmargarine oder Nussmus und gehackte Petersilie geben.

Reisauflauf mit Tomaten
½ Essl. Reform-Pflanzenfett
80 g Vollreis
2 kleine Tomaten
etwas Zwiebel, gehackt
2 Essl. Gemüse (Lauch, Sellerie, Karotten)
1 ½ dl Gemüsebrühe
1 Prise Steinsalz
Petersilie, Liebstöckel
10 g Butter oder Pflanzenmargarine

Zwiebel und sehr fein gewürfeltes Gemüse kurz dünsten, den Reis beifügen und glasig werden lassen. Mit heisser Gemüsebrühe ablöschen, würzen und 30–45 Min. kochen. Den fertigen Reis und die in Scheiben geschnittenen Tomaten lagenweise in eine feuerfeste Form schichten, mit Flöckchen von Butter oder Pflanzenmargarine belegen und 10 Min. im Ofen backen.

Indisches Reisgericht
80 g Vollreis
2 dl Gemüsebrühe
1 Prise Steinsalz
1 kleine Banane
1 kleiner Apfel
1 Essl. Rosinen
1 Teel. Sonnenblumenkerne
1 Teel. Sesamsamen
Safran, Curry, frische Ingwerwurzel

Reis mit Gemüsebrühe und 1 Prise Steinsalz nicht ganz weich kochen (ca. 30–40 Minuten). Die in Scheiben geschnittene Banane, den geschälten und blättrig geschnittenen Apfel samt Rosinen unter den Reis mischen und 5–10 Min. weiterkochen. Nach Geschmack mit Safran, Curry und geriebener Ingwerwurzel würzen. Sonnenblumenkerne und den ohne Fett leicht gerösteten Sesam darüberstreuen.

Griessbrei*
50 g Griess
3 dl Milch*
2 dl Wasser
1 Prise Steinsalz
1 Essl. Sesamrahm (Rezept Seite 155)
je 1 Essl. Fruchtzucker und Zimt

Griess in die kochende Flüssigkeit einrühren, salzen und 15–20 Min. kochen. Über den angerichteten Griessbrei den Rahm verteilen und mit Fruchtzucker mit Zimt gemischt bestreuen.

Polenta
½ Essl. Olivenöl
50 g Maisgriess, mittelfein
3 dl Wasser
Muskat
1 Prise Steinsalz
½ Essl. frische Butter oder
Pflanzenmargarine oder Nussmus

Die Pfanne mit dem Öl einölen. Wasser zum Kochen bringen und den Mais einrühren. 5 Min. auf schwachem Feuer unter stetigem Rühren kochen. Würzen und 45–60 Min. auf kleinem Feuer fertig kochen. Zuletzt Butter oder Pflanzenmargarine oder Nussmus untermischen. Nach Belieben können auch ohne Fett geröstete Zwiebelscheiben darübergegeben werden.

Maisschnitten*
50 g Mais
20 g Griess*
3 ½ dl Wasser
1 Esslöffel Reform-Pflanzenfett
Muskat
Schnittlauch, Petersilie, Basilikum

Mais, Griess und Wasser zu Polenta verarbeiten, würzen. Den fertigen Brei auf einem Brett etwa 1 ½ cm dick ausstreichen, erkalten lassen. Verschobene Vierecke schneiden und im erhitzten Fett beidseitig goldgelb backen.

Hirsotto
½ Essl. Reform-Pflanzenfett
50 g Hirse
1 Essl. Zwiebel, gehackt
1 ½ dl Gemüsebrühe
½ Zwiebel
1 Prise Steinsalz

Zwiebel und heiss abgespülte Hirse im Pflanzenfett glasig dünsten, die heisse Gemüsebrühe beifügen, salzen und 20 Min. kochen. Beim Anrichten Zwiebelstreifen oder Zwiebelringe, ohne Fett geröstet, darüber verteilen.

Hirsotto mit Gemüse
40 g Hirse
1 Essl. Zwiebel, gehackt
2 Essl. Gemüsewürfelchen
(Lauch, Sellerie, Karotten oder Karotten und Erbsen)
1 ½ dl Gemüsebrühe
etwas Kelpamare
Rosmarin
evtl. 1 Essl. geriebener Käse*
10 g frische Butter oder Nussmus

Zwiebel, Gemüsewürfelchen und heiss abgespülte Hirse glasig dünsten. Heisse Gemüsebrühe dazugiessen, würzen und 20 Min. kochen. Beim Anrichten evtl. geriebenen Käse* und Butter- oder Nussmus-Flöckchen darübergeben.

Schrotbrei
2 Essl. Schrot (Weizen*, Hafer, Roggen)
3 Essl. Wasser
1 Prise Steinsalz

Den Schrot 12 Stunden einweichen. Dann mit dem Wasser aufsetzen und 10 Min. kochen oder ½ Std. im Wasserbad kochen. Salzen

Nudeln, Spaghetti, Makkaroni usw.*
Bei einer Heildiät sollte man keine Eierteigwaren verwenden. Es gibt ja nebst den bekannten italienischen Teigwaren aus Hartweizen ausgezeichnete Vollkornteigwaren, Sojateigwaren, Dinkelteigwaren. Dazu findet man unzählige Saucen, die allerdings oft viel Fett (Öl, Butter, Käse*, Rahm*) enthalten.
Am bekömmlichsten sind die al dente gekochten Teigwaren mit einer klassischen oder einfachen Tomatensauce (s. Rezepte im Kapitel Saucen).

Spätzle oder Knöpfli (ohne Ei)
60 g Vollkornmehl* oder Reismehl
20 g Sojamehl
1 dl Milchwasser*
1 l Wasser
1 Prise Steinsalz
1 Essl. Reform-Pflanzenmargarine
Zwiebelstreifen
Schnittlauch und Petersilie

Vollkorn- und Sojamehl und Milchwasser gut mischen und klopfen, bis der Teig Blasen wirft, dann mindestens 1 Std. ruhen lassen.
Wasser mit Steinsalz zum Kochen bringen. Den Teig portionenweise durch ein grob gelochtes Sieb ins kochende Wasser streichen oder auf ein Holzbrettchen geben und mit einem Messer feine Streifen ins kochende Wasser fallen lassen. Knöpfli oder Spätzle ziehen lassen, bis sie an die Oberfläche steigen. Mit einem Schaumlöffel herausnehmen und auf einer heissen Platte anrichten. Nach Wunsch mit in Pflanzenmargarine (oder ganz ohne Fett) gerösteten Zwiebelstreifen, Schnittlauch und Petersilie verfeinern.

Spinat- oder Tomatenknöpfli*
70 g Vollkornmehl* (davon ⅓ Sojamehl)
1 Ei*
1 dl Milchwasser*
1 Handvoll Spinat, roh, gehackt
oder 1 Teelöffel Tomatenpüree
1 dl Wasser
1 Prise Steinsalz
Schnittlauch und Petersilie

Vollkorn- und Sojamehl, Ei und Wasser zu einem glatten Teig verarbeiten und 1 Stunde ruhen lassen. Knöpfli oder Spätzli zubereiten wie obiges Rezept, den Spinat oder das Tomatenpüree beifügen. Würzen mit Schnittlauch und Petersilie.

Haferflockenbrätlinge
½ Essl. Reformmargarine
1 Essl. gehackte Zwiebel
2 Essl. kleingeschnittenen Lauch, Sellerie, Spinat
50 g Haferflocken
½ dl Gemüsebrühe
Pflanzenmargarine oder Olivenöl
Pfefferminze oder Salbei

Zwiebel und Gemüse in der Margarine dünsten, Haferflocken und Gemüsebrühe beifügen und zu dicklichem Brei kochen. Würzen. Auf einem Brett ca. 1 cm hoch ausstreichen und erkalten lassen. Rechtecke schneiden. Margarine oder Öl erhitzen und die Brätlinge auf beiden Seiten goldgelb backen.

Saucen

Bei einer Heildiät sind die Saucen ein schwieriges Kapitel, denn fast alle Rezepte enthalten viel Fett (Butter, Öl, Rahm) sowie Käse und Eier. Auf jeden Fall sollte man die Verbindung von heissem Fett und Mehl (Béchamelsauce) meiden; diese Mischung ist für die Verdauung sehr belastend. Wir haben hier ein paar erlaubte Rezepte zusammengestellt, wobei einige von den klassischen abweichen – nichtsdestotrotz ausgezeichnet schmecken!

Klassische Béchamelsauce (Rezept 1)
½ Essl. Reform-Pflanzenfett
½ Essl. Butter
1 Essl. Mehl* oder Reismehl
½ dl Milch* oder Sojamilch
½ dl Gemüsebrühe oder Wasser
1 Prise Steinsalz, Muskat
frisch gemahlener weisser Pfeffer

Butter und Pflanzenfett erwärmen, das Mehl hineinsieben und leicht dünsten. Milch und Gemüsebrühe langsam unter ständigem Rühren beifügen. 20 Minuten kochen. Salzen und würzen.

Béchamelsauce ohne Ei (Rezept 2)
Für 4 Personen:
2–3 Essl. Weizenmehl* oder Reismehl
1 l Milch* oder Sojamilch
1 Lorbeerblatt
1 Essl. Gemüsebrühe
1 geriebene Zwiebel
je 1 Prise Steinsalz, Muskat und frisch gemahlener weisser Pfeffer
gehackte Petersilie

Das Mehl ohne Fett kurz rösten, bis es duftet (es darf nicht dunkel werden), dann leicht abkühlen lassen. Unter ständigem Rühren die Milch* beifügen, Lorbeerblatt, Gemüsebrühe und Zwiebel dazugeben und alles aufkochen. Würzen. Nach ca. 5 Minuten das Lorbeerblatt entfernen, die Sauce anrichten und mit Petersilie bestreuen.

Aus dieser Grundsauce lassen sich viele Varianten herstellen, z.B.

Meerrettichsauce: zum Schluss 10 g fein geraffelten Meerrettich beigeben und die Sauce noch 5 Min. fertigkochen.
Kapernsauce: die fertige Sauce mit ganzen oder gehackten Kapern und Zitronensaft abschmecken.
Olivensauce: die Sauce mit 4–5 Essl. Tomatenmark und 2 Essl. gehackten Oliven rasch aufkochen. Evtl. mit einer Messerspitze Cayennepfeffer nachwürzen
Kräutersauce: unter die fertige Sauce viel feingehackte Kräuter wie Petersilie, Liebstöckel, Kerbel, Basilikum, Estragon, Origano usw. mischen.
Champignonsauce: unter die fertige Sauce 3–4 Essl. feinst gehackte rohe Champignons mischen und mit Zitronensaft abschmecken.

Béchamelsauce (Rezept 3)
Für 4 Personen:
2 Essl. Weizenmehl* oder Reismehl
½ l Sojamilch
1 Lorbeerblatt
1 fein geriebene Zwiebel
2 Teel. Rotes Miso
je 1 Prise Pfeffer und Paprika
gehackte Petersilie

Den Weizen* ohne Fett kurz rösten, bis er aromatisch duftet. Etwas abkühlen lassen, dann unter ständigem Rühren die Sojamilch zugiessen, Lorbeerblatt und Zwiebel beifügen und alles knapp 5 Min. kochen lassen.
Das Miso darunterrühren, das Lorbeerblatt entfernen und die Sauce mit Pfeffer und Paprika abschmecken. Gehackte Petersilie darüberstreuen.
(Miso ist eine fermentierte Sojabohnenpaste, die sich ausgezeichnet zum Würzen eignet und ähnlich wie die bekannte Sojasauce schmeckt, aber kein Kochsalz enthält.)

Tomatensauce, klassisches Rezept
½ Essl. Reform-Pflanzenfett
1 Essl. Zwiebel
½ Knoblauchzehe, durchgepresst
2 Essl. Karotten, Sellerie, Lauch
2 kl. Tomaten
1 Prise Steinsalz
1 Prise Vollzucker (Succanat)
1 Teel. Tomatenpüree
1 ½ dl Gemüsebrühe oder Wasser
Lorbeerblatt, Rosmarin, Thymian

Gehackte Zwiebel, durchgepressten Knoblauch und grobgeschnittenes Gemüse im Pflanzenfett gut dämpfen. Die in Stücke geschnittenen Tomaten und das Tomatenpüree mitdämpfen. Gemüsebrühe oder Wasser beifügen, würzen und ½ Std. leise köcheln lassen. Auf Wunsch passieren.

Tomatensauce auf einfache Art
3 Tomaten
je 1 Prise Steinsalz und Vollzucker (Succanat)
Schnittlauch, Basilikum
1 Essl. Olivenöl

Tomaten in Stücke schneiden, weich dämpfen, würzen und auf Wunsch passieren. Zum Verfeinern etwas Olivenöl beigeben.

Zwiebelsauce
½ Essl. Reformmargarine
1 kleine Zwiebel
1 Essl. Mehl* oder Reismehl
1 dl Gemüsebrühe
etwas Nussmus
Muskat, Miso oder Kelpamare

Die in Streifen geschnittene Zwiebel in der Margarine dünsten, Mehl darüberstreuen und mit Gemüsebrühe ablöschen. 20 Minuten kochen. Würzen. Die fertige Sauce evtl. passieren und etwas Nussmus zum Verfeinern beigeben.

Braune Sauce
½ Essl. Reform-Pflanzenfett
1 Essl. Mehl* oder Reismehl
1 dl Gemüsebrühe
Nelkenpulver, Zitronensaft, Muskat

Das Mehl kastanienbraun rösten, abkühlen. Die Gemüsebrühe beifügen und 20 Minuten kochen. Würzen.

Mayonnaise klassisches Rezept*
1 Eigelb*
1 Essl. Zitronensaft
2 dl Öl
1 Prise Steinsalz
Zwiebel, Kräuter, wenig Kelpamare

Das Eigelb mit einigen Tropfen Zitronensaft gut zerquirlen. Unter gleichmässigem Rühren mit dem Schwingbesen das Öl tropfenweise beifügen. Wird die Mayonnaise zu dick, mit etwas Zitronensaft verdünnen. Zuletzt nach Belieben würzen.

Remouladensauce klassisches Rezept*
für 4 Personen:
Mayonnaise, nach obigem Rezept*
1 hart gekochtes Ei*, gehackt
1 Essl. Cornichons, gehackt
einige Kapern
1 Teel. Petersilie, gehackt
Tomatenwürfelchen

Die verschiedenen Zutaten mit der fertigen Mayonnaise vermischen, die Tomatenwürfelchen als Garnitur verwenden.

Mayonnaise ohne tierisches Eiweiss
siehe Rezept Seite 152

Remouladensauce ohne tierisches Eiweiss
für 4 Personen:
Mayonnaise ohne tierisches Eiweiss (Rezept Seite 152) zubereiten und mit 1 Essl. gehackten Cornichons, einigen Kapern und gehackter Petersilie vermischen. Zum Garnieren Tomatenwürfelchen.

Vinaigrette
für 4 Personen:
2 Essl. Olivenöl
2 Essl. Arachideöl
2½ Essl. Zitronensaft
2 Essl. Wasser oder Gemüsebrühe
½ Zwiebel, gehackt
1 Ei, hart gekocht, gehackt
1–2 Cornichons, gehackt oder fein gewiegt
Petersilie oder Schnittlauch
1 Essl. Tomatenwürfelchen
1 Prise Steinsalz

Öl, Zitronensft und Gemüsebrühe sämig schwingen, dann die weiteren Zutaten beifügen, gut vermischen.

Belegte Brötchen

Belegte Brötchen sind allgemein beliebt, als Vorspeise oder für ein sommerliches Abendessen, auch als Proviant für Wanderungen und Reisen oder als Mittagsverpflegung im Büro.
Aufstriche und Zutaten lassen sich auf immer neue Weise variieren, es stehen auch verschiedene vollwertige Brotsorten zur Verfügung, teilweise bereits vorgeschnitten.
Die Rezepte sind hier für 4 Personen berechnet.

Grundaufstriche

Bei strenger Diätform die Brötchen nur mit Quark* oder mit Pflanzenmargarine bestreichen und mit Rohkost belegen.

Guacamole (Avocadomousse)
2 reife Avocados
Saft von ½ Zitrone
½ kleine Zwiebel, gehackt
2 Knoblauchzehen, durchgepresst
evtl. Steinsalz und weisser Pfeffer

Das herausgelöste Fruchtfleisch der Avocados mit dem Zitronensaft im Mixer pürieren. Zwiebel und Knoblauch daruntermischen und mit Steinsalz und weissem Pfeffer abschmecken. Evtl. 1 Essl. Soja-Creme (anstelle von Crème fraiche) unterziehen.

Süsse Avocadocreme
1 reife Avocado
4 Essl. frisch gepresster Orangensaft
1 Essl. Honig
1 Messerspitze Ingwerpulver

Das herausgelöste Fruchtfleisch der Avocado zu Mus zerdrücken oder mixen und mit den anderen Zutaten vermischen. Sofort servieren.

Tofuaufstrich mit Nüssen
250 g Tofu, püriert
2 feingehackte Frühlingszwiebeln
50 g Nüsse (Haselnüsse, Baumnüsse, Mandeln, Cashews)
evtl. Steinsalz und weisser Pfeffer

Die Nüsse im Ofen oder in einer trockenen Pfanne leicht anrösten, abkühlen lassen und mahlen. Mit dem pürierten Tofu und den Zwiebeln vermischen, mit Steinsalz und Pfeffer abschmecken.

Quarkaufstrich mit Kräutern*
100 g Quark*
10 g Reform-Pflanzenmargarine
Kelpamare oder Miso
Kümmel oder Schnittlauch oder
Kräuter wie Dill, Borretsch, Liebstöckel, Basilikum, Oregano, Pfefferminze usw.

Quark und Pflanzenmargarine schaumig rühren, Gewürze und abwechslungsweise einzelne Kräuter oder eine Mischung davon daruntermischen.

Garnituren
Die bestrichenen Brötchen können auf folgende Arten garniert werden:
mit Karotten- oder Sellerierohkost

mit Tomaten, frischen Gurken, Radieschen, Kresse, Zwiebelringlein, Nüssen, Petersilie, Schnittlauch usw.

Desserts

Diese Rezepte gelten alle für 4 Personen. Desserts sollen zurückhaltend genossen werden. Zum Süssen verwendet man Honig (besonders geeignet ist der Akazienhonig) oder Ahornsirup oder Agavensaft oder den Vollzucker (Succanat, Panela u. Ä.), der sich aber wegen seines ausgeprägten Eigengeschmacks nicht für jede Süssspeise eignet. Ganz wegzulassen sind Süssspeisen mit viel Zucker, Eiern und Rahm. Aber es gibt schmackhafte Varianten!

Fruchtsalat
2 Essl. Honig
1 dl Wasser
1–2 dl Traubensaft oder Süssmost
1–2 Essl. Zitronensaft
600 g Aprikosen oder Pfirsiche
Melonen
Äpfel
Birnen (weiche Sorte)
rote Kirschen, entsteint
alle Beerensorten

Wasser und Honig, Traubensaft und Zitronensaft aufkochen und erkalten lassen. Früchte, je nach Jahreszeit zusammengestellt, in feine Scheiben schneiden und in den Sirup geben.

Gefüllte Melonen
2 kleine Melonen
Fruchtsalat nach obigem Rezept

Die Melonen halbieren, aushöhlen und mit dem Fruchtsalat füllen.

Fruchtgelee
3 dl Wasser oder Traubensaft
1–2 Essl. Honig
10 g Agar-Agar, pulverisiert
7 dl Fruchtsaft von Orangen oder Beeren

Agar-Agar ist eine pflanzliche Gallerte, die statt der tierischen Gelatine für Gemüse- und Fruchtköpfchen, Saucen und Puddings verwendet wird.

Wasser mit Honig und Agar-Agar gut zerquirlen und auf kleiner Flamme unter stetigem Rühren erhitzen, bis sich das Agar-Agar ganz aufgelöst hat. Fruchtsaft damit vermischen und sofort in Gläser oder Dessertcoupes anrichten. Nach Belieben mit Sesamrahm (Rezept Seite 155) garnieren.

Apfelmus
800 g Äpfel
2 dl Wasser oder Süssmost
1–2 Essl. Honig
Zimt oder Zitronenschale
1 dl Sesamrahm (Rezept Seite 155)

Äpfel von Stiel und Fliege befreien, in Stücke schneiden, zusammen mit dem Wasser oder Süssmost und dem Honig weichkochen und passieren. Zimt oder Zitronenschale (von ungespritzten Zitronen!) daruntermischen. Zum Verfeinern Sesamrahm zum Apfelmus servieren.

Apfel- oder Birnenkompott
800 g Äpfel oder Birnen
2–3 dl Wasser oder Süssmost
1 Essl. Honig
abgeriebene Zitronenschale (von ungespritzten Zitronen)
oder etwas Zimt

Äpfel oder Birnen schälen, Kerngehäuse entfernen und in Schnitze schneiden. Die Flüssigkeit zum Kochen bringen, Honig und Zitronenschale oder Zimt beifügen und die Äpfel oder Birnen darin weichkochen.

Gefüllte Äpfel 1. Art
800 g Äpfel
½ l Wasser oder Süssmost
1 Essl. Honig
¼ Zimtstengel

Quitten-, Himbeer- oder
Johannisbeergelee (Rezept Seite 178) oder
Rosinen und Weinbeeren mit etwas Honig

Wasser oder Süssmost mit Honig und Zimtstengel zum Kochen bringen. Äpfel schälen, halbieren, aushöhlen, portionenweise in den heissen Saft geben und langsam weichkochen. Mit dem Schaumlöffel herausheben und mit der Schnittfläche nach oben auf einer flachen Platte anrichten. Mit dem gewünschten Gelee oder mit der Rosinen-Weinbeeren-Honigmischung die Äpfel füllen.

Gefüllte Äpfel 2. Art
4 grosse oder 8 kleine Äpfel
4 Essl. Haselnüsse, gemahlen
2 Essl. Korinthen
4 Essl. Sesamrahm (Rezept Seite 155)
1–2 Essl. Honig
abgeriebene Zitronenschale (von ungespritzter Zitrone)
10 g Butter oder Pflanzenmargarine oder Nussmus
1 Essl. Vollzucker
1–2 dl Süssmost

Haselnüsse, Korinthen, Sesamrahm, Honig und Zitronenschale vermischen, in die vorbereiteten Äpfel (Kerngehäuse entfernt, Schale eingeritzt) einfüllen und in eine Auflaufform geben. Butter, Pflanzenmargarine oder Nussmus und Zucker auf die Äpfel verteilen und Süssmost 1 cm hoch dazugiessen. 20–30 Min. im Ofen backen.

Dörrobst-Salat mit Trauben und Pinienkernen
200 g gedörrte Feigen
200 g Datteln
200 g gedörrte Äpfel
400 g weisse Trauben
Saft von 1 Zitrone
2 Essl. Honig
50 g Pinienkerne

Die Dörrfrüchte zerkleinern, die Hälfte der Trauben halbieren, die anderen auspressen. Alle Früchte in eine Schüssel geben. Den Saft der Zitrone und der Trauben mit dem Honig gut mischen, über die Früchte giessen. Vor dem Servieren kühl stellen. Die Pinienkerne trocken rösten und über den Fruchtsalat streuen.

Heitisturm (Heidelbeerbrei)
(leicht stopfend)
1 kg Heidelbeeren
80–100 g Fruchtzucker
2 dl Wasser
1 Essl. Mehl
2 Essl. Wasser
30 g Butter
20 g Brotwürfelchen

Die Heidelbeeren waschen, zusammen mit Wasser und Fruchtzucker 5–10 Minuten kochen. Das Mehl mit Wasser anrühren, beifügen, aufkochen und anrichten. Die Brotwürfelchen in Butter leicht rösten und darübergeben.

Erdbeer- oder Himbeercreme
300 g Beeren
Vanillecreme
1–2 dl Rahm* oder Sesamrahm (Rezept Seite 155)

Eine Vanillecreme nach Rezept Seite 180 zubereiten und mit den gemixten oder passierten Beeren vermischen. Rahm oder Sesamrahm darunterziehen oder separat dazuservieren.

Zitronencreme
¾ l Milch* oder Sesammilch
1–2 Zitronen, ungespritzte
1 Essl. Maizena (Maismehl) oder Pfeilwurzmehl
3 Essl. Milch*
2 Essl. Honig
Rahm* oder Sesamrahm (Rezept Seite 155) nach Belieben

Die dünn abgeschälte Zitronenschale mit der Milch aufkochen, das mit etwas kalter Milch angerührte Maizena oder Pfeilwurzmehl zugeben und nochmals aufkochen, Honig dazufügen, unter ständigem Schwingen zurück in die Pfanne geben und bis vors Kochen bringen. Die erkaltete Creme absieben und einige Löffel Zitronensaft dazugeben, ebenso Sesamrahm nach Belieben.

Orangencreme
Zubereiten wie Zitronencreme
(siehe Rezept oben)

Orangencreme* (kalt gerührte)
1 Stück Orangenschale (von biologischer, unbehandelter Frucht)
1 dl Wasser
1 kleiner Teel. Agar-Agar, pulverisiert
2 dl Orangensaft
1 Teel. Zitronensaft
5 Essl. Fruchtzucker
2 Eier*
1–2 dl Rahm*

Wasser mit Orangenschale und Agar-Agar langsam erhitzen, bis das Agar-Agar gut aufgelöst ist. Orangen- und Zitronensaft damit vermengen. Eier mit Fruchtzucker schaumig rühren und mit der Früchtecreme vermischen. Den Rahm steifschlagen und sorgfältig darunterziehen, in Coupes oder Gläser anrichten und etwa 1 Stunde stehen lassen.
Statt mit Ei und Rahm kann sie auch mit Mandelpüree und Sojarahm zubereitet werden.

Zitronencreme* (kalt gerührte)
1 Stück Zitronenschale (von unbehandelter Frucht)
1 ½ dl Wasser
1 kleiner Teel. Agar-Agar, pulverisiert
3–4 Essl. Zitronensaft
5 Essl. Fruchtzucker
2 Eier*
1–2 dl Rahm*

Zubereitung wie Orangencreme.

Orangensulzköpfchen
5 dl Orangensaft
5 g Agar-Agar, pulverisiert (pflanzliche Gallerte, statt Gelatine)
1 Essl. Fruchtzucker

3 dl Orangensaft, Agar-Agar und Zucker gut zerquirlen und auf kleiner Flamme unter stetigem Rühren erhitzen (nicht kochen), bis sich das Agar-Agar vollständig aufgelöst hat. Restlichen Orangensaft dazugeben und in kalt ausgespülte Förmchen anrichten. Kaltstellen.

Sesamstengelchen
100 g Syramena-Zucker
2 Essl. Honig
100 g Sesam, nicht gemahlen

Syramena-Zucker ist ein heller Vollrohrkristallzucker und in Bioläden erhältlich. Den Zucker in einer trockenen Pfanne erhitzen und rühren, bis ein helles Karamell entstanden ist. Den flüssigen Honig dazugiessen und gut vermischen. Sesam hineingeben und nochmals gut mischen. Die Masse in eine Form oder auf ein eingeöltes Brett giessen, leicht abkühlen lassen und in Vierecke oder Rauten schneiden. Erkalten lassen.

Vanillecreme
1 Vanilleschote
¼ l Wasser
40 g Weizenmehl* oder Reismehl
3 Essl. Honig
ca. 200 ml Sojamilch

Die Vanilleschote mit spitzem Messer aufschneiden, das Mark herauskratzen und alles mit dem Wasser aufkochen lassen. Das Weizenmehl unter ständigem Rühren in das Vanillewasser geben und zu einem dicken Brei ausquellen lassen. Etwas abkühlen lassen, dann den Honig und die Sojamilch gut darunterrühren. Je nach dem Quantum der Sojamilch entsteht eine Vanillecreme oder eher eine Vanillesauce. Bis zum Servieren kalt stellen.

Vanillesauce
s. Vanillecreme (Rezept oben)

Mandelmilchsauce
4 dl Milch* oder Sojamilch
50 g Mandeln oder Mandelmus
2 Essl. Honig
1 Essl. Maizena oder Pfeilwurzmehl
2 Essl. Wasser

Milch zusammen mit den geschälten, geriebenen Mandeln (oder dem Mandelmus) und dem Honig aufkochen. Maizena oder Pfeilwurzmehl im kalten Wasser anrühren und in die kochende Milch einrühren. Die fertige Sauce gut mixen.

Hagebuttensauce
70 g Hagebuttenpüree
oder Hagebuttenmark (in Bioläden erhältlich)
2 dl Wasser oder Traubensaft
1–2 Essl. Honig
evtl. einige Tropfen Zitronensaft

Die Zutaten zusammen aufkochen, den Zitronensaft zuletzt beifügen.

Rotweinsauce (alkoholfrei)
2 dl Wasser
Zitronen- oder Orangenschale (von ungespritzten Früchten)
1 Zimtstengel
1 Nelke
1–2 Essl. Honig
2 dl roter Traubensaft
20 g Mandeln

Wasser, Schale, Gewürze und Honig zusammen einige Min. kochen, dann absieben. Traubensaft dazugeben und erwärmen (nicht kochen). Die geschälten, in Stifte geschnittenen Mandeln beifügen.

Rote Grütze (Kaltschale)*
7 dl Johannisbeer-, Himbeer- oder Erdbeersaft
3 dl roter Traubensaft oder Wasser
70 g Griess*
1 Essl. Maizena

Beerensaft und Traubensaft zusammen aufkochen, Griess und Maizena einrühren und 10 Min. kochen. In ausgespülte Puddingform einfüllen und kalt stellen.
Mit Vanillesauce (Rezept Seite 181) oder Mandelmilchsauce (Rezept Seite 181) servieren.

Rote Grütze dänische Art
1 kg Beeren (Himbeeren, Johannisbeeren, Erdbeeren oder entsteinte Kirschen oder alles gemischt)
1 l Fruchtsaft (z.B. Holunder)
2 Päckchen Agar-Agar
Honig nach Geschmack
½ Teel. Naturvanille
Sesamrahm flüssig (Rezept Seite 155)

Gesäuberte und eventuell zerkleinerte Früchte in eine Schüssel geben, mit Honig und Vanille vermischen. Fruchtsaft mit Agar-Agar nach Vorschrift erhitzen und über die Früchte giessen. Die Grütze erstarren lassen. Dazu den flüssigen Sesamrahm servieren.

Apfelküchlein
4 Essl. Mehl* oder Reismehl
5 Essl. Wasser
2 Essl. Süssmost
1 Eiweiss
6 Äpfel (ideal: Boskop)
Reform-Pflanzenfett
Fruchtzucker und Zimt

Mehl, Wasser und Süssmost zu glattem Teig verarbeiten, zum Schluss das steifgeschlagene Eiweiss darunterziehen. Die Äpfel schälen, Kerngehäuse entfernen und in 1 cm dicke Scheiben schneiden. Diese im heissen Pflanzenfett schwimmend hellbraun ausbacken. Die fertigen Küchlein in der Fruchtzucker-Zimtmischung wenden.

Verzeichnis der Rezepte und Kurpläne

Literaturnachweis

1 J.P. Rihoux, L. Michel, R. Arnold, W. Konig: *Hypothetical mechanisms of action of an H1-antihistamine in asthma.* In: Int. Arch. Allergy Immunol. 118, 1999, S. 380–383.

2 M. Zhang, J.D. Venable, R.L. Thurmond: *The histamine H4 receptor in autoimmune disease.* In: Expert. Opin. Investig. Drugs. 15, 2006, S. 1443–1452. PMID 17040202.

3 Wren A.M. et al.: *Ghrelin enhances appetite and increases food intake in humans.* J Clin Endocrinol Metab 2001: 86: 5992.

4 I. Marshall: *Characterization and distribution of histamine H1- and H2-receptors in precapillary vessels.* In: J Cardiovasc Pharmacol. 6 Suppl 4, 1984, S. S587–S597, PMID 6083401.

5 Kramer A. et al.: *Klinische Antiseptik. Springer Verlag Berlin 1993 S. 107, ISBN: 978 3 642 777 16 5.*

6 Dorit R.L. et al.: *Körpermikroben – bevor wir uns zu Tode siegen. Spektrum der Wissenschaft, Sept. 2008, S. 62–66.*

7 Kramer A.: *Händehygiene- Patienten- und Personalschutz. Übersichtsarbeit, GMS Krankenhaushyg Intersiszip 2006; 1(1) DOC 14; (*https://www.rki.de/DE/Content/Infekt/Krankenhaushygiene/Links/Haendehyg pdf.pdf? (blob=publicationFile abgerufen 20.12.2019.

8 Armant A.M. et al.: *Toll-like receptors: a family of pattern-recognition receptors in mammals.* Genome Bio, 3(8) 2002 PMID 12186654.

9 Joost P.H. et al.: *The Inflammasome-A Linebacker of innate defense.* New Engl J Med 355 2006, 730–732.

10 Mariathasan S. et al.: *Inflammasome adaptors and sensors: intracellular regulators of infection and inflammation.* Nature Rev Immunol 7(2007) 31–40.

11 Boghans J.A. et al.: *How specific should immunological memory be?* The Journal of immunology 163 1999 569–75.

12 Campanelli R. et al.: *Human CD-8 co-receptor is strictly involved in MHC-peptide tetramer-TCR binding and T cell activation.* Internat Immunol 14(1) jan 2002 39–44.

13 June C.H. et al.: *Role of the CD28 receptor in T-cell activation. Immunol Today 11(6) 1990 211–16.*

14 Bröker B. et al.: *Grundwissen Immunologie, Springer-Verlag 2019 ISBN 978 3 662 78330 2 S. 186–87.*

15 Bircher A. et al.: Handbuch für Frischsäfte, Rohkost und Früchtespeisen. Edition Bircher-Benner, Braunwald, 24. Auflage 2014, S. 21–29 ISBN: 9 782970 072232.

16 Watzl B., Leitzmann C.: *Bioaktive Substanzen in Lebensmitteln.* Hippokrates, Stuttgart, 1995 ISBN 3-7773-1115-4.

17 Beecher G.R. et al.: *Analysis of micronutrients in foods.* In: Moon T.E, Micozzi M.S. (eds), Nutrition and cancer prevention: investigating the roles of micronutrients. Decker. New York, 1988, 103–58.

18 Lau B.H.S. et al.: *Allium sativa (garlic) and cancer prevention.* Nutr. Res. 10(1990) 937–48.

19 Watzl B., Leitzmann C.: *Bioaktive Substanzen in Lebensmitteln.* Hippokrates, Stuttgart, 1995, ISBN 3-7773-1115-4.

20 Borelli C. et al.: *Pathophysiologie der Akne.* Der Hausarzt, 56(11)2005, 1013–17.

21 Wang J. et al.: *Staphylococcus epidermidis in the human skin microbiome mediates fermentation to inhibit the growth of Propionibacterium acnes: implications of probiotics in acne vulgaris.* Appl Microbiol Biotechnol. 2014 Jan; 98(1): 411–24.

22 Christensen G.J.M. et al.: *Bacterial skin commensals and their role as host guardians.* Benef Microbes 2014 Jun 1; 5(2): 201–15.

23 Bolla B.D. et al.: *Cutibacterium acnes regulates the epidermal barrier properties of HPV-KER human immortalized keratinocyte cultures.* Sci Rep2020 Jul 30; 10(1): 12815.

24 Whitney P. et al.: *Diet and acne.* (PMID: 20338665 DOI: 10.1016/j.jaad.2009.07.043).

25 Burris J. et al.: *Relationships of self-reported dietary factors and perceived acne severity in a cohort of New York young adults.* J Acad Nutr Diet 2014 Mar; 114(3): 384–92.

26 Markovic M. et al.: *Adolescents' self perceived acne-related beliefs: from myth to science.* An Bras Dermatol Nov-Dec 2019; 94(6): 684–690.
27 Vongraviopap S. et al.: *Dunkle Schokolade verschlechtert Akne.* Int J Dermatol. 2016 May; 55(5): 587–91.
28 Ozdarska K. et al.: *Diet in pathogenesis of acne vulgaris.* Pol Merkur Lekarski. 2017 Oct 23; 43(256): 186–189.
29 Steward T.J. et al.: *Hormonal and dietary factors in acne vulgaris versus controls.* Dermatoendocrinol 2018 Feb 22; 10(1): e1442160. doi: 10.1080/19381980.2018.1442160. eCollection 2018.
30 Ozuguz P. et al.: *Evaluation of serum vitamins A and E and zinc levels according to the severity of acne vulgaris.* utan Ocul Toxicol 2014 Jun; 33(2): 99–102.
31 Danby F.W.: *Nutrition and acne.* Clin Dermatol Nov-Dec 2010; 28(6): 598–604.
32 Smith R. et al.: *A pilot study to determine the short-term effects of a low glycemic load diet on hormonal markers of acne: a nonrandomized, parallel, controlled feeding trial.* Mol Nutr Food Res 2008 Jun; 52(6): 718–26.
33 Smith R.N. et al.: *The effect of a high-protein, low glycemic-load diet versus a conventional, high glycemic-load diet on biochemical parameters associated with acne vulgaris: a randomized, investigator-masked, controlled trial.* J Am Acad Dermatol 2007 Aug; 57(2): 247–56.
34 Rubin M.G. et al.: *Acne vulgaris, mental health and omega-3 fatty acids: a report of cases.* Lipids Health Dis 2008 Oct 13; 7: 36. doi: 10.1186/1476-511X-7-36.
35 Katzmann M. et al.: *Acne vulgaris: nutritional factors may be influencing psychological sequelae.* Med Hypotheses 2007; 69(5): 1080–4.
36 Hong Y.H. et al.: *Association of brain-derived neurotrophic factor levels and depressive symptoms in young adults with acne vulgaris.* BMC Psychiatry 2019 Jun 24; 19(1): 193.
37 Salem J. et al.: *The Gut Microbiome as a Major Regulator of the Gut-Skin Axis.* Front Microbiol 2018 Jul 10; 9: 1459.
38 Clark A.K. et al.: *Edible Plants and Their Influence on the Gut Microbiome and Acne. Int J Mol Sci.* 2017 May 17; 18(5): 1070.
39 Fratila A. et al.: *Fruchtsäurepeeling – Die dermatologische und ästhetisch korrektive Anwendung von Alpha-Hydroxysäuren (AHA).* Der Hautarzt 1999, 50: 457.
40 Kessler A. et al.: *Comparison of alpha- and beta-hydroxy acid chemical peels in the treatment of mild to moderately severe facial acne vulgaris.* Dermatologic Surgery 2008, Jan; 34(1) 45–50.
41 Letawe C. et al.: *Digital image analysis of the effect of topically applied linoleic acid on acne microcomedones.* Clin and Expermimental Dermatology 1998, Mar; 23(2): 56–59.
42 Haedersdal et al.: *Evidence-based review of lasers, light sources and photodynamic therapy in the treatment of acne vulgaris.* J Eur Acad Dermatol Venerol, 2008 Mar; 22(3), 267–78.
43 Kessler E. et al.: *Comparison of alpha- and beta-hydroxy acid chemical peels in the treatment of mild to moderately severe facial acne vulgaris.* Dermatologic Surgery 2008 Jan: 34(1): 45–50.
44 Nolte O.: *Wie wirkt eine autogene Vakzine? Therapeutische autogene Vakzination („Autovakzine") zur Beeinflussung bakterieller Infektionskrankheiten.* (htttp://www.autovaccine.de/ND/main. html#Wirkung).
45 Vesbutá A. et al.: *Research to achieve a homeopathic lotion.* Rev Med Chir Soc Med Nat Iasi. Jan–Jun 1996; 100(1-2): 172–4.
46 Steward T.J. et al.: *Hormonal and dietary factors in acne vulgaris versus controls.* Dermatoendocrinol 2018 Feb 22; 10(1): e1442160. doi: 10.1080/19381980.2018.1442160. eCollection 2018.
47 Ozuguz P. et al.: *Evaluation of serum vitamins A and E and zinc levels according to the severity of acne vulgaris.* utan Ocul Toxicol 2014 Jun; 33(2): 99–102.
48 Nölle V.: *Rosazea, ein Ratgeber.* WIKU Berlin 2003, ISBN: 978-3-036749-83-0 S. 27 ff.
49 Weiss E. et al.: *Diet and rosacea: the role of dietary change in the management of rosacea.* Dermatol Pract Concept 2017 Oct 31; 7(4): 31–37.
50 Gravina A. et al.: *Helicobacter pylori infection but not small intestinal bacterial overgrowth may play a pathogenic role in rosacea.* United European Gastroenterol J 2015 Feb; 3(1): 17–24.
51 Yang X. et al.: *Relationship between Helicobacter pylori and Rosacea: review and discussion.* BMC Infect Dis 2018 Jul 11; 18(1): 318.
52 Enko D. et al.: *Functional 13 C-urea and glucose hydrogen/methane breath tests reveal significant association of small intestinal bacterial overgrowth*

in individuals with active Helicobacter pylori infection. Clin Biochem 2017 Jan; 50(1-2): 46–49.
53 Parodi A. et al.: *Small intestinal bacterial overgrowth in rosacea: clinical effectiveness of its eradication.* Clin Gastroenterol Hepatol 2008 Jul; 6(7): 759–64.
54 Askoy B. et al.: *Systemic comorbidities associated with rosacea: a multicentric retrospective observational study.* Observational Study Int J Dermatol 2019 Jun; 58(6): 722–728.
55 Vera N. et al.: *Rosacea Comorbidities.* Dermatol Clin 2018 Apr; 36(2): 115–122.
56 Egeberg A. et al.: *Clustering of autoimmune diseases in patients with rosacea.* J Am Acad Dermatol 2016 Apr; 74(4): 667–72.e1.
57 Hua T. C. et al.: *Cardiovascular comorbidities in patients with rosacea: A nationwide case-control study from Taiwan.* J Am Acad Dermatol 2015 Aug; 73(2): 249–54.
58 van Zuuren E.J. et al.: *Behandlungen bei Rosacea.* Cochrane Database of Systematic Reviews, 28. April 2015.
59 Goldberg D.J. et al.: *Acne and Rosacea: Epidemiology, Diagnosis and Treatment.* CRC Press, 2011, ISBN 978-1-84076-616-5, S. 57.
60 Jiao Q. et al.: *Lidocaine inhibits staphylococcal enterotoxin-stimulated activation of peripheral blood mononuclear cells from patients with atopic dermatitis.* Archives of Dermatological Research. 305(7), 2013, S. 1–8.
61 Zuzarte M. et al.: *Chemical composition and antifungal activity of the essential oils of Lavandula viridis L'Hér.* J of Medical Microbiology 60 (5) 2011, S. 612–618.
62 Nenoff P. et al.: *Antifungal activity of the essential oil of Melaleuca alternifolia (tea tree oil) against pathogenic fungi in vitro.* Skin Pharmacol 1996; 9(6): 388–94.
63 Hammer K. et al.: *Antifungal activity of Melaleuca alternifolia (tea tree) oil.* 0.26182/5d50af97e9ab2.
64 Hegde V. et al.: *Comparative Evaluation of Antifungal Activity of Melaleuca Oil and Fluconazole when Incorporated in Tissue Conditioner: An In Vitro Study.* Journal of Prosthodontics, 23(5), 367–373–July 2014.
65 S2-Leitlinie Psychosomatische Dermatologie (Psychodermatologie) der Deutschen Dermatologischen Gesellschaft (DDG). In: AWMF online (Stand 2006).
66 Thomson J. et al.: *Dermatitis due to mercury following amalgam dental restorations.* Br J Dermatol. 1970 Mar; 82(3): 292–7.
67 Ulukapi I: Mercury hypersensitivity from amalgam: report of case. ASDC J Dent Child. Sep–Oct 1995; 62 (5): 363–4.
68 Katzantzis G. et al.: *The role of hypersensitivity and the immune response in influencing susceptibility to metal toxicity.* Environ Health Perspect. 1978 Aug; 25: 111–8.
69 Colin N.A. et al.: *Common loss-of-function variants of the epidermal barrier protein filaggrin are a major predisposing factor for atopic dermatitis. Nature Genetics.* 38 4) 2006 441–446.
70 Novak N. et al.: *Pathophysiologie der atopischen Dermatitis. Deutsches Ärzteblatt 3,101, Jan 2004, 108–120.*
71 Barker D. et al.: *Infant mortality, childhood nutrition, and ischaemic heart disease in England and Wales.* Lancet. 327 (8489): 1077–1081.
72 Günter J. et al.: *Pränatale Einflussfaktoren für späteres Übergewicht und Adipositas* Deutsche Gesellschaft für Ernährung, aktuell-01-2009: Prävaevention-beginnt-bereits-im-Mutterleib. pdf.
73 Bin L. et al.: *Genetic and epigenetic studies of atopic dermatitis.* 2016; 12: 52. Published online 2016 Oct 19. doi: 10.1186/s13223-016-0158-5.
74 Martin M.J. et al.: Genetics and Epigenetics of Atopic Dermatitis: *An Updated Systematic Review.* Genes (Basel). 2020 Apr; 11(4): 442. Published online 2020 Apr 18. doi: 10.3390/genes11040442 PMCID: PMC7231115 PMID: 32325630.
75 Kretschmer A.: *Genetic and epigenetic mechanisms in the atopic eczema associated RAD50-locus.* Dissertation, 28.05.2013 technische Universität 11.10.2013.
76 Lyang J. et al.: *The Genetics and Epigenetics of Atopic Dermatitis—Filaggrin and Other Polymorphisms.* Clinical Reviews in Allergy & Immunology volume 51, pages 315–328(2016).
77 Acevedo N. et al.: *Epigenetic alterations in skin homing CD4+CLA+ T cells of atopic dermatitis patients.* Nature, Scientific Reports volume 10, Article number: 18020 (2020).
78 Rassner G.: *Dermatologie.* Elsevier, München 2007, S. 146 ff.
79 Novak N. et al.: *Pathophysiologie der atopischen Dermatitis.* In: Deutsches Ärzteblatt 3, Jahrgang 101, Januar 2004, 108–120.

80 Samochocki Z. et al.: *Vitamin D effects in atopic dermatitis*. PMID 23643343.

81 Borzutzky A. et al.: *Role of vitamin D in the pathogenesis and treatment of atopic dermatitis*. PMID 23971753.

82 Searing C.A.: *Vitamin D in Atopic Dermatitis, Asthma and Allergic Diseases*. PMC 2914320 (freier Volltext).

83 Bacharier L.D.: *Vitamin D status at birth: An important and potentially modifiable determinant of atopic disease in childhood?* PMID 24001801.

84 Peroni D.G. et al.: *Correlation between serum 25-hydroxyvitamin D levels and severity of atopic dermatitis in children*. doi: 10.1111/j.1365-2133.2010.10147.x.

85 Tsoureli-Nikita E. et al.: *Evaluation of dietary intake of vitamin E in the treatment of atopic dermatitis: a study of the clinical course and evaluation of the immunoglobulin E serum levels*. Int J of Dermatology. 41(3), 2002, 146–150. PMID 12010339.

86 Januchowski R. et al.: *Evaluation of topical vitamin B(12) for the treatment of childhood eczema. J* Altern Complement Med, 2009 Apr; 15(4): 387–9.

87 Stücker M. et al.: *Topical vitamin B12 – a new therapeutic approach in atopic dermatitis-evaluation of efficacy and tolerability in a randomized placebo-controlled multicentre clinical trial.* Br J Dermatol. 2004 May; 150(5): 977–83.

88 Aagard K. et al.: *The placenta harbors a unique microbiome*. Sci Transl Med. 2014; 6: 237ra265.

89 Di Giulio D.B. et al.: *Microbial prevalence, diversity and abundance in amniotic fluid during preterm labor: a molecular and culture-based investigation*. PLoS One. 2008; 3: e3056.

90 Dominguez-Bello M.G. et al.: *Delivery mode shapes the acquisition and structure of the initial microbiota across multiple body habitats in newborns*. Proc Natl Acad Sci USA. 2010; 107: 11971–11975.

91 Renz. Polster H. et al.: *Caesarean section delivery and the risk of allergic disorders in childhood*. Clin Exp Allergy. 2005; 35: 1466–1472. [PubMed] [Google Scholar].

92 Lee S.Y. et al.: *Microbiome in the Gut-Skin Axis in Atopic Dermatitis.* Allergy Asthma Immunol Res. 2018 Jul; 10(4): 354–362.

93 Abrahamson T.R. et al.: *Low diversity of the gut microbiota in infants with atopic eczema*. J Allergy Clin Immunol 2012; 129: 434–440. 440.e1–440.e2.

94 Penders J. et al.: *Molecular fingerprinting of the intestinal microbiota of infants in whom atopic eczema was or was not developing*. Clin Exp Allergy 2006; 36: 1602–1608.

95 Lee E. et al.: *Clostridia in the gut and onset of atopic dermatitis via eosinophilic inflammation*. Ann Allergy Asthma Immunol 2016; 117: 91–92.e1.

96 Kirjavainen P.V. et al.: *Aberrant composition of gut microbiota of allergic infants: a target of bifidobacterial therapy at weaning?* Gut 2002; 51: 51–55.

97 DiGiulio D.B. et al.: *Microbial prevalence, diversity and abundance in amniotic fluid during preterm labor: a molecular and culture-based investigation.* PLoS One. 2008; 3: e3056.

98 Nylund L. et al.: *Severity of atopic disease inversely correlates with intestinal microbiota diversity and butyrate-producing bacteria.* Allergy 2015; 70: 241–244.

99 Klepers N.E. et al.: *The National Human Activity Pattern Survey (NHAPS): a resource for assessing exposure to environmental pollutants*. J Expo Anal Environ Epidemiol. 2001; 11: 231–252.

100 Jin U.H. et al.: *Microbiome-derived tryptophan metabolites and their aryl hydrocarbon receptor-dependent agonist and antagonist activities*. Mol Pharmacol. 2014; 85: 777–788.

101 Kryan F.J. et al.:

102 Vaughn A.R. et al.: *Circadian rhythm in atopic dermatitis-Pathophysiology and implications for chronotherapy.* Pediatr Dermatol . 2018 Jan; 35(1): 152–157. doi: 10.1111/pde.13364. Epub 2017 Dec 12.

103 Fishbein A.B. et al.: *Nocturnal eczema: Review of sleep and circadian rhythms in children with atopic dermatitis and future research directions.* J Allergy Clin Immunol. 2015 Nov; 136(5): 1170–7.

104 Hyun Y.K. et al.: *Serum heavy metal levels are associated with asthma, allergic rhinitis, atopic dermatitis, allergic multimorbidity, and airflow obstruction. J Allergy and clin immunology,* CLINICAL COMMUNICATIONS| VOLUME 7, ISSUE 8, P2912-2915.E2, NOVEMBER 01, 2019.

105 Jihyun C.K. et al.: *The Effect of Prenatal Exposure to Heavy Metals on Atopic Dermatitis:*

A Population-Based, Prospective Birth Cohort Study (COCOA). J ALLERGY CLIN IMMUNOL VOLUME 137, NUMBER 2, Abstracts 147/480.

106 Weidinger S. et al.: *Body burden of mercury is associated with acute atopic eczema and total IgE in children from southern Germany.* The Journal of Allergy and Clinical Immunology: In Practice. Volume 8, Issue 9, Supplement Pages A1–A6, S1–S122 (October 2020).

107 Hyejin P. et al.: *Association of blood mercury concentrations with atopic dermatitis in adults: A population-based study in Korea.* Environmental Research Volume 111, Issue 4, May 2011, Pages 573–578.

108 Hiyoung S. et al.: *The Association Between Mercury Exposure and Atopic Dermatitis in Early Childhood: A Mothers and Children's Environmental Health Study.* Multicenter Study Epidemiology. 2019 Jul; 30 Suppl 1: S3–S8.

109 Fuyii Y.: *Severe dermatitis might be caused by a cross-reaction between nickel and palladium and dental amalgam resolved following removal of dental restorations.* 12 April 2017 https://doi.org/10.1002/ccr3.938 Citations: 1.

110 Park H. et al.: *Association of blood mercury concentrations with atopic dermatitis in adults: a population-based study in Korea*. Environmental Research, 20 Feb 2011, 111(4): 573–578.

111 Shimazu T. et al.: *Mercury and Atopic Dermatitis. An Epidemiological Study of the Influence of Dental Amalgam on the Development of Atopic Dermatitis in Children*. Skin Research 42/22 oct. 2000 supl.22 15–21.

112 Wei J. et al.: *Association of environmental exposure to heavy metals and eczema in US population: Analysis of blood cadmium, lead, and mercury.* Archives of Environmental & Occupational Health Volume 74, 2019 – Issue 5: 239–51.

113 Djedjibegovic J. et al.: *Heavy metals in commercial fish and seafood products and risk assessment in adult population in Bosnia and Herzegovina.* Nature scientific reports articles, Published: 06 August 2020, https://www.nature.com/articles/s41598-020-70205-9.

114 Sivakumar R. et al.: *Bioaccumulation of heavy metals in fish species from the Meiliang Bay, Taihu Lake, China.* Elsevier Toxicology Reports 5, 2018, Pages 288–295.

115 Rohasliney H et al.: *Determination of Heavy Metal Levels in Fishes from the Lower Reach of the Kelantan River, Kelantan, Malaysia.* Trop Life Sci Res. 2014 Dec; 25(2): 21–39.

116 Kamal J. et al.: *Heavy metal concentrations in some commercially important fishes and their contribution to heavy metals exposure in Palestinian people of Gaza Strip (Palestine).* Journal Journal of the Association of Arab Universities for Basic and Applied Sciences Volume 13, 2013 – Issue 1; 44–51 *Journal homepage.*

117 Prochazkova J. et al.: *The beneficial effect of amalgam replacement on health in patients with autoimmunity.* Neuroendocrinology Letters No.3 June Vol. 25, 2004; 211–18.

118 Horrobin D.F.: *Essential fatty acid metabolism and its modification in atopic eczema.* Am J Clin Nutr. 2000 Jan; 71(1 Suppl): 367S–72S.

119 Mojajeri S. et al.: *Review of evidence for dietary influences on atopic dermatitis.* Skin Therapy Lett. Jul–Aug 2014; 19(4): 5–7.

120 Rokaite R. et al.: *Significance of dietotherapy on the clinical course of atopic dermatitis.* Medicina (Kaunas)2009; 45(2): 95–103.

121 Tanaka T. et al.: *Vegetarian diet ameliorates symptoms of atopic dermatitis through reduction of the number of peripheral eosinophils and of PGE2 synthesis by monocytes.* J Physiol Anthropol Appl Human Sci. *2001 Nov; 20(6): 353–61.*

122 Nosrati A. et al.: *Dietary modifications in atopic dermatitis: patient-reported outcomes.* J Dermatolog Treat. Author manuscript; available in PMC 2018 Sep 1.

123 Lithell H. et al.: *A fasting and vegetarian diet treatment trial on chronic inflammatory disorders.* Acta Derm Venereol. 1983; 63(5): 397–403.

124 Konezni I. et al.: *A New Classification System for IgG4 Autoantibodies*. Frontiers in immunology 9 (2018) 97.

125 Hashira S. et al.: *Placental transfer of IgG subclasses in a Japanese population*. In: *Pediatr Int*. 42, Nr.4, August 2000, S.337–42.

126 Varjonen E. et al.: *Antigliadin IgE – indicator of wheat allergy in atopic dermatitis.* J Am Acad dermatol. 2020 Mar; 82(3): 661–665.

127 Drucker A.M. et al.: *Gluten intake and risk of psoriasis, psoriatic arthritis, and atopic dermatitis among United States women.* J Am Acad Dermatol 2020 Mar; 82(3): 661–665.

128 Akdis C.A. et al.: Diagnosis and treatment of atopic dermatitis in children and adults: European Academy of Allergology and Clinical Immunology/American Academy of Allergy, Asthma and Immunology/*PRACTALL Consensus Report*. In: Allergy. Volume 61, Issue 8, 2006, S. 969–987, doi: 10.1111/j.1398-9995.2006.01153.x.
129 Kuspradini H. et al.: *Antimicrobial activity against Streptococcus sobrinus and glucosyltransferase inhibitory activity of taxifolin and some flavanonol rhamnosides from kempas (Koompassia malaccensis) extracts*. Journal of Wood Science – J WOOD SCI. vol. 55, no. 4, pp. 308–313, 2009.
130 Becker D. et al.: *Clinical Efficacy of Blue Light Full Body Irradiation as Treatment Option for Severe Atopic Dermatitis*. In: PLoS ONE. 2011, 6(6), e20566. PMID 21687679.
131 Krutmann J. et al.: *Ultraviolet-free phototherapy.* Photodermatology, Photoimmunology & Photomedicine. Band 21, Nr. 2, 2005, S. 59.
132 Kleinpenning M.M. et al.: *Clinical and histological effects of blue light on normal skin. In: Photodermatology, Photoimmunology & Photomedicine*. 2010, Band 26, Nr. 1, S. 16.
133 Schwarz A. et al.: *Langerhans cells are required for UVR-induced immunosuppression*. J of Investigative Dermatology. 130(5), 2010, S. 1419–1427.
134 Wuepper K.D. et al.: *Psoriasis vulgaris: a genetic approach*. J of Investigative Dermatology. 1990 Nov, 95 (5), S. 2S–4S.
135 Moll C.: Duale Reihe Dermatologie. 6. Auflage, Thieme, Stuttgart 2005.
V. Bordignon, S. Bultrini u. a.: *High prevalence of latent tuberculosis infection in autoimmune disorders such as psoriasis and in chronic respiratory diseases, including lung cancer*. J of biological regulators and homeostatic agents. 25 (2), 2011 Apr–Jun, 213–220.
136 Shuai Shao et al.: *Epigenetics of Psoriasis.* In: Advances in Experimental Medicine and Biology, Epigenetics in Allergy and Autoimmunity: AEMB, volume 1253: 209–221.
137 Frischknecht L. et al.: *The role of epigenetics and immunological imbalance in the etiopathogenesis of psoriasis and psoriatic arthritis.* Ther Adv Musculoskelet Dis. 2019; 11: 1759720X1988 6505.
138 Zhang P.: *Epigenetics and psoriasis*. DOI: 10.1111/j.1468-3083.2011.04261.x.
139 Godjonsson J. et al.: A Role for Epigenetics in Psoriasis: *Methylated Cytosine–Guanine Sites Differentiate Lesional from Nonlesional Skin and from Normal Skin*. March 2012Journal of Investigative Dermatology 132(3 Pt 1): 506–8.
140 Zhao M. et al.: *The Aberrant Epigenetic Modifications in the Pathogenesis of Psoriasis*. Journal of Investigative Dermatology Symposium Proceedings (2018) 19, S81eS82.
141 Yamamoto T.: *Clinical Characteristics of Japanese Patients with Palmoplantar Pustulosis*. Clin Drug Investig. 2019 Mar; 39(3): 241–252.
142 Brzevski P.L. et al.: *The role of focal infections in the pathogenesis of psoriasis and chronic urticarial.* Postepy Dermatol Alergol 2013 Apr; 30(2), 77–84.
143 Kabayashi S. et al.: *Tonsil-related skin diseases and possible involvement of T cell co-stimulation in chronic focal infection*. Adv Otorhinolaryngol. 2011; 72: 83–5.
144 Choi H.G. et al.: *Increased risk of psoriasis in patients with chronic rhinosinusitis without nasal polyps: a longitudinal follow-up study using Korean national sample cohort*. Eur Arch Otorhinolaryngol. 2019 Nov; 276(11): 3105–3111.
145 Michiyoshi K. et al.: *Retrospective analysis of the clinical response of palmoplantar pustulosis after dental infection control and dental metal removal.* J Dermatol 2017 Jun; 44(6): 695–698.
146 Mizutani H. et al.: *increased production of monocytes TNF-alpha, IL-1beta and IL-6.* J Dermatol Sci. 1997 Feb; 14(2): 145–53.
147 Sano S. et al.: *Stat3 links activated keratinocytes and immunocytes required for development of psoriasis in a novel transgenic mouse model.* Nat. Med. Band 11, Nr. 1, Januar 2005, 43–49.
148 Simon D. et al.: *Analysis of periarticular bone changes in patients with cutaneous psoriasis without associated psoriatic arthritis*. Ann Rheum Dis. 2015 Feb 4. pii: annrheumdis-2014-206347.
149 Raabi L. et al.: *Psoriasis and cardiovascular events: updating the evidence*. Archives of dermatological research. Band 309, Nummer 3, April 2017, S. 225–228.
150 Egeberg A. et al.: *Risk of Myocardial Infarction in Patients with Psoriasis and Psoriatic Arthritis: A Nationwide Cohort Study*. Acta dermato-venereo-

logica. [elektronische Veröffentlichung vor dem Druck] März 2017, doi: 10.2340/00015555-2657, PMID 28350413.
151 Korotaeva T.V. et al.: *Cardiovascular risk in patients with psoriatic arthritis*. Terapevticheskii arkhiv. Band 88, Nummer 5, 2016, S.102–106, PMID 27458624 (Review).
152 Kimball A.B. et al.: *The psychosocial burden of psoriasis*.: American Journal of Clinical Dermatology. 2005. 6 (6), S.383–392.
153 Batex A. et al.: *Noxious role of so-called anti-inflammatory drugs in the evolution of psoriasis. (corticosteroids, synthetic antimalarials, salicylic acid and acetylsalicylic acid)*. Bull Soc Fr Dermatol Syphiligr Nov–Dec 1964; 71: 765–9.
154 Berufsverband der Deutschen Dermatologen e.V.: *Memento des Originals vom 16. Dezember 2013 uptoderm.de 3-2013, S.8.*
155 Deutsche Dermatologische Gesellschaft (DDG): *Langfassung der Leitlinie „Therapie der Psoriasis vulgaris". (PDF) AWMF online, 1. Oktober 2017, abgerufen am 10. Januar 2019.*
156 Schwarz T. et al.: *Erythematosquamöse/hyperkeratotische Hautkrankheiten.* In: Dermatologie Venerologie. Springer, Berlin/Heidelberg 2018, ISBN 978-3-662-53646-9, S.361–390.
157 Hagemann I. et al.: *Topical treatment by urea reduces epidermal hyperproliferation and induces differentiation in psoriasis*. Acta Dermato-Venereologica. Band 76, Nr.5, 1996, ISSN 0001-5555, 353–356.
158 Luger T.A. et al.: Dermatology. 2008, Band 217, S.321–328.
159 Giannis-Aimant M. et al.: *Skin disease after occupational dermal exposure to coal tar: a review of the scientific literature. International Journal of Dermatology* 54, (8), 2015, ISSN 1365-4632, S.868–879.
160 Stücker M. et al.: *Vitamin B12 Cream Containing Avocado Oil in the Therapy of Plaque Psoriasis*. Dermatology 2001 (203) 141–147, PMID 11586013.
161 James E. et al.: *Calcipotriol/Betamethasone Dipropionate Foam: A Review in Plaque Psoriasis*. Drugs 76, Nr.15, 1. Oktober 2016, ISSN 1179-1950, 1485-1492.
162 Ozcelik S. et al.: *Hot spring with fish and psoriasis treatment*. The Journal of Dermatology. 2000 Jun, 27(6), S.386–390.
163 Grassberger M. et al.: *Ichthyotherapy as alternative treatment for patients with psoriasis: a pilot study*. Evid Based Complement Alternat Med. 2006 Dec; 3 (4), S.483–438.
164 Stern R.S.: Psoralen and Ultraviolet A Light Therapy for Psoriasis. The New England Journal of Medicine. Band 357, 2007, S.682–690.
165 Nijsten T.E.C et al.: *The increased risk of skin cancer is persistent after discontinuation of psoralen+ultraviolet A: a cohort study.* In: *The Journal of Investigative Dermatology.* 121(2), August 2003, ISSN 0022-202X, S.252–258.
166 Liebmann J. et al.: *Blue-Light Irradiation Regulates Proliferation and Differentiation in Human Skin Cells*. J of Investigative Dermatology. 130, 2010, S.259–269.
167 Weinstabl A. et al.: *Prospective randomized study on the efficacy of blue light in the treatment of psoriasis vulgaris.* Dermatology. 223(3), 2011, S.251–259.
168 Philipp A. et al.: *Interferential current is effective in palmar psoriaris: an open prospective trial.* European Journal of Dermatology. April–Mai 2000, 10 (3), S.195–198.
169 Fakhri O.: *Use of low voltage electric therapy in the treatment of psoriasis*. Arch Dermatoll Res. 1990; 282(3), S.203–205.
170 Walker U.A. et al.: *Analgesic and disease modifying effects of interferential current in psoriatic arthritis.* Rheumatol Int. 2006 Aug, 26 (10), S.904–907.
171 Reich K.: *The concept of psoriasis as a systemic inflammation: implications for disease management*. J of the European Academy of Dermatology and Venereology. Band 26, Suppl 3, 2012, S.3–11.
172 Nast A.: S3 – *Leitlinie zur Therapie der Psoriasis vulgaris. AWMF Online. (awmf.org (Memento vom 28. Februar 2013 im Internet Archive) [PDF]). S3 – Leitlinie zur Therapie der Psoriasis vulgaris (Memento des Originals vom 28.* Februar 2013 im Internet Archive).
173 Kingsley G.H. et al: *A randomized placebo-controlled trial of methotrexate in psoriatic arthritis*. Rheumatology (Oxford). Band 51, Nr.8, 2012, S.1368–1377.
174 Nast A.: S3 – *Leitlinie zur Therapie der Psoriasis vulgaris. AWMF Online. (awmf.org (Memento vom 28. Februar 2013 im Internet Archive)*

[PDF]). S3 – Leitlinie zur Therapie der Psoriasis vulgaris (Memento des Originals vom 28. Februar 2013 im Internet Archive.

175 Eintrag zu Botulinumtoxin in der ChemIDplus-Datenbank der United States National Library of Medicine (NLM).

176 Wu W. et al.: *Tonsillectomy as a Treatment for Psoriasis: A Review*. J of dermatological treatment. Band 25, Nr. 6, Dezember 2014, S. 482–486,

177 Rigopoulos D. et al.: *Treatment of Nail Psoriasis with a Two-Compound Formulation of Calcipotriol plus Betamethasone Dipropionate Ointment*. Dermatology. 2009, 218, S. 338–341.

178 Kasnacev V. P. et al.: in Jezowska-Trzeiatovska B, et al.: *Photon emission from biological systems, proceedings of the first internatnional Symposium*, Wroclav V. P., Pland Jan 1986.

179 Kouno M. et al.: *Retrospective analysis of the clinical response of palmoplantar pustulosis after dental infection control and dental metal removal*. J Dermatol. 2017 Jun; 44(6): 695–698.

180 Kovalev V. M. et al.: *Association of psoriatic erythroderma with chronic focal infection*. Vestn Dermatol Venerol. 1971; 45(4): 13–4.

181 Fang Liu et al.: *The spontaneous regression of palmoplantar pustulosis following removal of dental amalgams: A report of two cases*. Australas J Dermatol 2016 Aug; 57(3): e93–6.

182 Kosugi M. et al.: *Implication of responses to bacterial heat shock proteins, chronic microbial infections, and dental metal allergy in patients with pustulosis palmaris et plantaris*. Bull Tokyo Dent Coll 2003 Aug; 44(3): 149–58.

183 Pigato P. et al.: *Cobalt-based dental alloy, allergy to cobalt, and palmoplantar pustulosis*. Oral Surg Oral Med Oral Pathol Oral Radiol 2012 Feb; 113(2): 153–4.

184 Yanagi T. et al.: *Zinc dental fillings and palmoplantar pustulosis.* Lancet. 2005 Sep 17–23; 366(9490): 1050.

185 Hybenova M. et al.: *The role of environmental factors in autoimmune thyroiditis*. Review Neuro Endocrinol Lett 2010; 31(3): 283–9.

186 Sticherling M. et al.: *Mit Probiotika lässt sich die Darm-Haut-Achse positiv beeinflussen.* Kompass Autoimmun, 2020, Vol.2, No. 3, August 2020, ISSN: 2624-8468 (Print).

187 Benhadou F. et al.: *Psoriasis and Microbiota: A Systematic Review*. Diseasesv.6(2); 2018 JunPMC6023392.

188 Alal D. I. et al.: *The role of gut microbiome in the pathogenesis of psoriasis and the therapeutic effects of probiotics*. J Family Med Prim Care. 2019 Nov; 8(11): 3496–3503.

189 Rungjang B. A. et al.: *Skin and Gut Microbiota in Psoriasis: A Systematic Review*. Submitted: March 17th 2020 Reviewed: April 28th 2020Published: June 2nd 2020, DOI: 10.5772/intechopen.92686.

190 Godoner F. M. et al.: Gut microbial composition in patients with psoriasis. Nature, Scientific Reports ISSN 2045-2322 (online).

191 Diehle J.: *Vitiligo und die Schilddrüse. Dissertation. 2004. (PDF; 347 kB) 2004, Universität Hamburg.*

192 Duale Reihe Dermatologie. 3. Auflage. Hippokrates-Verlag, 1995, ISBN 3-7773-1180-4.

193 Wehner J.: *Die Vitiligo,* http://www.medizinfo.de abgerufen am 6.12.2020.

194 Dahir A. M. et al.: *Comorbidities in vitiligo: comprehensive review*. Int J Dermatol. 2018 Oct; 57(10): 1157–1164.

195 Picardo M. et al.: *Vitiligo. Nat Rev Dis Primers. 2015 Jun 4; 1: 1501.*

196 Di Maria M. et al.: *Autoimmune diseases in autoimmune atrophic gastritis*. Acta Biomed. 2018 Dec 17; 89(8-S): 100–103.

197 Whitton M. E. et al.: *Interventions for vitiligo*. Cochrane Database of Systematic Reviews Nr. 2, 2015, Art. Nr. CD003263.

198 Braunwarth A.: *Weiße Flecken auf der Haut: Therapie von Vitiligo.* Medical Tribune. 5. April 2018, abgerufen am 9. Juli 2019.

199 Parsad D. et al.: *Effectiveness of oral Ginkgo biloba in treating limited, slowly spreading vitiligo*. Clinical & Experimental Dermatology. Band 28, Nr. 3, 2003, S. 285–287.

200 Wirth C. J. et al.: *Fuß. Thieme, Stuttgart 2002, ISBN 3-13-126241-9 (Orthopädie und orthopädische Chirurgie. Abschnitt 18.2 Plantare Warzen).*

201 Nico A. F. et al.: *HPV vaccines: a controversial issue? Braz J Med Biol Res. 2016; 49(5):e5060. doi: 10.1590/1414-431X20155060.* Epub 2016 Apr 8.

202 Hammer A. et al.: *Possible side effects from HPV vaccination in Denmark*. Ugeskr Laeger. 2016 Jun 27; 178(26): V03160205. PMID: 27402125.

203 Martinez-Lavin M. et al.: *Serious adverse events after HPV vaccination: a critical review of randomized trials and post-marketing case series.* Clin Rheumatol. 2017 Oct; 36(10): 2169–2178.
204 Philip R.: *Große Sprüche, kleine Warzen. Vom Besprechen und Wegreden einfacher Warzen – oder was gegen die Viruserkrankung noch so hilft.* Der Standard. 12. Juni 2009, abgerufen am 24. Mai 2019.
205 Focht D.R. et al.: *The Efficacy of Duct Tape vs Cryotherapy in the Treatment of Verruca Vulgaris (the Common Wart).* Archives of Pediatrics & Adolescent Medicine. Band 156, Nr. 10, 2002, S. 971–974.
206 de Haen M. et al.: *Efficacy of Duct Tape vs Placebo in the Treatment of Verruca Vulgaris (Warts) in Primary School Children.* Archives of Pediatrics & Adolescent Medicine. Band 160, Nr. 11, 2006, S. 1121–1125.
207 Oommen S. et al.: *Allicin (from garlic) induces caspase-mediated apoptosis in cancer cells.* European Journal of Pharmacology. Band 485, Nr. 1–3, 2004, S. 97–103.
208 Hirsch K. et al.: *Effect of purified allicin, the major ingredient of freshly crushed garlic, on cancer cell proliferation.* Nutrition and Cancer. Band 38, Nr. 2, 2000, S. 245–254.
209 Dehghani F. et al.: *Healing effect of garlic extract on warts and corns.* International Journal of Dermatology. Band 44, Nr. 7, 2005, S. 612–615.
210 Nawrot R. et al.: *Proteomic comparison of Chelidonium majus L. latex in different phases of plant development.* Plant Physiol Biochem 2017 Mar; 112: 312–325.
211 Millar B. C. et al.: *Successful topical treatment of hand warts in a paediatric patient with tea tree oil (Melaleuca alternifolia).* Complement Ther Clin Pract. 2008 Nov; 14(4): 225–7.
212 Röcken M. et al.: *Taschenatlas Dermatologie: Grundlagen, Diagnostik, Klinik.* Georg Thieme Verlag, 2010, ISBN 978-3-13-162221-1.
213 Jones R.L. et al.: *Differential sensitivity of liposarcoma subtypes to chemotherapy.* Eur J Cancer 41, 2005, S. 2853–2860.
214 Schwartz R.A. et al.: *Patienten in Deutschland und Österreich mit fortgeschrittenem Liposarkom haben jetzt Zugang zu Halaven® (Eribulin), der ersten Substanz, die als Monotherapie einen signifikanten Überlebensvorteil zeigen konnte* HATFIELD, England, May 9, 2016 /PRNewswire.
215 Deutsche Krebsgesellschaft: *Malignes Melanom („Schwarzer Hautkrebs“).* Memento vom 27. September 2007 in Internet Archive 7. Juli 2008, abgerufen am 14. Oktober 2008.
216 Hill D.: *Efficacy of sunscreens in protection against skin cancer. Lancet.* 354, Nr. 9180, 28. August 1999, S. 699–700.
217 Berwick M.: *Counterpoint: sunscreen use is a safe and effective approach to skin cancer prevention.* Cancer Epidemiology, Biomarkers & Prevention: A Publication of the American Association for Cancer Research, Cosponsored by the American Society of Preventive Oncology. Band 16, Nr. 10, Oktober 2007, S. 1923–1924.
218 Nature: Wie UV-Strahlung schwarzen Hautkrebs fördert. In: Mitteldeutsche Zeitung. 14. Juni 2014, abgerufen am 12. Juni 2014.
219 Kumar V. et al.: *Pathologic Basis of Disease.* 9. Auflage. Philadelphia, PA 2015, ISBN 978-1-4557-2613-4, S. 1147–1149.
220 Spagnolo F. et al.: *BRAF-mutant melanoma: treatment approaches, resistance mechanisms, and diagnostic strategies.* OncoTargets and Therapy, S. 157–168,
221 Falchook G. et al.: *Dabrafenib for treatment of BRAF-mutant melanoma.* Pharmacogenomics and Personalized Medicine. S. 21.
222 Russell S.J. et al.: *Oncolytic Virotherapy: A Contest between Apples and Oranges.* Mol Ther. Band 25, Nr. 5, 2017, S. 1107–1116.
223 Tong L.X. et al.: *Nutrition: the future of melanoma prevention?* Am Acad Dermatol. 2014 Jul; 71(1): 151–60.
224 Yang K. et al.: *An Epidemiological Review of Diet and Cutaneous Malignant Melanoma.* Cancer Epidemiol Biomarkers Prev 2018 Oct; 27(10): 1115–1122.
225 Soldati L. et al.: *The influence of diet on anti-cancer immune responsiveness.* J Transl Med. 2018 Mar 20; 16(1): 75.
226 Morzaku E.C. et al.: *Alcohol consumption and supplementation with vitamins D and E, polyunsaturated fatty acids, selenium, green tea, resveratrol, and lycopene on melanoma risk.* J Am Acad Dermatol 2014 Dec; 71(6): 1053.e1-1053.e16.
227 Bradbury K.E. et al.: *Circulating insulin-like growth factor I in relation to melanoma risk in the European prospective investigation into cancer*

and nutrition. Int J Cancer 2019 Mar 1; 144(5): 957–966.
228 Daniel C.R. et al.: *Nutrition and Cancer in the Microbiome Era*. Trends Cancer 2019 Sep; 5(9): 521–524.
229 Gopalakrishnan V. et al.: *The Influence of the Gut Microbiome on Cancer, Immunity, and Cancer Immunotherapy*. Cancer Cell 2018 Apr 9; 33(4): 570–580.
230 Bose M. et al.: *Role of Microbiome in Modulating Immune Responses in Cancer*. Mediators Inflamm 2019 Jun 12; 2019: 4107917.
231 Fessler J. et al.: *Exploring the emerging role of the microbiome in cancer immunotherapy*. J Immunother Cancer 2019 Apr 17; 7(1): 108.
232 Malagoli C. et al.: *Food and Beverage Consumption and Melanoma Risk*: A Population-Based Case-Control Study in Northern Italy. Nutrients 2019 Sep 12; 11(9): 2206.
233 Di Pergola G. et al.: Obesity as a major risk factor for cancer. J Obes 2013; 2013: 291546.
234 Nimptsch K. et al.: *Obesity Biomarkers, Metabolism and Risk of Cancer*: An Epidemiological Perspective. Recent Results Cancer Res 2016; 208: 199–217.
235 Roberts D.L. et al.: *Biological mechanisms linking obesity and cancer risk: new perspectives*. Annu Rev Med 2010; 61: 301–16.
236 Greul A.K. et al.: *Photoprotection of UV-irradiated human skin: an antioxidative combination of vitamins E and C, carotenoids, selenium and proanthocyanidins*. Skin Pharmacol Appl Skin Physiol. Sep–Oct 2002; 15(5): 307–15.
237 Evans J.A. et al.: *The role of phytonutrients in skin health*. Nutrients 2010 Aug; 2(8): 903–28.
238 Biesalski H.A. et al.: UV light, beta-carotene and human skin – beneficial and potentially harmful effects. Arch Biochem Biophys 2001 May 1; 389(1): 1–6.
239 Chen G.L. et al.: High fat diet increases melanoma cell growth in the bone marrow by inducing osteopontin and interleukin 6. Oncotarget 2016 May 3; 7(18): 26653–69.
240 Rubio Patiño C. et al.: Low-Protein Diet Induces IRE1α-Dependent Anticancer Immunosurveillance. Cell Metab 2018 Apr 3; 27(4): 828–842.
241 Di Biase Stefano: Fasting-Mimicking Diet Reduces HO-1 to Promote T Cell-Mediated Tumor Cytotoxicity. Cancer Cell 2016 Jul 11; 30(1): 136–146.
242 Lee C. et al.: Fasting cycles retard growth of tumors and sensitize a range of cancer cell types to chemotherapy. Sci Transl Med 2012 Mar 7; 4(124): 124ra27.
243 Devkota S. et al.: *Dietary fat induced taurocholic acid promotes pathobiont expansion and colitis in Il 10-mice.* Nature 487,2012: 104–108.
244 David L.A, et al.: *Diet rapidly and reproducibly alters the human gut microbiome.* Nature 505, 2014: 559–63.
245 Huerta-Avila E.E. et al.: *High relative anbundance of lactobacillus reuteri and fructose intake are associated with adiposity and cardiometabolic risk factors in children from Mexico City.* Nutrients, 2019 Mai 28; 11(6).pli: E1207. Doi: 103390/nu11061207.
246 Faith J.J. et al.: *The long-term stability of the human gut microbiota.* Science 341,2013: 1237–1243.
247 Cryan J.F. et al.: *Mind-alterations microorganisms: the impact of the gut microbiota on brain and behaviour.* Nat Rev Neurosci.(2012)13: 701–12.
248 Möhle L. et al.: *Monocytes provide a link between antibiotic induced changes in gut microbiota and adult hippocampal neurogenesis.* Cell Rep. (2016)15: 1945–46.
249 Roshchina V.: *Evolutionary considerations of neurotransmitters in microbial, plant, and animal cells.* In: Lyte L. et al.: editors. Microbial Endocrinology Interkingdom Signalling in Infectious Disease and Health. New York, NX: Springer; (2010): 17–52.
250 Asano Y. et al.: Critical role of gut microbiota in the production of biologically active, free catecholamines in the gut lumen of mice. Am J Physiol Gastrointest Liver Physiol.(2012)303: G1288-95.
251 Vrieze A. et al.: *Transfer of intestinal microbiota from lean donors increases insulin sensitivity in individuals with metabolic syndrome.* Gastroendocrinology (2012) 143: 913–6.e7.
252 Wostman B.: *Morphology and physiology, endocrinology and biochemistry.* In: Wostman B.S. editor. Germfree and Gnotobiotic Animal Models. Boca Raton, FL: CRC Press (1996): 43–71.
253 Wikoff W.R. et al.: *Metabolic analyses reveals large effects of gut microflora on mammalian blood metabolites.* Proc Natl Acad Sci USA(2009)106: 3698–703.

254 Schorr M. et al.: *The endocrine manifestations of anorexia nervosa: mechanisms and management.* Nat Rev Endocrinol (2017) 13: 174–86.
255 Grenham S. et al.: *Brain-gut-microbe communication in health and disease.* Front Physiol (2011) 2: 94.
256 Messaoudi M. et al.: *Assessment of psychotropic-like properties of probiotiv formulation (Lactobacillus helveticus R0052 and Bifidobacterium longum R=175) in rats and human subjects.* Br J Nutr(2011)105: 755–64.
257 Petra A.I. et al.: *Spectrum of mast cell activation disorders.* Expert Rev Clin Immunol (2014)10: 729–39.
258 Jesus P. et al.: *Alteration of intestinal barrier function during activity-based anorexia in mice.* Clin Nutr Edinb Scotl(2014)33: 1046–53.
259 Kleiman S.C. et al.: *The intestinal microbiota in acute anorexia nervosa and during renourishment: relationship to depression, anxiety, and eating disorder psychopathology.* Psychosom Med (2015) 77: 969–81.
260 Million M. et al.: *Correlation between body mass index and gut concentrations of Lactobacillus reuteri, Bifidobacterium animalis, Methanobrevibacter smithii and Escherichia coli.* Int J Obes(2005)37: 1460–66.
261 Bircher-Benner M.O.: *Eine neue Ernährungslehre. Wendepunkt Verlag Berlin, Leipzig, Zürich,* 10.Auflage, 1945.
262 Bircher-Benner M.O.: Grundzüge der Ernährungstherapie auf Grund der Energie-Spannung der Nahrung. Verlag Otto Salle, Berlin, 1905 und 1905.
263 Kasnacev V.P.: in Jezowska-Trzebiatovska B. et al.: Photon emission from biological systems, proceedings of the first international Symposium, Wroclav, Pland Jan. 1986.
264 Bischof M.: Biophotonen, das Licht in unseren Zellen. ISBN 3-86150-095-7.
265 Popp F.A.: Biologie des Lichtes, Grundlagen der ultraschwachen Zellstrahlung. Verlag Paul Parey, ISBN: 3-489-61734-7.
266 Popp F.A.: Unsere Lebensmittel in neuer Sicht. ISBN: 3-596-11459-4.
267 Van Vijck R. and E. Utrecht Univeriy: *An Introduction to Human Biophoton Emission. Forsch Komplementärmed. Klass. Naturheilkd.* 1005,12 S.77–83.
268 Prigogine I. et al.: *Dialog mit der Natur.* Piper Verlag München, ISBN 3-492-11181-5.
269 Pischinger A.: Das System der Grundregulation, Grundlagen für eine ganzheitsbiologische Theorie der Mediin. Huat-Verlag, Heidelberg, 1990. 8., erweiterte Auflage, ISBN: 3-7760-1183-1.
270 Jezowska-Trzebiatowska et al. Photon emission from biological systems, proceedings oft he first international Symposium, Wroclav, Pland Jan, in Popp. F.A.: Biologie des Lichtes, Grundlagen der ultraschwachen Zellstrahlung, Paul Parey-Verlag, ISBN: 3-489 61734-7.
271 Bischof M.: *Biophotonen: das Licht in unseren Zellen.* Verlag 2001, ISBN: 3-86150-095-7.
272 Van Vijck R. et al.: *An Introduction to Human Biophoton Emission. Utrecht University Forsch. klass. Naturheilkunde.* 1005, 12, S.77–83.
273 Pischinger A.: Das System der Grundregulation, Grundlagen für eine ganzheitsbiologische Theorie der Medizin, Haug-Verlag Heidelberg, 1990, ISBN: 3-7760-1183-1.
274 Kollenbach D.: Maximilian Oskar Bircher-Benner (1867–1939), Dissertation, Verlag der Medizinischen Fakultät der Universität Köln, 1974.
275 Bircher-Benner M.O.: *Die Verhütung des Unheilbaren.* Wendepunkt-Verlag Zürich, Leipzig, Wien, 2. Auflage, Seite 58.
276 Chang et al.: *Prospektive epidemiologische Studie bei Vegetariern: Ergebnisse nach 10 Jahren Follow-up.* Deutsches Krebsforschungszentrum Heidelberg, 1991.
277 Watzel B. et al.: *Bioaktive Substanzen in Lebensmitteln.* Hippokrates-Verlag, Stuttgart, ISBN 3-7773-1115-4, 1995.
278 Trock et al.: *Dietary fiber, vegetables and colon cancer, critical review and meta-analysis of the epidemiologic evidence.* J. Natl Cancer Inst 82(199): 650–61.
279 Oynlola O. et al.: *Fruit and vegetable consumption and all cause cancer and CVD mortality: analysis of Health Survey for England data.* J. Epidemiol Community Health Published online first 19.4.2014 doi: 10.1136/jech-2013-203 500.

Stichwortverzeichnis